令和6年度試験用

登録販売者 テキスト&問題集

堀 美智子 著

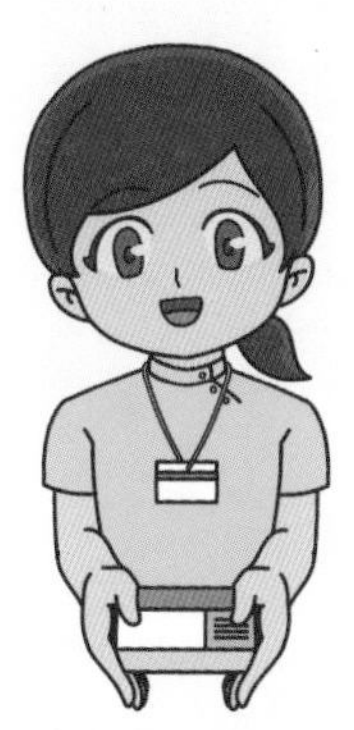

日本経済新聞出版

※本書は、厚生労働省が公開した「試験問題の作成に関する手引き」（令和４年3月改訂、令和６年４月一部改訂）に対応しています。
※掲載された過去問題は、2023年度（令和５年度）の出題問題から選定しています。
※「過去問に挑戦！」において出題県が複数表記されている場合、選択肢の一部に実際との相違があることがあります。

はじめに

登録販売者は、一般用医薬品の中で、比較的安全性が高い第二類や第三類の医薬品の販売に従事できる資格です。登録販売者になるには、都道府県ごとに毎年実施される登録販売者試験に合格した後、都道府県知事に申請し、登録を受けなければなりません。

本書は、2022年3月に改訂され、2024年4月に一部改訂された「試験問題の作成に関する手引き」（厚生労働省）から合格に必要な項目を選び、わかりやすくコンパクトにまとめた受験対策本です。絶対に押さえておきたい重要事項、よく出題される事項、資格取得後に店頭で必要になる事項、最新の改訂で変わった事項を、「重要」「出題」「店頭」「変更」などのアイコンを使って説明しました。

本書では、合格に必要な知識を「第1回～第7回、Appendix」の8項目で構成しています。学習を進める際は、「第1回」から始めれば、あとはどの回から学習してもかまいません。1つの回を「十分に理解できた」というところまでやってから、次の回の学習に進むのもいいし、多少わからない箇所があったとしても、8項目の学習を何度も繰り返すという反復学習も効果的です。ご自身に合うペースで学習してください。

また、本書14ページで紹介した動画解説も配信していますので、ぜひ参考にしてください。

薬の販売にあたっては100%の正解を要求されますが、資格試験は違います。全問正解でなくてもいいのです。まずは合格点を目指してください。そんな受験生のために本書が役立つことを願ってやみません。

本書を手に取ってくださったあなたに、感謝と試験合格を祈りつつ。

2024年7月

堀　美智子

目　次

まず「第１回」からスタート。あとは順番通りでなくても構いません！

第1回　薬の作用を知るための重要なポイント

第2回　人体の構造と働き、副作用、医薬品の基本的な知識

第3回　繰り返し登場する成分を効率よく学ぶ

第4回　多くの成分が含まれる医薬品

第5回 外用薬、禁煙補助薬、一般用検査薬等

第6回 薬事関係法規・制度

第7回 医薬品の適正使用・安全対策

Appendix

模擬テスト

本書の活用法

準備

本書を使った学習を始める前に、「試験問題の作成に関する手引き（令和４年３月改訂、令和６年４月一部改訂）」※を用意しましょう。

※厚生労働省のサイト（https://www.mhlw.go.jp/stf/seisakunitsuite/bunya/0000082537.html）からダウンロードできます。

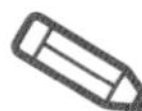

その日の学習内容を確認する！

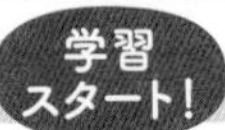

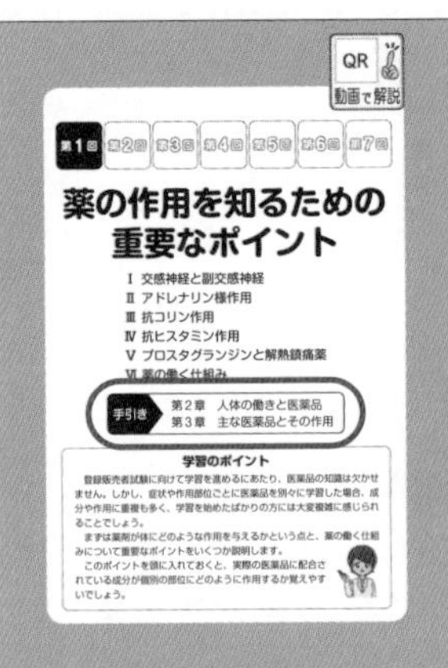

薬の作用を知るための重要なポイント

Ⅰ 交感神経と副交感神経
Ⅱ アドレナリン様作用
Ⅲ 抗コリン作用
Ⅳ 抗ヒスタミン作用
Ⅴ プロスタグランジンと解熱鎮痛薬
Ⅵ 薬の働く仕組み

手引き　第２章　人体の働きと医薬品
第３章　主な医薬品とその作用

学習のポイント

登録販売者試験に向けて学習を進めるにあたり、医薬品の知識は欠かせません。しかし、症状や作用部位ごとに医薬品を別々に学習した場合、成分や作用に重複も多く、学習を始めたばかりの方には大変複雑に感じられることでしょう。

まずは薬剤が体にどのような作用を与えるかという点と、薬の働く仕組みについて重要なポイントをいくつか説明します。

このポイントを頭に入れておくと、実際の医薬品に配合されている成分が個別の部位にどのように作用するか覚えやすいでしょう。

（囲み）で囲われた部分には、学習内容に対応する「手引き」の箇所を示しました。

「学習のポイント」では、その日に学習する内容に触れながら、勉強法についての具体的なアドバイス等をまとめました。

まずは「学習のポイント」に目を通してから、スタートしましょう！

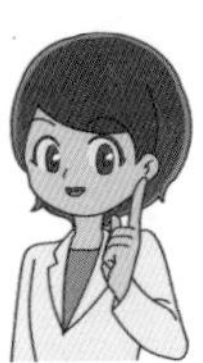

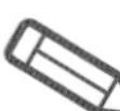

合格に必要な知識を身につける！

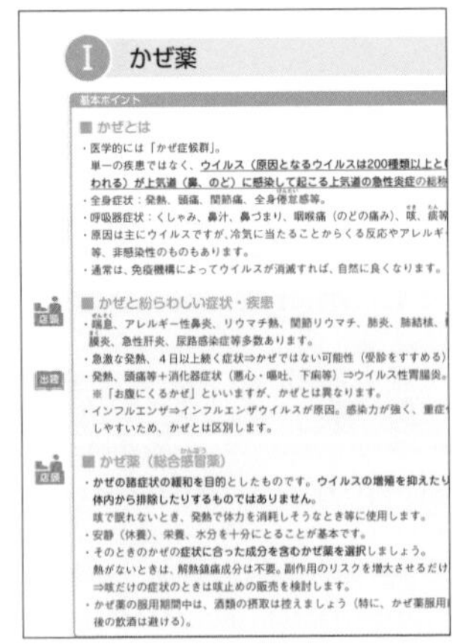

Ⅰ かぜ薬

基本ポイント

■ かぜとは
・医学的には「かぜ症候群」。
単一の疾患ではなく、ウイルス（原因となるウイルスは200種類以上と
われる）が上気道（鼻、のど）に感染して起こる上気道の急性炎症の総称
・全身症状：発熱、頭痛、関節痛、全身倦怠感等。
・呼吸器症状：くしゃみ、鼻汁、鼻づまり、咽喉痛（のどの痛み）、咳、痰等
・原因は主にウイルスですが、冷気に当たることからくる反応やアレルギー
等、非感染性のものもあります。
・通常は、免疫機構によってウイルスが消滅すれば、自然に良くなります。

■ かぜと紛らわしい症状・疾患
・喘息、アレルギー性鼻炎、リウマチ熱、関節リウマチ、肺炎、肺結核、
膜炎、急性肝炎、尿路感染症等多数あります。
・急激な発熱、４日以上続く症状⇒かぜではない可能性（受診をすすめる）
・発熱、頭痛等＋消化器症状（悪心・嘔吐、下痢等）⇒ウイルス性胃腸炎。
※「お腹にくるかぜ」といいますが、かぜとは異なります。
・インフルエンザ⇒インフルエンザウイルスが原因。感染力が強く、重症
しやすいため、かぜとは区別します。

■ かぜ薬（総合感冒薬）
・かぜの諸症状の緩和を目的としたものです。ウイルスの増殖を抑えたり
体内から排除したりするものではありません。
咳で眠れないとき、発熱で体力を消耗しそうなとき等に使用します。
・安静（休養）、栄養、水分を十分にとることが基本です。
・そのときのかぜの症状に合った成分を含むかぜ薬を選択しましょう。
熱がないときは、解熱鎮痛成分は不要。副作用のリスクを増大させるだけ
⇒咳だけの症状のときは咳止めの販売を検討します。
・かぜ薬の服用期間中は、酒類の摂取は控えましょう（特に、かぜ薬服用
後の飲酒は避ける）。

「基本ポイント」には、試験に出題されるポイントをまとめました。試験直前の確認や、復習等に活用しましょう！

「手引き」（p.9参照）を確認しながら、自分で必要と感じた点を本書に追記して、自分だけのテキストを完成させてください！

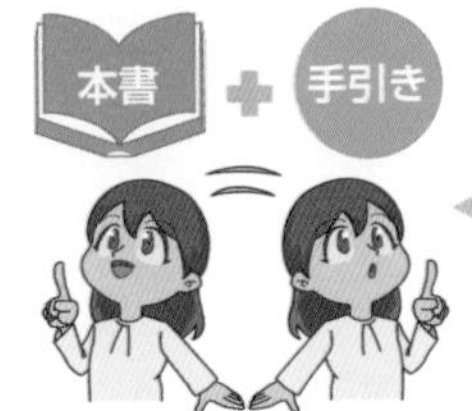

本書と「手引き」を見比べながら学習すれば、「手引き」の表現にも慣れますね！

役立つアイコン！

重要度、出題頻度、実務で役立つ項目等のアイコンをつけました。
必ずチェックしましょう！

 学習の要となる、重要な箇所です。確実に身につけるようにしましょう。

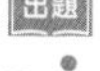 よく出題される箇所です。確実に覚えておきましょう。

 みなさんが今後資格を取って店頭に立った際に、必ず必要になる知識です。

変更 令和５年（2023年）と令和６年（2024年）の４月の「手引き」改訂で変更があった箇所です。

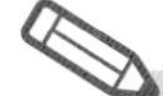

学習した内容を、過去問でチェック！

過去問に挑戦！

問1 次の記述は、自律神経系に関するものである。正しいものの組み合わせはどれか。

a 交感神経の節後線維の末端から放出される神経伝達物質はアセチルコリンであり、副交感神経の節後線維の末端から放出される神経伝達物質はノルアドレナリンである。
b 通常、交感神経系と副交感神経系は、互いに拮抗して働く。
c 目では、交感神経系が活発になると瞳孔が収縮する。
d 胃では、副交感神経が活発になると胃液の分泌が亢進する。

1（a、c） 2（a、d） 3（b、c） 4（b、d）

（2023年 北海道、青森、秋田、岩手、宮城、山形、福島）

各章の最後に、2023年度に各都道府県で実際に出題された問題を掲載しました。
ここでは時間を気にせず、丁寧に解きましょう。

知識が身についたかを確認！ 下記のアイコンも活用してください。

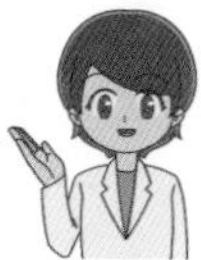

「過去問に挑戦！」の要注意ポイント！

「過去問に挑戦！」の解説には、以下のアイコンをつけました。
解答と併せてチェックしましょう！

基本 「基本中の基本」の問題です。確実に解けるようにしておきましょう。

頻出成分 頻出成分 頻繁に出題される成分です。
きちんと覚えておきましょう。

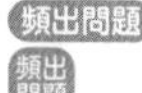 頻繁に出題される問題です。
必ず解けるようにしておきましょう。

! 問題を解く際のポイントや覚えておきたいことを追加しました。

第１回から第７回を繰り返して、知識を定着させる！

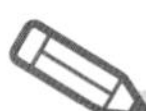

最後の仕上げ！ 模擬テストに挑戦！

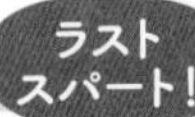

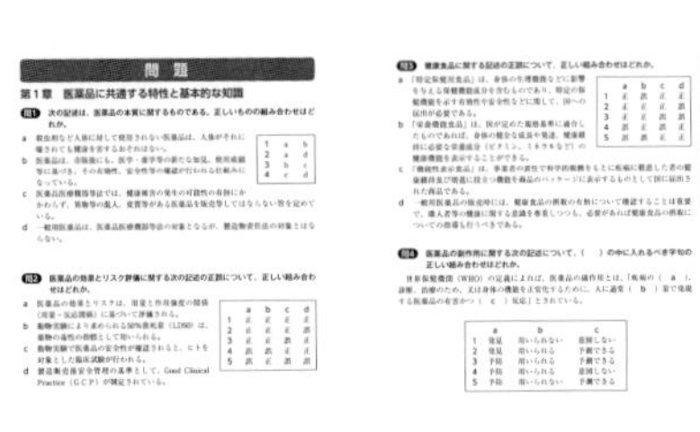

問題

第1章 医薬品に共通する特性と基本的な知識

問1 次の記述は、医薬品の本質に関するものである。正しいものの組み合わせはどれか。

1	a	b
2	a	d
3	b	c
4	c	d

問2 医薬品の効果とリスク評価に関する次の記述の正誤について、正しい組み合わせはどれか。

	a	b	c	d
1	正	正	正	正
2	正	正	正	誤
3	正	正	誤	正
4	誤	誤	正	正
5	誤	正	誤	誤

問3 健康食品に関する記述の正誤について、正しい組み合わせはどれか。

	a	b	c	d
1	正	誤	正	正
2	正	正	正	誤
3	正	正	誤	誤
4	誤	正	誤	正
5	誤	誤	正	正

問4 医薬品の副作用に関する次の記述について、（ ）の中に入れるべき字句の正しい組み合わせはどれか。

	a	b	c
1	発見	用いられない	意図しない
2	発見	用いられる	予測できる
3	予防	用いられる	予測できる
4	予防	用いられる	意図しない
5	予防	用いられない	予測できる

「模擬テスト」は、本試験の出題数と出題項目のとおりに、各都道府県で実際に出題された2023年度の問題で構成されています。

一通りの学習を終えたら、時間配分に気をつけて、実際の試験を想定しながらチャレンジしましょう！

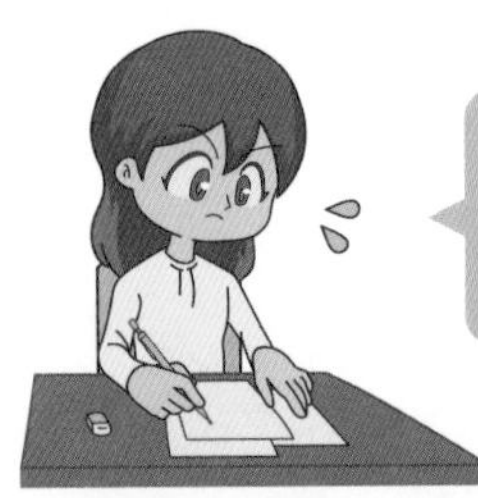

「模擬テスト」は、実際の試験と同じように緊張感をもって挑戦！

試験本番！

本番の試験は、午前と午後それぞれ120分という時間制限があります。「模擬テスト」は、本番の試験と同じ時間内に解くことを意識しましょう！
また、本書の「模擬テスト」のほかに、別の過去問で構成された「模擬テスト」（PDF）を解くことができます。
詳しくは、p.15へ！

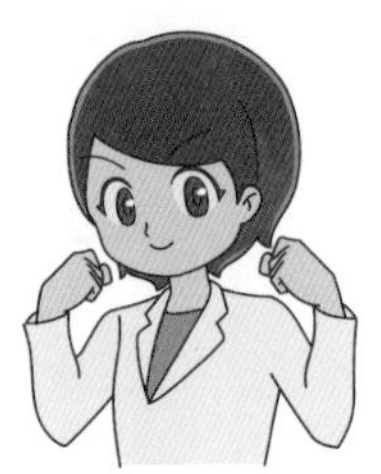

本書の構成について

登録販売者の試験は、厚生労働省作成の**「試験問題の作成に関する手引き」**（以下、「手引き」とする）から出題されます。

試験問題には、「手引き」に書かれている用語や表現が数多く出てきます。最初は「（専門用語等を）とっつきにくい」と感じたり、「意味がすぐに理解できない」と感じられることがあるかもしれませんが、合格するための知識を身につけるためには、「手引き」の用語や表現に慣れておくことが、結局近道になります。

「手引き」は厚生労働省のWeb ページから簡単に入手できますので、ダウンロードして手元に置いて、本書と併用することをおすすめします。

時には、本書で説明している箇所が、「手引き」では、どう書かれているかを見比べることも、理解を深めるために大切です。

また、本書の構成は「手引き」の中の**「第３章 主な医薬品とその作用」**に大きなウエイトを置いています。なぜなら、「主な医薬品とその作用」こそが、**合格の鍵**となる分野だからです。他の分野の問題を解く場合も、ここに関連した知識が求められることが多いのです。

さらに、この本を使って登録販売者を目指す皆さんが、試験に合格して店頭に立ったとき必須なのも、この分野なのです。

本書の構成と、「手引き」の対応は以下のとおりです。

第１回　薬の作用を知るための重要なポイント
手引き　第２章「人体の働きと医薬品」／第３章「主な医薬品とその作用」

第２回　人体の構造と働き、副作用、医薬品の基本的な知識
手引き　第１章「医薬品に共通する特性と基本的な知識」／第２章「人体の働きと医薬品」

第３回　繰り返し登場する成分を効率よく学ぶ
手引き　第３章「主な医薬品とその作用」

第４回　多くの成分が含まれる医薬品
手引き　第３章「主な医薬品とその作用」

第５回　外用薬、禁煙補助薬、一般用検査薬等
手引き　第３章「主な医薬品とその作用」

第６回　薬事関係法規・制度
手引き　第１章「医薬品に共通する特性と基本的な知識」／第４章「薬事関係法規・制度」

第７回　医薬品の適正使用・安全対策
手引き　第５章「医薬品の適正使用・安全対策」

Appendix　生薬成分と漢方処方　主な使用上の注意の記載とその対象成分・薬効群等
手引き　第３章「主な医薬品とその作用」／第５章「医薬品の適正使用・安全対策」

知りたい！ 登録販売者Q＆A

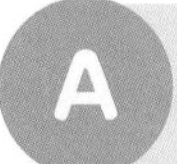

Q 登録販売者って、どんな資格ですか？

A 登録販売者とは、薬剤師とは別の、OTC医薬品※を販売できる専門家のことです！

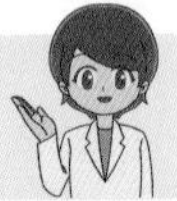

※OTC医薬品とは、薬局・薬店・ドラッグストア等で、処方箋がなくても購入できる医薬品のことをいいます

2009年6月に改正薬事法（現・医薬品医療機器等法）が施行され、一般用医薬品（大衆薬・OTC医薬品）の販売方法が大きく変わりました。

従来の薬事法では、一般用医薬品を販売することが認められているのは原則として薬剤師だけでしたが、改正薬事法では、新たに「登録販売者」制度が導入され、薬剤師でなくても登録販売者であれば、特定のOTC医薬品なら販売できるようになりました。

Q 登録販売者になるには、どうしたらいいですか？

A 都道府県で実施される登録販売者試験に合格して資格取得者として登録する必要があります！

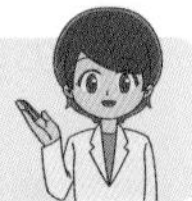

登録販売者の資格は、**都道府県認定**による資格です。登録販売者試験に合格し、資格取得者として**登録**が済めば、受験した都道府県に限らずに、どこの都道府県でも販売に従事できます。

Q 登録販売者が販売できるのは、どんな医薬品ですか？

A 第二・第三類医薬品を販売することができます！

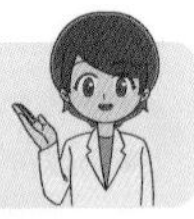

OTC医薬品は、リスクに応じて分類されています。

登録販売者は、要指導医薬品と一般用医薬品のうち、第一類医薬品を除いた、第二・第三類医薬品を販売することができます。

詳しくは、次ページの表をご覧ください。

●OTC医薬品の分類

<table>
<tr><td rowspan="4">OTC医薬品</td><td colspan="2">要指導医薬品
〔医療用医薬品からのスイッチ直後品、劇薬等〕</td><td>その使用にあたって十分な注意が必要となるもので、薬剤師が対面で情報提供や指導を行う。そのため要指導医薬品はインターネットでの販売は許可されていない。スイッチ直後品目については、原則3年で一般用医薬品に移行し、その後インターネットでの販売が可能となる。ダイレクトOTCについては、再審査期間（新有効成分8年間、新効能・新用量4年間、新投与経路６年間）で第一類医薬品に移行する。ただし、劇薬は要指導医薬品のままで、第一類医薬品に移行しない。
例：月経前症候群治療薬の西洋ハーブ、ステロイドの点鼻薬等</td></tr>
<tr><td rowspan="3">一般用医薬品</td><td>第一類医薬品</td><td>特にリスクが高いもの。一般用医薬品としての使用経験が少ない等、安全性上特に注意を要する成分を含むもの。
例：現時点では、H2ブロッカー含有薬、一部の毛髪用薬等</td></tr>
<tr><td>第二類医薬品</td><td>リスクが比較的高いもの。まれに入院相当以上の健康被害が生じる可能性がある成分を含むもの。
例：主なかぜ薬、解熱鎮痛薬、胃腸鎮痛鎮痙薬、漢方製剤等
＊この中で特に注意を要するものは、指定第二類医薬品とされている。</td></tr>
<tr><td>第三類医薬品</td><td>リスクが比較的低いもの。日常生活に支障を来す程度ではないが、身体の変調・不調が起こるおそれがある成分を含むもの。
例：ビタミンB・C含有保健薬、主な整腸薬、消化薬等</td></tr>
</table>

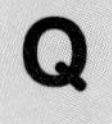

試験について、具体的に教えてください！

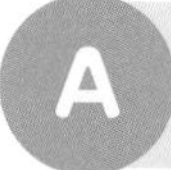

試験は都道府県ごとに年に１回！
詳しくは以下のとおりです！

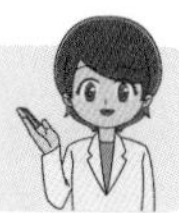

試験の概要

●試験の実施回数と試験日

試験は、都道府県ごとに年に１回、定期的に行われます。
試験日は各都道府県で異なります。

●試験形式

試験は筆記試験で行われます。すべて選択式の択一式問題で、記述式問題はありません。

解答方式は、ほとんどがマークシート方式ですが、一部の県では解答用紙に数字等を記入させる方式を採用しています。

●出題範囲

試験問題は、厚生労働省より発表されている「**試験問題に関する手引き**（令和4年3月改訂、令和6年4月一部改訂）」から出題されます。

●出題数と出題項目

各試験項目の出題数と時間配分の目安は以下のとおりです。

午前と午後それぞれ、60問を120分以内で解答します。ただし、**実際の試験での科目順等は都道府県により異なります**。

試験項目	出題数	時間配分（目安）
医薬品に共通する特性と基本的な知識	20問	40分
人体の働きと医薬品	20問	40分
主な医薬品とその作用	40問	80分
薬事関係法規・制度	20問	40分
医薬品の適正使用・安全対策	20問	40分
合計	120問	240分

●合格基準

総出題数120問のうち7割以上の正答率が求められるほか、試験項目ごとにも都道府県知事が定める一定以上の得点（3.5割あるいは4割の正答率を求めるところが多いと言われています）が必要とされます。

●受験資格

2015年度より、**実務経験や学歴等の要件は撤廃**され、**誰でも受験可能**となりました。

＊必ず、各都道府県が発表する最新情報をホームページ等で確認してください。

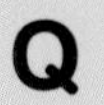

Q 試験に合格したあとの働き方について、詳しく教えてください！

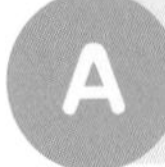

A 実務経験があるかどうか等によって、働き方は異なります。詳しくは次のとおりです！

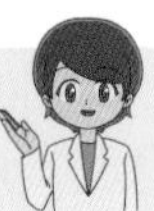

登録販売者試験合格後の医薬品販売等について

2015年度の試験から実務経験は受験資格の要件から廃止されましたが、その代わり、実務経験の有無等によって合格後の働き方が異なります。2023年度以降の合格者の場合は、以下のとおりとなります。

登録販売者として実務に従事した期間が、過去5年間のうち通算して２年以上（1,920時間以上） *

又は

登録販売者として実務に従事した期間が、過去５年間のうち通算して１年以上（１ヶ月に160時間以上、１年で1,920時間以上）で、かつ、継続的な研修の受講と、店舗の管理及び法令遵守に関する追加的な研修を修了している人 **

あてはまる人

- 第二・第三類医薬品の販売ができる
- 第二・第三類医薬品を販売する店舗の店舗管理者になれる

あてはまらない人

- 第二・第三類医薬品の販売ができる（薬剤師又は登録販売者の管理及び指導の下、実務又は業務に従事）
- 第二・第三類医薬品を販売する店舗の店舗管理者にはなれない

* 登録販売者として業務に従事した期間が、過去５年間のうち通算して２年以上（従事期間が月単位で計算して、１ヶ月に80時間以上従事した月が24月以上、又は、従事期間が通算して２年以上、かつ、過去５年間において合計1,920時間以上）ある場合

** 登録販売者として業務に従事した期間が、過去5年間のうち通算して１年以上（従事期間が月単位で計算して、１ヶ月に160時間以上従事した月が12月以上、合計1,920時間以上）で継続的な研修を毎年受講し店舗の管理者及び法令遵守に関する追加的な研修を修了している。

登録販売者制度や試験の概要については、以下を参照してください。

厚生労働省「医薬品の販売制度」
https:/www.mhlw.go.jp/stf/seisakunitsuite/bunya/0000082514.html

堀美智子先生による

「登録販売者受験対策コンテンツ」のご紹介

薬業ポータルサイト「セルメプラザ」の「堀美智子先生の登販受験対策・スキルフォロー講座」では、著者の堀美智子先生の解説動画をはじめ、「一問一答」や「模擬テスト」のPDFファイル等のコンテンツを掲載しています。また、同様の内容を「一般社団法人 日本薬業研修センター」の登録販売者受験対策コーナーでもご覧になれます。

スマートフォンが使える方は、本書内のQRコードを、スマホのカメラアプリ等で読み取って、ご活用ください。

WebサイトのURL https://www.selme.jp/portal/SIC_top.jsp

※スマートフォンでPDFファイルを閲覧するには、各スマートフォンのOSに適合したアプリケーションのインストールやアップデートが必要な場合があります。

❶ 堀美智子先生のわかりやすい「解説動画」！

多くの受験者が理解しにくいと感じる点を、堀美智子先生がわかりやすく解説します。右のQRコードからアクセスすると、動画一覧のページにリンクします。

「動画一覧」のURL

https://www.selme.jp/portal/SIC_mvlist.jsp

※動画は順次掲載予定。詳しくは、リンク先ページをご覧ください。

❷ 本書で学んだ知識をチェック！「一問一答」（PDF）

スマホ学習に適したPDFファイルをダウンロードすることができます。本書内の「一問一答」アイコンのQRコードからアクセスできますので、テキスト（解説）で学んだ知識の確認に活用してください。

③「模擬テスト」（PDF）本書収録分と併せて「計3回分」が解ける！

「模擬テスト」のPDFファイルをダウンロードすることができます。本書での学習を終えて、さらに問題を解いてみたいと思った方は、ここにアクセスしてください。

本書に収録した1回分に加えて、ここで紹介するWebの2回分で、計3回分の「模擬テスト」を解くことができます。

※ Webに掲載した「模擬テスト」は、本書既刊に収録したものを元にして作成しています。

「模擬テスト」のURL

第1回 https://www.selme.jp/portal/_statics/SIC/2024pretest1.pdf

第2回 https://www.selme.jp/portal/_statics/SIC/2024pretest2.pdf

第1回

第2回

【P14-15で紹介した「解説動画」「一問一答」「模擬テスト」について】

- ここで紹介したコンテンツは、2025年３月末まで利用可能です。
- 各コンテンツの内容は、予告なく変更する場合があります。あらかじめご了承ください。
- 「解説動画」に出てくる書籍紙面は製作中のもので、本書の内容と異なる点があります。
- 「解説動画」の視聴方法やPDFファイルのダウンロードについては、info-n@nittokyo.jp宛てにメールでお問い合わせください。
- ここで紹介したコンテンツは、医薬情報研究所 株式会社エス・アイ・シーが製作したものです（©Michiko Hori, 2024）。
- ここで紹介したコンテンツの内容に、万一、誤りがあると思われる箇所がございましたら、医薬情報研究所 株式会社エス・アイ・シー（https://www.sic-info.co.jp/sic/company/outline.html）の「お問い合わせ」からご連絡ください。
- お問い合わせの期限は、2025年３月末までとさせていただきます。

自分のペースで学習しましょう！

登録販売者試験の学習で大切なのは、知識を定着させることです。自分に合ったペースで学習を進めてください。

「なかなか学習がはじめられない」という人は、下の表に書き込んで、学習の予定を立ててみましょう。「第１回」を最初にやったら、あとの順番は自由でOK！　自分が取り組みやすい章から学習しましょう。

予定通りにいかなくても大丈夫！　「予備日」の欄は、遅れた分をカバーするときに使ってください。知識を定着させるために、「目標学習回数」も書いてみましょう。

	学習日（予備日）	目標学習回数
第1回	学習日　／　～　／ （予備日　／　～　／　）	目標学習回数 回
第2回	学習日　／　～　／ （予備日　／　～　／　）	目標学習回数 回
第3回	学習日　／　～　／ （予備日　／　～　／　）	目標学習回数 回
第4回	学習日　／　～　／ （予備日　／　～　／　）	目標学習回数 回
第5回	学習日　／　～　／ （予備日　／　～　／　）	目標学習回数 回
第6回	学習日　／　～　／ （予備日　／　～　／　）	目標学習回数 回
第7回	学習日　／　～　／ （予備日　／　～　／　）	目標学習回数 回
Appendix	学習日　／　～　／ （予備日　／　～　／　）	目標学習回数 回

第1回　第2回　第3回　第4回　第5回　第6回　第7回

薬の作用を知るための重要なポイント

Ⅰ 交感神経と副交感神経
Ⅱ アドレナリン様作用
Ⅲ 抗コリン作用
Ⅳ 抗ヒスタミン作用
Ⅴ プロスタグランジンと解熱鎮痛薬
Ⅵ 薬の働く仕組み

手引き　第２章　人体の働きと医薬品
第３章　主な医薬品とその作用

学習のポイント

登録販売者試験に向けて学習を進めるにあたり、医薬品の知識は欠かせません。しかし、症状や作用部位ごとに医薬品を別々に学習した場合、成分や作用に重複も多く、学習を始めたばかりの方には大変複雑に感じられることでしょう。

まずは薬剤が体にどのような作用を与えるかという点と、薬の働く仕組みについて重要なポイントをいくつか説明します。

このポイントを頭に入れておくと、実際の医薬品に配合されている成分が個別の部位にどのように作用するか覚えやすいでしょう。

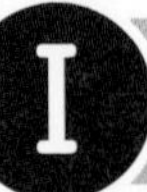

I 交感神経と副交感神経

基本ポイント

中枢神経系：脳や脊髄からなる
末梢神経系：中枢神経系（脳や脊髄）から出ている神経で、「体性神経」と「自律神経」がある
自律神経＝交感神経＋副交感神経

人間の身体はそれぞれの部位がバラバラに動くのではなく、総合的に制御されて動いています。体内の情報伝達を担うのが、神経細胞が連なった組織である神経系です。神経細胞の細胞体から伸びる細長い突起（軸索）を神経繊維といいます。その制御を行うのが中枢で、中枢に制御されるのが末梢です。

脳や神経系も同様で、中枢神経と末梢神経に分かれます。

中枢神経系は**脳**や**脊髄**からなり、末梢神経からの刺激を受け取って興奮を起こし、末梢神経へ刺激を送り返します。

末梢神経は中枢神経から出ている神経で、**体性**神経と**自律**神経からなります。

自律神経は消化管の運動や血液の循環等のように生命や身体機能の維持のために無意識に働いている機能を担う神経で、**交感**神経系と**副交感**神経系からなります。両者は、例えば胸の前で両手を合わせてお互い力いっぱい押し合っているような状況で拮抗して働き（拮抗とは反対の働きをすること）、一方が活動を活発にしているときには、他方は活動を抑制して効果器（心臓、血管、気

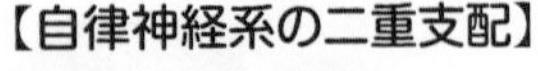

【自律神経系の二重支配】

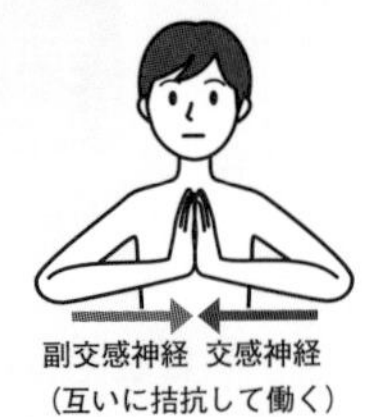

【中枢神経系と自律神経系】

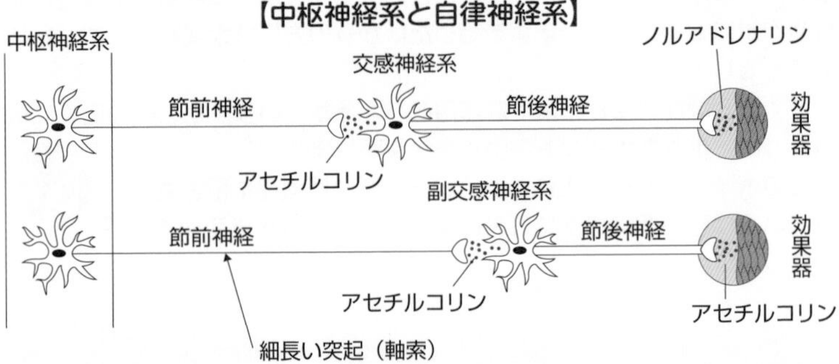

管支、胃腸等の臓器・器官)を制御しています。これを**自律神経**系の**二重支配**といいます（➡p.65)。

効果器に伸びる自律神経は、節前神経と節後神経からできており、神経線維の末端から神経伝達物質を放出して効果器を作動させています。

■ 交感神経

交感神経は、**活動**時に優位となります。**身体が闘争や恐怖等の緊張状態に対応した態勢をとるように働きます**。周りに敵がいて、戦っている状態を思い浮かべましょう。神経の興奮（活動）を伝達するのは、**ノルアドレナリン**です。

基本ポイント

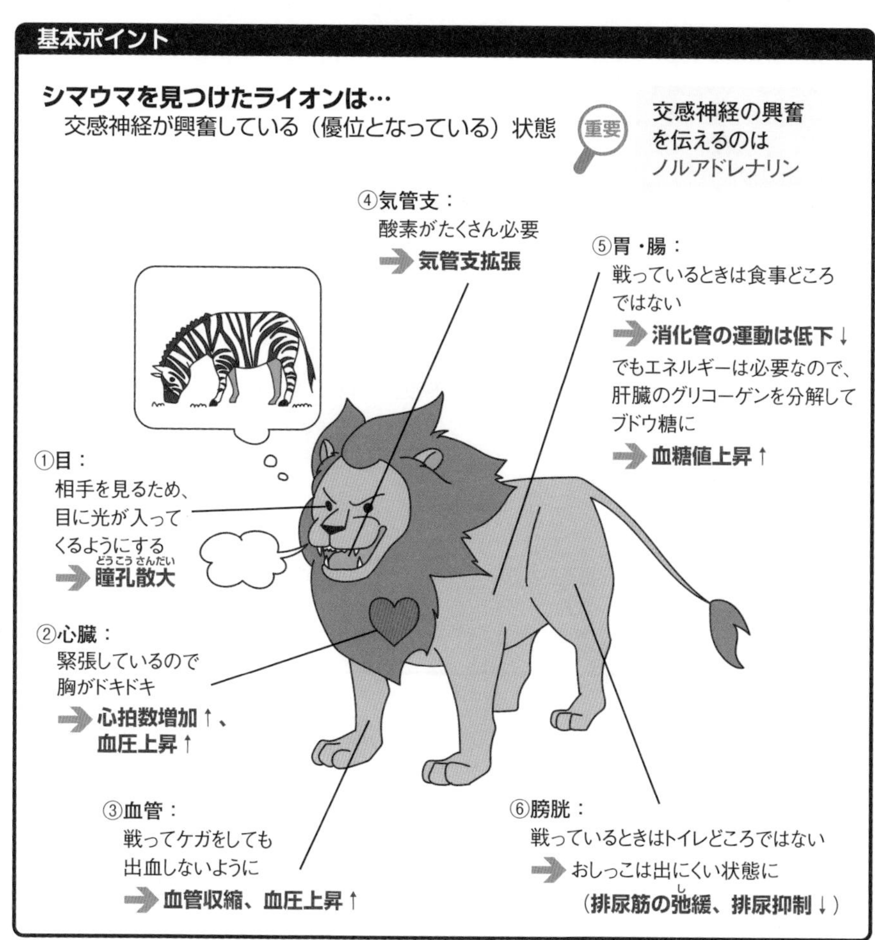

■ 副交感神経

副交感神経は、休息時に優位となります。**身体が休憩等の安息状態となるように働きます。** 周りに敵がいなくて、緊張から解放された状態を思い浮かべましょう。神経の興奮（活動）を伝達するのは、**アセチルコリン**です。

基本ポイント

シマウマを食べてお腹いっぱいのライオンは…
副交感神経が興奮している（優位となっている）状態

重要 副交感神経の興奮を伝えるのはアセチルコリン

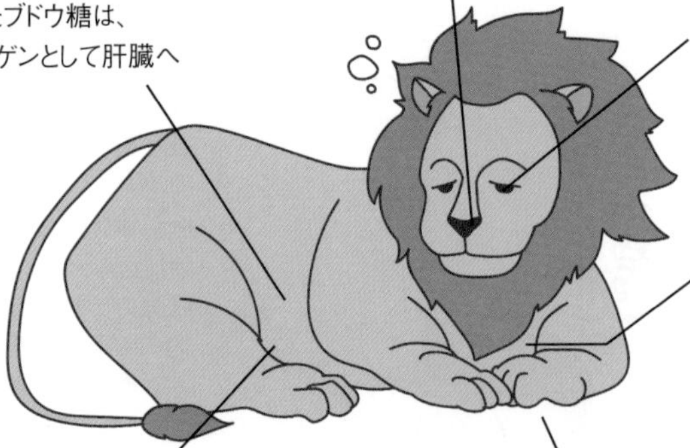

一般用医薬品には、交感神経や副交感神経の働きを強めたり弱めたりするものがあります。

交感神経の効果器につながる節後線維の末端から放出される神経伝達物質はノルアドレナリン、**副交感神経の節後線維の末端から放出される神経伝達物質**はアセチルコリンです。ただし、**汗腺（エクリン腺）を支配する交感神経線維の末端**では、**例外的にアセチルコリンが伝達物質として放出**されます。

　効果器に対して**アドレナリン様の作用を有する成分**を**アドレナリン作動成分［交感神経興奮（刺激）薬］**、**アセチルコリン様の作用を有する成分**を**コリン作動成分**といいます。逆に、**神経伝達物質であるアドレナリンの働きを抑える作用**（抗アドレナリン作用）**を有する成分**を抗アドレナリン成分、**アセチルコリンの働きを抑える作用**（抗コリン作用）**を有する成分**を抗コリン成分［副交感神経遮断（抑制）薬］といいます。

　一般用医薬品としては、**アドレナリン作動成分**（交感神経の働きを強める）と**抗コリン成分**（副交感神経の働きを抑える）が使われることが多くなっています。

出題

■ 自律神経を刺激した際の効果

効果器	交感神経刺激	副交感神経刺激
目	瞳孔散大	瞳孔収縮
唾液腺	少量の粘性の高い唾液を分泌	唾液分泌亢進
心臓	心拍数増加	心拍数減少
末梢血管	収縮（→血圧上昇）＊骨格筋の血管平滑筋等、交感神経への刺激で拡張するものもある。	拡張（→血圧降下）
気管、気管支	拡張	収縮
胃	──	胃液分泌亢進
腸	運動低下	運動亢進
肝臓	グリコーゲンの分解（ブドウ糖の放出）	グリコーゲンの合成
皮膚	立毛筋収縮	―
汗腺	発汗亢進 ただし伝達物質はアセチルコリン	―
膀胱＊	排尿筋の弛緩（→排尿抑制）	排尿筋の収縮（→排尿促進）

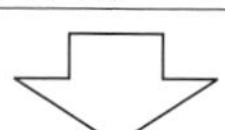

薬としては交感神経刺激作用（アドレナリン様作用）、副交感神経遮断作用（抗コリン作用）を期待して使用されることが多い（次ページ参照）

＊膀胱（排尿筋）を風船と考えると、尿を溜めるには風船が広がり（弛緩して）、口が閉まる。逆に尿を出すとき（排尿）には口が開いて（膀胱括約筋が緩み）、風船が縮む（収縮する）。

■ 薬として用いられる場合

効果器	アドレナリン作動成分 →交感神経**刺激**	抗コリン成分 →副交感神経**抑制** ※前頁の表とは作用が逆なので注意
目	瞳孔散大→眼圧上昇（緑内障注意）	瞳孔散大→眼圧上昇（緑内障悪化、目のまぶしさ、ちらつき注意）
唾液腺	少量の粘性の高い唾液を分泌	唾液分泌を抑制→口渇（こうかつ） 鼻腔内の粘液の分泌を抑制→**鼻水を止める**
心臓	心拍数増加→心臓の負担増（心臓病注意）	心拍数増加→心臓の負担増（心臓病注意）
末梢血管	収縮→①血圧上昇（高血圧注意） →②**鼻粘膜の充血緩和（鼻づまり改善）** →③**目の充血改善** →④**肛門部の血管収縮（止血）** →⑤**傷口の血管収縮（止血）**	
気管、気管支	拡張→**呼吸を楽に（咳を鎮（しず）める）**	
胃	血管の収縮	胃液分泌抑制→**胃痛軽減**
腸	運動低下	腸管の過剰な運動抑制→**鎮痙**
肝臓	グリコーゲンの分解（ブドウ糖の放出）→血糖値上昇（糖尿病注意）	
皮膚	立毛筋収縮	
汗腺		汗腺ではアセチルコリンが分泌されるため、発汗抑制→高温下での作業注意
膀胱	排尿筋の弛緩→排尿抑制（排尿困難）	排尿筋の弛緩→排尿抑制（排尿困難） 医療用医薬品では頻尿や尿失禁等の改善を目的として、治療に用いられることもある

※**黒太字**は薬として用いられる作用・反応、**色文字**は副作用となる作用・反応

交感神経と副交感神経の働き、一見、複雑そうですが、整理してきっちり覚えましょう。きっと役に立ちますよ！

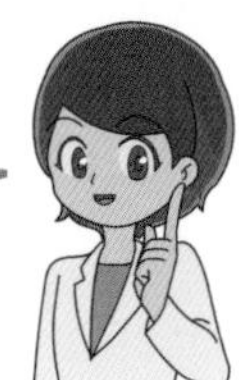

Ⅱ アドレナリン様作用

交感神経の働きを強め、効果器に対してアドレナリンと同様に作用するのがアドレナリン作動成分です。

基本ポイント

■ アドレナリン作動成分の使用目的と具体的な成分名

主に鎮咳去痰薬に配合	気管支を広げて呼吸を楽にし、咳を鎮める	メチルエフェドリン塩酸塩 トリメトキノール塩酸塩水和物 メトキシフェナミン塩酸塩
主に鼻炎用内服薬に配合	鼻の粘膜の血管を収縮させて充血をとり、鼻づまりを楽にする	プソイドエフェドリン塩酸塩 フェニレフリン塩酸塩 メチルエフェドリン塩酸塩
主に鼻炎用点鼻薬に配合	鼻の粘膜の血管を収縮させて充血をとり、鼻づまりを楽にする	ナファゾリン塩酸塩 テトラヒドロゾリン塩酸塩 フェニレフリン塩酸塩
主に点眼薬に配合	目の粘膜の血管を収縮させて、充血をとる	ナファゾリン塩酸塩(硝酸塩) テトラヒドロゾリン塩酸塩 エフェドリン塩酸塩
主に外用痔疾用薬に配合	肛門部の血管を収縮させて、出血を抑える	メチルエフェドリン塩酸塩 エフェドリン塩酸塩 テトラヒドロゾリン塩酸塩 ナファゾリン塩酸塩

■ プソイドエフェドリン塩酸塩

プソイドエフェドリン塩酸塩については、他のアドレナリン作動成分に比べて**中枢神経系**に対する作用が強く、**副作用として不眠や神経過敏が現れる**ことがあります。

交感神経系に対する刺激作用によって、心臓血管系や肝臓でのエネルギー代謝等への影響も生じやすくなっています。

心臓病、高血圧、糖尿病、甲状腺機能障害の診断を受けた人、前立腺肥大による排尿困難の症状がある人は、使用を避けることとなっています。他のアドレナリン作動成分が「医師、薬剤師または登録販売者に相談すること」となっている

のに対し、プソイドエフェドリン塩酸塩については「使用を避ける」となっていることに注意しましょう。**セレギリン塩酸塩等との併用は注意**（➡ 別表 p.345）。

■ アドレナリン作動成分が配合された点鼻薬の注意

交感神経系を刺激して**鼻粘膜を通っている血管を収縮させることにより、鼻粘膜の充血や腫れを和らげることを目的として**、**ナファゾリン塩酸塩**、**フェニレフリン塩酸塩**、**テトラヒドロゾリン塩酸塩**等の**アドレナリン作動**成分が用いられます。

店頭

アドレナリン作動成分が配合された点鼻薬は、**過度に使用されると鼻粘膜の血管が反応しなくなります**。高用量の成分が外からもたらされることで、自分で血管を収縮させる力が働かなくなるためです。そのため、**逆に血管が拡張して二次充血を招き、鼻づまり（鼻閉）がひどくなることがあります（点鼻薬性鼻炎）**。過度の使用はしないようにくれぐれも注意しなければなりません。

花粉症の季節、アドレナリン作動成分が配合された点鼻薬のまとめ買いを希望する人には、そのまま売らないように気をつけましょう。

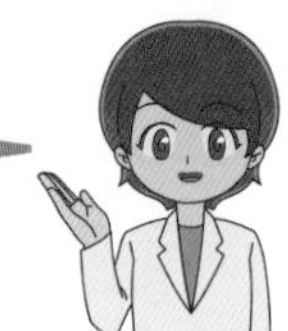

■ 目の充血

結膜を通っている血管を収縮させて目の充血を除去することを目的として、**ナファゾリン塩酸塩**、**ナファゾリン硝酸塩**、**テトラヒドロゾリン塩酸塩**、**エフェドリン塩酸塩**等の**アドレナリン作動**成分が配合されている場合があります。

緑内障と診断された人では、**眼圧の上昇を招き、緑内障を悪化させたり、その治療を妨げるおそれがある**ため、使用前に、その適否につき、治療を行っている医師または治療薬の調剤を行った薬剤師に相談することが望ましいとされています。

連用または頻回に使用すると、**異常なまぶしさ**を感じたり、点鼻薬の場合と同様にかえって**充血**を招くことがあるので、使いすぎないように気をつける必要があります。

一問一答

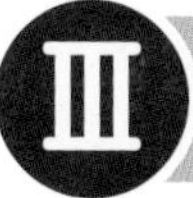

Ⅲ 抗コリン作用

副交感神経の伝達物質であるアセチルコリンの働きを抑える抗コリン作用を有するのが、抗コリン成分です。

基本ポイント

■ 抗コリン成分の使用目的と具体的な成分名

主にかぜ薬、鼻炎用内服薬に配合	鼻汁の分泌を抑える	ベラドンナ総アルカロイド、ヨウ化イソプロパミド
主に鎮暈薬に配合	自律神経系の混乱を軽減する。消化管の緊張を低下させる	スコポラミン臭化水素酸塩水和物、ロートエキス（ロートコンの抽出物）等
主に胃腸薬に配合	過剰な胃液の分泌を抑える	ロートエキス、ピレンゼピン塩酸塩
主に鎮痛鎮痙薬に配合	胃腸の過剰な動き（痙攣）や胃液の分泌を抑え、痛みを和らげる	ブチルスコポラミン臭化物、メチルベナクチジウム臭化物、メチルオクタトロピン臭化物、ジサイクロミン塩酸塩、オキシフェンサイクリミン塩酸塩、ロートエキス等

■ 抗コリン成分と鼻炎用内服薬

鼻炎用内服薬では、**鼻腔内の粘液分泌腺からの粘液分泌を抑えるとともに、鼻腔内の刺激を伝達する副交感神経系の働きを抑えることによって、鼻汁分泌やくしゃみを抑える**ことを目的として、ベラドンナ総アルカロイド、ヨウ化イソプロパミド等の**抗コリン**成分が配合されている場合があります。

■ 抗コリン成分と乗物酔い防止薬（鎮暈薬）

抗コリン作用を有する成分は、中枢に作用して自律神経系の混乱を軽減させるとともに、**末梢では消化管の緊張を低下させる**作用を示します。

スコポラミン臭化水素酸塩水和物は、乗物酔い防止薬に古くから用いられている抗コリン成分で、消化管からよく吸収され、他の抗コリン成分と比べて脳内に移行しやすいとされますが、肝臓で速やかに代謝されてしまうため、抗ヒスタミン成分（➡ p.27）等と比べて**作用の持続時間**は**短く**なっています。

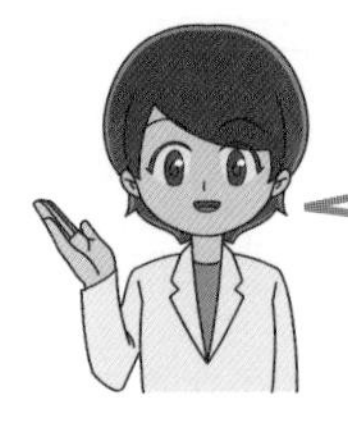

スコポラミン臭化水素酸塩水和物は、脳内に移行しやすく、作用の持続時間は短いです。

■ 副交感神経と消化管の働き

消化管の運動**は、副交感神経系の刺激によって亢進**し、また、**副交感神経系は胃液分泌の亢進にも働きます**。そのため、**副交感神経の伝達物質であるアセチルコリンと受容体の反応を妨げる成分**（**抗コリン**成分）が、胃痛、腹痛、さしこみ（疝痛（せんつう）、癪（しゃく））を鎮めること（鎮痛鎮痙（ちんつうちんけい））のほか、胃酸過多や胸やけに対する効果も期待して用いられます。

あたたかいうどんやラーメンを食べると鼻水が出る人はいませんか？　アセチルコリンが分泌されると消化管の運動が亢進しますが、アセチルコリンが鼻腺に働くと、鼻水が出るのです。

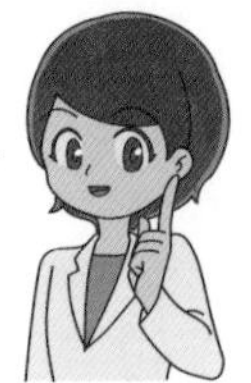

副交感神経系の働きを抑える作用（抗コリン作用）は消化管に**限定されない**ため、散瞳による**眼圧の上昇、目のかすみや異常なまぶしさ**のほか、**顔のほてり、頭痛、眠気、口渇、便秘、排尿困難**等の副作用が現れることがあります。

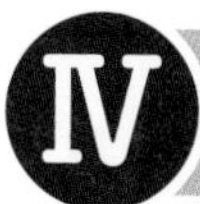

Ⅳ 抗ヒスタミン作用

ヒスタミンは、生体内の刺激伝達物質です。抗ヒスタミン成分は、ヒスタミンと受容体の結合を邪魔することで、ヒスタミンの働きを抑えます。

基本ポイント

■ ヒスタミンの働き

ヒスタミンの働き		それを抑えると	薬としては	成分名
体内に入ってきた**アレルゲン**が認識されると、肥満細胞から**ヒスタミン**が遊離され、鼻水、くしゃみ、かゆみ等のアレルギー症状が引き起こされる	⇒	鼻水、くしゃみ、かゆみが抑えられる	かぜ薬、鼻炎用内服薬・アレルギー用薬 外皮用薬（かゆみ止め） 点眼薬、点鼻薬等	クロルフェニラミンマレイン酸塩、カルビノキサミンマレイン酸塩、クレマスチンフマル酸塩、ジフェンヒドラミン塩酸塩、ジフェニルピラリン塩酸塩、ジフェニルピラリンテオクル酸塩、トリプロリジン塩酸塩、メキタジン、アゼラスチン、エメダスチン、ケトチフェンフマル酸塩、エピナスチン塩酸塩、フェキソフェナジン塩酸塩、ロラタジン等
	⇒	アレルギーが関与する咳が鎮められる	鎮咳去痰薬 ＊ただし、痰が出にくくなることがあるので注意	クロルフェニラミンマレイン酸塩、カルビノキサミンマレイン酸塩、クレマスチンフマル酸塩等
嘔吐中枢、内耳前庭における自律神経反射に関与	⇒	吐きけやめまいが緩和される	乗物酔い防止薬（鎮暈薬）	メクリジン塩酸塩、ジメンヒドリナート、プロメタジン塩酸塩等
脳の神経細胞を刺激して、覚醒を維持・調節	⇒	眠気を生じる	睡眠改善薬 ＊これ以外の内服薬において、眠気は副作用となる。服用後の乗物の運転・機械の操作等はしない	ジフェンヒドラミン塩酸塩 ＊抗ヒスタミン成分の中でも特に中枢作用が強い

■ 抗ヒスタミン成分の副作用

抗ヒスタミン成分は、抗コリン作用も併せ持つことに注意が必要です。副交感神経の働きを抑えることからくる主な副作用は、以下の通りです。

① 口渇　② 眼圧上昇　③ 排尿困難　④ 便秘

抗ヒスタミン成分は種類も多く、様々な医薬品に配合されています。名前をしっかり覚えて、抗ヒスタミン成分同士や抗コリン成分との重複摂取をチェックできるようにしましょう（例：かぜ薬と乗物酔い防止薬の重複等）。また、抗ヒスタミン成分と似た作用を持つジフェニドール塩酸塩は、抗めまい成分として鎮暈薬に配合されています（➡p.123参照）。

■ 抗ヒスタミン成分と抗コリン作用

抗ヒスタミン成分は、**ヒスタミンの働きを抑える作用以外に**抗コリン作用**も示す**ため、**排尿困難**や**眼圧上昇**、**口渇**、**便秘**等の副作用が現れることがあります。**排尿困難**の症状がある人、**緑内障**の診断を受けた人では、症状の悪化を招くおそれがあり、使用する前にその適否につき、治療を行っている医師または処方薬の調剤を行った薬剤師に相談することが望ましいとされています。

■ 授乳中の女性と抗ヒスタミン成分

ジフェンヒドラミン塩酸塩、ジフェンヒドラミンサリチル酸塩、ジメンヒドリナート（ジフェンヒドラミンテオクル酸塩）等の**ジフェンヒドラミン**を含む成分については、吸収された**ジフェンヒドラミン**の一部が乳汁中に移行して**乳児に昏睡を生じる**おそれがあります。母乳を与える女性は使用を避けるか、使用する場合には授乳を避けなければなりません。

■ 抗ヒスタミン成分と眠気

ヒスタミンは、脳の下部にある睡眠・覚醒に大きく関与する部位において、覚醒の維持・調節を行う働きを担っています。よって**抗ヒスタミン成分によりヒスタミンの働きが抑えられると、眠気が促されます**。

重大な事故につながるおそれがあるため、抗ヒスタミン成分が配合された内服薬を服用した後は、**乗物または機械類の運転操作を避ける**こととされています。

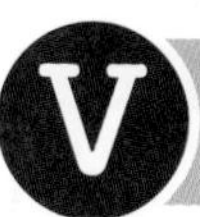 プロスタグランジンと解熱鎮痛薬

出題

プロスタグランジンはホルモンに似た働きをする物質で、病気や外傷があるときに活発に産生され、痛みが脳へ伝わる際に、そのシグナルを増幅することで痛みの感覚を強めています。

多くの解熱鎮痛成分は、体内で**プロスタグランジンの産生を抑える**作用をもっています（**プロスタグランジン産生抑制**）。「産生**抑制**」には「合成抑制」「合成阻害」「産生阻害」等いろいろな表現がありますが、同じ意味です。

試験の出題範囲ではありませんが、理解を深めるために解説します。

■ アラキドン酸カスケード

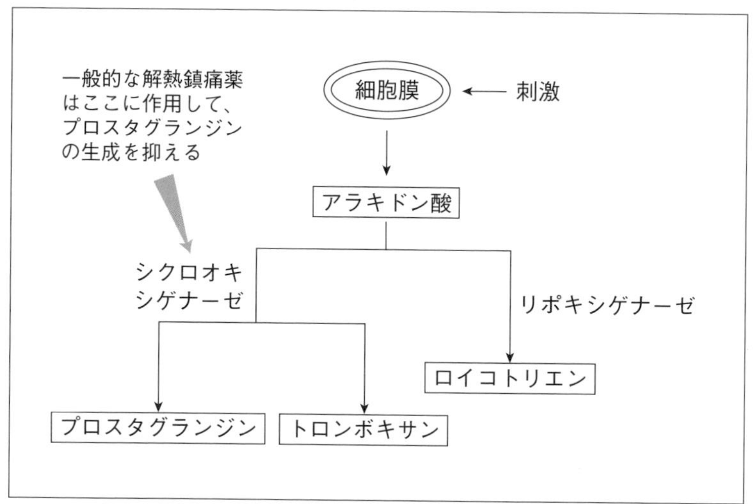

細胞膜はリン脂質でできています。細胞膜が壊れたり、刺激を受けた場合、そこからアラキドン酸が切り出されてきます。アラキドン酸に酵素が働き、プロスタグランジンやロイコトリエンという物質がいっせいに生じます。これを**アラキドン酸カスケード**と呼びます。

解熱鎮痛薬は、アラキドン酸に働きプロスタグランジンを産生させるシクロオキシゲナーゼという酵素の働きを抑えることで、熱を下げたり、痛みをとったり、炎症を抑えたりします。

プロスタグランジンは、体内でいろいろな働きをしている重要な物質です。合成が抑えられると解熱鎮痛の効果は得られますが、同時に副作用が起きることもあります。

基本ポイント

■ プロスタグランジンの産生抑制の効果と副作用

部位	プロスタグランジンの働き		プロスタグランジン産生抑制で
脳の下部（温熱中枢）	ウイルスに感染したことが脳に伝わると、免疫機構の働きを高めるため、体温を高く調節。プロスタグランジンは発熱物質	➡	**熱が下がる**
病気・外傷等が生じた部位	プロスタグランジンの産生が活発になる。痛みが脳に伝わる際、そのシグナルを増幅することで、痛みの感覚を増強。炎症（はれ、赤み、熱感等）の発生にも関与。プロスタグランジンは発痛増強物質	➡	**痛みがやわらぐ** **炎症がやわらぐ**（主に末梢で）
腎臓	腎臓での、水分の再吸収を抑える	➡	水分の再吸収を促進し、体内の循環血液量が増える ⇒①**発汗を促す（解熱作用を助ける）** ⇒②心臓の仕事量が増える⇒心臓病悪化
	腎臓への血流量を増やす	➡	腎臓への血流量が減少⇒腎臓の機能が低下⇒腎臓病悪化
胃	胃液の分泌を調節する。胃粘液の分泌を増やす（胃粘膜保護）	➡	胃酸の分泌が増加、胃粘液の分泌が減少⇒胃痛、胃・十二指腸潰瘍悪化
子宮	子宮筋の収縮	➡	子宮筋の収縮抑制⇒**月経痛の緩和**
血管	主として血管を拡張*	➡	血管収縮　腎臓への作用等が重なり⇒血圧上昇

※**黒太字**は薬として用いられる作用・反応、**色文字**は副作用となる作用・反応

＊プロスタグランジンの種類、血管の部位により反応は異なることがある。

解熱鎮痛成分に共通で、注意が必要な人

①心臓病

②腎臓病

③肝臓病（主にアレルギーの問題）

④胃・十二指腸潰瘍（かいよう）

⑤かぜ薬や解熱鎮痛薬で喘息（ぜんそく）を起こしたことがある人（アラキドン酸カスケードの中のプロスタグランジンの合成を抑えることで、ロイコト

リエン*が生じやすくなり喘息が起きやすくなる)
＊ロイコトリエンには気管支平滑筋収縮作用がある
⑥妊娠中の人（催奇形性や妊娠期間の延長、分娩時の出血増加等のおそれがある）
アスピリンとイブプロフェンは出産予定日12週以内の妊婦は服用しない

■ 解熱鎮痛薬の効能・効果

悪寒・発熱時の**解熱**、頭痛・**月経痛（生理痛）**・歯痛・抜歯後の疼痛・腰痛・肩こり痛・筋肉痛・関節痛・打撲痛・捻挫痛・骨折痛・外傷痛・神経痛・咽喉痛・耳痛の**鎮痛**。

痛みや熱を抑えるのみで、病気そのものを治すわけではありません。

生理が起こる過程にプロスタグランジンが関与しているため、**生理痛には有効**ですが、胃痛や腹痛には効果は期待できません。胃痛や腹痛は原因によって対応が異なりますが、痙攣（けいれん）性の痛みには、主に**抗コリン**成分（腸管運動抑制作用、胃液分泌抑制作用）が使われます。

■ 解熱鎮痛薬の副作用

プロスタグランジンによる胃粘膜保護作用が弱まり、胃炎や潰瘍等が起こりやすくなります。

肝臓においては、解熱鎮痛成分が**代謝**されて生じる物質がアレルゲンとなって**アレルギー性の肝障害**を誘発することがあります。また、プロスタグランジンの産生を抑制する働きが逆に炎症を起こしやすくする可能性もあり、肝機能に障害がある場合は、その症状を悪化させるおそれがあります。アレルギーが皮膚において現れた場合は、発疹となります。

化学的に合成された解熱鎮痛成分に共通して、まれに重篤な副作用として**ショック（アナフィラキシー）**、**皮膚粘膜眼症候群**や**中毒性表皮壊死（えし）融解症**、**喘息（ぜんそく）**が現れることがあります。

出題

喘息については「**アスピリン喘息**」としてよく知られていますが、**アスピリン特有の副作用ではなく、**プロスタグランジンの合成を抑える他の解熱鎮痛成分でも生じる可能性があります。

■ サリチル酸系解熱鎮痛成分

アスピリン（アセチルサリチル酸）、サザピリン、サリチル酸ナトリウム、エテンザミド、サリチルアミドを、サリチル酸系解熱鎮痛成分といいます。

■ピリン系解熱鎮痛成分

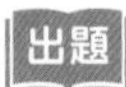

イソプロピルアンチピリンが、一般用医薬品で唯一のピリン系解熱鎮痛成分です。**アスピリンやサザピリンは、成分名に「～ピリン」が入っていてもピリン系ではありません。**ピリン系薬剤でないものを非ピリン系と呼びます。

> ※**ライ症候群**との関連性
> ライ症候群とは、水痘（水疱瘡）やインフルエンザ等のウイルス性感染症にかかったときに、急性脳症（激しい嘔吐、意識障害、痙攣等）の症状を呈するもの。発症はまれだが、小児にみられることが多く、死亡率も高い。アスピリン等のサリチル酸系解熱鎮痛薬との関連が示唆されている。
> **アスピリン、サザピリン、サリチル酸ナトリウム**：**15歳未満は服用しない**（絶対ダメ！）
> **エテンザミド、サリチルアミド**：**水疱瘡**（みずぼうそう）、**インフルエンザ**にかかっている**15歳未満**は服用を避ける（服用前に相談）。

■ アスピリンについてのポイント

① **15歳未満**の小児には使用しない（ライ症候群のおそれ）
② **出産予定日12週以内の妊婦は使用しない**（妊娠期間の延長、分娩時の出血増加、子宮収縮の抑制、胎児への影響等）
③ 胃腸障害が起こりやすい。胃腸障害の軽減を目的としたのが、**アスピリンアルミニウム**
④ 血液を固まりにくくする作用がある⇒医療用医薬品では血栓予防薬としても使用
⑤ **アスピリン喘息**のおそれ⇒ただし、アスピリン以外の解熱鎮痛成分、外用消炎鎮痛成分でも起こる可能性がある

■ エテンザミドについてのポイント

エテンザミドは、痛みが神経を伝わっていくのを抑える働きが強い⇒痛みの発生を抑える作用の違いを持つ解熱鎮痛成分と組み合わせて配合されることが多い（例：ACE処方➡次ページ参照）。

基本ポイント

重要

■ サリチル酸系以外の解熱鎮痛成分の特徴

成分名	解熱作用	鎮痛作用	抗炎症作用	覚えておきたいこと
アセトアミノフェン	○	○	ほとんどない	・主に**中枢**作用により、解熱・鎮痛をもたらす ・末梢における抗炎症作用は**期待できない** ・胃腸障害は**比較的少ない** ・空腹時に服用できる製品もあるが、食後の服用を推奨 ＊**肝機能障害**に注意（特に大量服用時、大量飲酒の習慣のある人で起こりやすい） ＊皮膚粘膜眼症候群、中毒性表皮壊死融解症、急性汎発性発疹性膿疱症、間質性肺炎、腎障害の副作用も ＊アセトアミノフェン配合の飲み薬と坐薬を併用しない ＊ACE処方：アセトアミノフェン＋カフェイン＋エテンザミド アセトアミノフェンとエテンザミドの合剤
イブプロフェン	○	○	○	・抗炎症作用がある ・**アスピリン等に比べて胃腸への影響が少ない** ＊一般用医薬品では15歳未満には、いかなる場合も使用しない ＊胃・十二指腸潰瘍、潰瘍性大腸炎、クローン病になったことがある人⇒再発のおそれ 出題 ＊副作用として無菌性髄膜炎（特に全身性エリテマトーデス、混合性結合組織病の人） ＊出産予定日12週以内の妊婦は服用しない
イソプロピルアンチピリン	○	○	弱い	・解熱・鎮痛作用は比較的強いが、抗炎症作用は弱い。他の解熱鎮痛成分と組み合わせて配合されることが多い ・**一般用医薬品では唯一のピリン系** 出題 ＊薬疹（ピリン疹）に注意

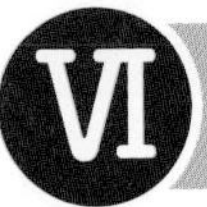

Ⅵ 薬の働く仕組み

❶薬の生体内運命

薬の作用の仕方には、**全身作用**と**局所作用**があります。

・**全身作用**…消化管等から吸収された有効成分が、循環血液中に移行して、全身を巡って作用を現す。多くの飲み薬、注射、坐剤等。

・**局所作用**…「薬を使ったところ＝作用するところ」となることが多い。作用の発現は比較的速やか。多くの外用薬、一部の飲み薬・坐剤等。

基本ポイント

■ 薬の生体内運命

内服薬（全身作用を期待）		坐剤・経皮吸収製剤（全身作用を期待）
↓		↓
胃（有効成分が溶出）		適用部位（粘膜・皮膚）から吸収
↓		↓
消化管［吸収（濃いほうから薄いほうへ受動的に拡散）］	小腸から吸収された薬は門脈から肝臓にいく。→「小腸から吸収された薬は、肝動脈から肝臓にいく」という文が、誤った記述として出題されることが多いので注意。	初めに肝臓で代謝を受けずにそのまま循環血液中へ
↓（**門脈**）		
肝臓（酵素系で代謝を受ける）		
↓		↓
循環血液（効果発現）	医薬品の成分と血漿タンパクは複合体を形成。複合体を形成している分子は代謝・排泄を免れる（代謝・排泄されない）ため、徐々に代謝・排泄が進む。	循環血液（効果発現）
↓↑		↓↑
肝臓		肝臓
↓↑		↓↑
腎臓		腎臓
↓		↓
排　泄		**排　泄**

局所作用を目的とした薬でも、皮膚から吸収されて副作用を引き起こすこともあります。痛み止めの成分が入った湿布薬。確かに胃腸障害は飲み薬と比べれば少ないのですが、アスピリン喘息等の発生も知られています。

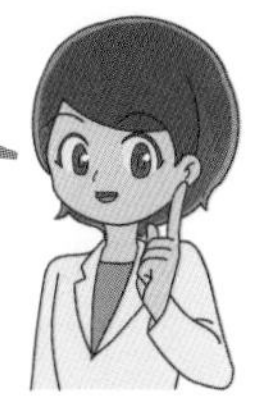

基本ポイント

■ 薬の吸収・代謝・排泄

(1) 吸収

a) 消化管吸収

内服薬の有効成分は、多くの場合、胃で溶け出し（腸溶性製剤等は除く）、主として小腸で吸収されます。このときの消化管からの吸収は、濃い方から薄い方へ受動的に拡散していくことによります。

【体内で薬がたどる流れ】

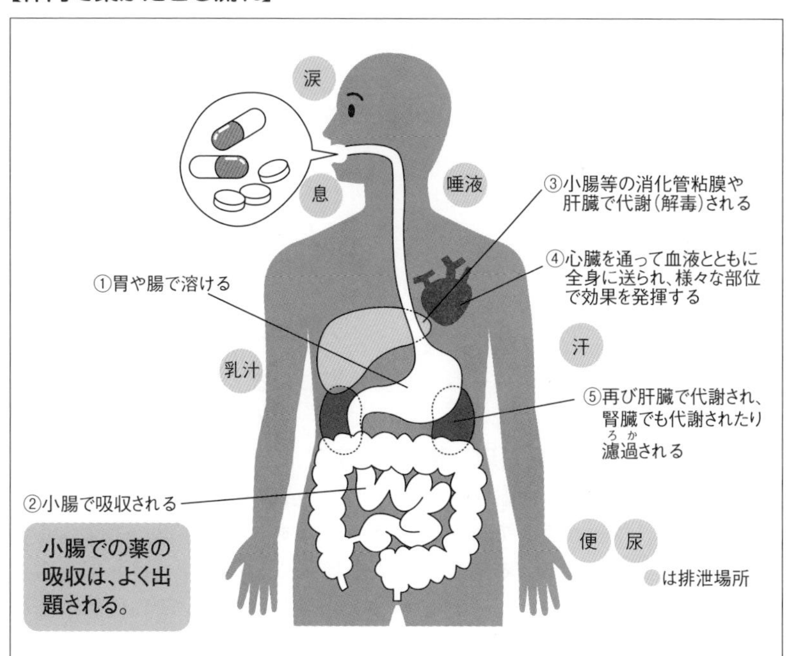

b）内服以外の粘膜吸収〈粘膜からの吸収は、効果が早い〉

坐剤は直腸内壁の粘膜から、抗狭心症薬のニトログリセリン（舌下錠、スプレー）や禁煙補助剤のニコチン（咀嚼剤）は口腔粘膜から、有効成分が吸収されて全身作用を現します。有効成分が容易に循環血流中に入るため、内服薬よりも速やかに作用が発現します。

点鼻薬は鼻腔粘膜から吸収されて循環血液中に移行し、作用を発揮します。今のところ、一般用医薬品で全身作用を目的とした点鼻薬はありませんが、局所作用を目的とした点鼻薬でも、有効成分が全身性の副作用を生じることがあります。

点眼薬では、成分が鼻涙管を通って鼻腔粘膜から吸収され、眼以外の部位に到達して副作用を起こすことがあります。点眼時は、目頭の鼻涙管の部分を押さえて、成分が鼻のほうに流れるのを防ぐ必要があります。

c）皮膚吸収

塗り薬や貼り薬などの皮膚に適用する医薬品のほとんどは、適用部位に対する局所的な効果を目的としています。皮膚から循環血液中に移行する成分の量は少ないのですが、血液中に移行した有効成分が肝臓で代謝を受ける前に血流に乗って全身に分布するため、使用量や使用回数等によっては、全身作用が現れることもあります。

(2) 代謝

代謝とは、物質が体内で化学的に変化することをいいます。代謝を受けた成分は、作用を失ったり（**不活性化**）、作用が発現したり（**代謝的活性化**）、排泄されやすく変化したりします。

a）消化管で吸収されてから循環血液中に入るまでの間に起こる代謝

消化管で吸収された有効成分は、全身循環に入る前に門脈を経由して肝臓へ送られ、そこで肝臓に存在する酵素によって代謝されます（**肝初回通過効果**）。このため、全身循環に移行する有効成分の量は、消化管で吸収された量よりも、肝臓で代謝を受けた分だけ、**少なく**なります。

肝機能が低下している人では、医薬品を代謝する能力が低いため、正常な人に比べて全身循環に入る有効成分の量は多くなり、効き目が強く現れたり、副作用を生じやすくなったりすることがあります。薬物代謝酵素の遺伝子には個人差があり、代謝能力の個人差が薬の作用の強弱となって現れます。

また、小腸等の消化管粘膜や腎臓にも、代謝活性があることが明らかにされています。

b）循環血液中に移行した有効成分の代謝

循環血液中に移行した有効成分は、からだの中を何度も巡りながら、肝臓で代謝を受け、徐々にその作用を失っていきます。

多くの有効成分は血液中で**血漿タンパク質**と結合して複合体をつくります。複合体を形成している有効成分の分子は、薬物代謝酵素による代謝を**受けず、トランスポーター***によって輸送されることもありません。そのため、代謝は一度に全部行われるのではなく、徐々に行われ、有効成分の血中濃度は徐々に低下していきます。

＊**トランスポーター**：細胞膜の脂質二重層を貫き、埋め込まれて存在する膜貫通タンパクで、特定の物質だけを通すトンネルのようなもの。細胞膜の外側から内側へ、物質を選択的に運ぶ（出題の手引には、このように記載されているが、実際には内側から外側へ物質を運ぶトランスポーターもある）。

(3) **排泄**

有効成分が未変化体のまま、または代謝物として、体外に排出されることをいいます。成分の大部分は腎臓から尿中へ排出されますが、このほか、肝臓から胆汁中へ、肺から呼気中へ排出されることもあります。腎機能が低下した人は、効果が強く出たり、副作用が出やすくなります。

一部は母乳中へ移行するものもあり、その場合、乳児に対する副作用の発現が問題となります。

■ 薬としての作用発現

循環血液中に移行した有効成分は、血流によって全身の組織・器官に運ばれ、効果を発揮しますが、多くの場合、標的となる細胞に存在する受容体や酵素、トランスポーター等のタンパク質と結合し、その機能を変化させることで薬効や副作用が現れます。

■ 作用の発現と血中濃度

医薬品が作用を発揮するためには、対象となる器官や組織に、有効成分が一定量以上の濃度で分布する必要があります。

医薬品が摂取された後、吸収が進むにつれて血中濃度は上昇していきますが、ある濃度を超えたとき、生体の反応として薬効が現れます。このときの血中濃度を、「最小有効濃度」（閾値）といいます。その後、ある時点でピーク（最高血中濃度）に達した後、血中濃度は徐々に低下していき、最小有効濃度を下回ると薬効は消失することになります。（➡ p.72グラフ参照）

全身作用を目的とした医薬品の多くは、使用後の一定期間、その有効成分の血中濃度が、最小有効濃度と毒性が現れる濃度域（危険域、中毒域）の間（有効域）に維持されるよう、使用量や使用間隔が定められています。

❷剤形ごとの違い、適切な使用方法

医薬品には、有効成分が薬効をもたらすために適した形状があり、それを**剤形**といいます。医薬品を使用する人の年齢や身体の状態等の違いに応じて、適切な**剤形**の医薬品が選択されるよう、それぞれの**剤形**の特徴を理解する必要があります。

（1）錠剤（内服）

錠剤は固形製剤なので医薬品が飛び散らず、苦み等を口中で感じずに服用できる点が特長です。一方、高齢者、乳幼児等は飲み込みにくいことがあります。

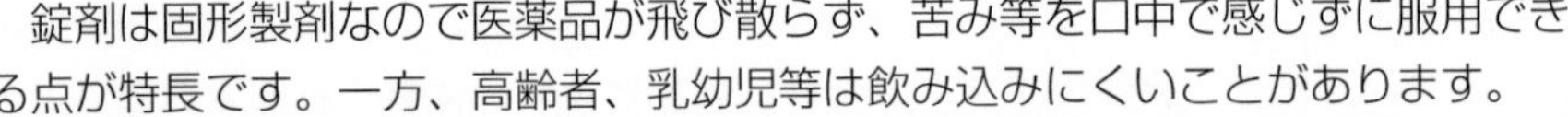

錠剤を内服するときは、適切な量の水またはぬるま湯とともに飲み込むようにします。噛み砕いて服用することは適切ではありません。ただし、水なしで服用できる錠剤として、以下のものが挙げられます。

- **口腔内崩壊錠**＝唾液によって速やかに溶ける。高齢者等、固形物を飲み込むのが難しい人、水分摂取が制限されている人でも服用できる
- **チュアブル錠**＝口の中で舐めたり、噛み砕いたりして服用する

（2）口腔用錠剤

口腔内で医薬品を溶かして用いるものがあります。

- **トローチ剤、ドロップ剤**＝口の中で舐めて徐々に溶かして服用する。噛み砕いたり、飲み込んだりしない
- **舌下錠**＝有効成分を舌下で融解させて、口腔粘膜から吸収させる

(3) 散剤、顆粒剤

粉末状としたものを散剤、粒状としたものを顆粒剤といいます。錠剤を飲み込むのが困難な人にとっては錠剤よりも服用しやすいですが、口の中に広がって歯や入れ歯の間に挟まったり、苦味や渋味を強く感じたりすることがあります。

服用するときは、医薬品を口中に入れる前に少量の水（またはぬるま湯）を口に含んだ上で服用したり、少しずつ飲む等の工夫をするとよいでしょう。

顆粒剤は、粒の表面がコーティングされているので、噛み砕かずに服用します。

(4) 経口液剤、シロップ剤

あらかじめ有効成分が液中に溶けたり、分散したりしているため、服用した後比較的速やかに消化管から吸収されます。有効成分の血中濃度が上昇しやすいため、習慣性や依存性のある成分を含む鎮咳去痰薬等では不適正な使用が問題となったこともあります。

経口液剤では苦味やにおいが強く感じられる場合があるので、小児等に対しては、主に白糖等を混ぜたシロップ剤とすることが多いです。

(5) カプセル剤

カプセル内に散剤や顆粒剤、液剤等を充填（じゅうてん）した剤形です。特長は錠剤とほぼ同様ですが、カプセルの原材料として用いられるゼラチンはブタ等の**タンパク質**なので、アレルギーをもつ人では使用を避けなければなりません。

また、水なしで服用すると食道に張り付くことがあるため、必ず適切な量の水（又はぬるま湯）で服用します。

(6) 外用局所に適用する剤形

- **軟膏剤**＝油性の基剤で**皮膚への刺激が**弱く、適用部位を**水から遮断したい場合**等に用いられる。患部が乾燥していてもじゅくじゅくと浸潤していても使用できる
- **クリーム剤**＝油性基剤に水分を加えたもので、**患部を**水**で洗い流したい場合**等に用られる。皮膚への刺激が強いため傷等への使用は避ける

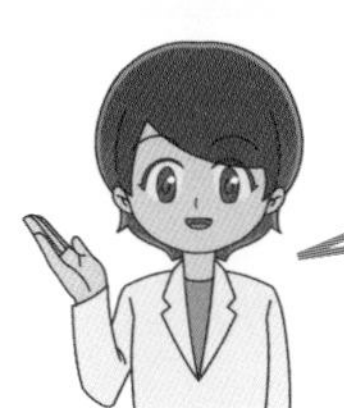

軟膏剤とクリーム剤の特徴はよく出題されるので、覚えておきましょう。

過去問に挑戦！

問1　次の記述は、自律神経系に関するものである。正しいものの組み合わせはどれか。

a　交感神経の節後線維の末端から放出される神経伝達物質はアセチルコリンであり、副交感神経の節後線維の末端から放出される神経伝達物質はノルアドレナリンである。
b　通常、交感神経系と副交感神経系は、互いに拮抗して働く。
c　目では、交感神経系が活発になると瞳孔が収縮する。
d　胃では、副交感神経が活発になると胃液の分泌が亢進する。

1（a、c）　2（a、d）　3（b、c）　4（b、d）

（2023年　北海道、青森、秋田、岩手、宮城、山形、福島）

問2　交感神経系が副交感神経系より活発に働いたときの効果器とその反応に関する以下の関係の正誤について、正しい組み合わせはどれか。

	効果器	反応
a	目	瞳孔収縮
b	心臓	心拍数増加
c	腸	運動亢進（こうしん）
d	膀胱（ぼうこう）	排尿筋の弛（し）緩

	a	b	c	d
1	正	正	正	誤
2	正	誤	正	正
3	正	誤	誤	誤
4	誤	正	誤	正
5	誤	誤	正	正

（2023年　福岡、大分、宮崎、佐賀、長崎、沖縄、鹿児島、熊本）

問3　内服アレルギー用薬に含まれている成分に関する次の記述のうち、正しいものの組み合わせはどれか。

a　フェキソフェナジン塩酸塩は、交感神経系を刺激して鼻粘膜の血管を収縮させることによって鼻粘膜の充血や腫れを和らげることを目的として配合されている。

b　メキタジンは、まれに重篤な副作用としてショック（アナフィラキシー）、肝機能障害、血小板減少を生じることがある。

c　フェニレフリン塩酸塩は、ヒスタミンの働きを抑える作用を示す成分として用いられる。

d　ベラドンナ総アルカロイドは、鼻腔内の粘液分泌腺からの粘液の分泌を抑えるとともに、鼻腔内の刺激を伝達する副交感神経系の働きを抑えることによって、鼻汁分泌やくしゃみを抑えることを目的として配合されている場合がある。

1（a、b）　2（a、d）　3（b、c）　4（b、d）　5（c、d）

（2023年　群馬、茨城、栃木、新潟、山梨、長野）

問4 **鼻炎用点鼻薬及びその配合成分に関する次の記述の正誤について、正しい組み合わせはどれか。**

a　鼻炎用点鼻薬は、急性鼻炎、アレルギー性鼻炎又は副鼻腔炎による諸症状のうち、鼻づまり、鼻みず、くしゃみ、頭重の緩和を目的として、鼻腔内に適用される外用液剤である。

b　鼻炎用点鼻薬は、鼻粘膜の充血を和らげる成分が主体となり、抗ヒスタミン成分や抗炎症成分を組み合わせて配合されており、それらは、鼻粘膜から吸収されて循環血流に入り全身的な作用を目的としている。

c　アドレナリン作動成分は、副交感神経系を刺激して鼻粘膜を通っている血管を拡張することにより、鼻粘膜の充血や腫れを和らげることを目的として配合される。

d　クロモグリク酸ナトリウムは、肥満細胞からヒスタミンの遊離を抑える作用を示し、花粉、ハウスダスト等による鼻アレルギー症状の緩和を目的として、通常、抗ヒスタミン成分と組み合わせて配合される。

	a	b	c	d
1	誤	正	正	正
2	正	正	誤	誤
3	誤	正	正	誤
4	正	誤	正	誤
5	正	誤	誤	正

（2023年　東京、埼玉、千葉、神奈川）

問5 **痛みや発熱が起こる仕組み及び解熱鎮痛成分の働きに関する記述のうち、誤っているものはどれか。**

1　プロスタグランジンは、ホルモンに似た働きをする物質で、病気や外傷があるときに活発に産生されるようになり、体の各部位で発生した痛みが脳へ伝わる際に、そのシグナルを増幅することで痛みの感覚を強めている。
2　プロスタグランジンは、脳の下部にある体温を調節する部位（温熱中枢）に作用して、体温を通常よりも高く維持するように調節する。
3　化学的に合成された解熱鎮痛成分は、中枢神経系におけるプロスタグランジンの産生を抑制することにより、解熱作用を示す。
4　化学的に合成された解熱鎮痛成分は、腎臓における水分の再吸収を促し、循環血流量を増加させることにより、発汗を抑制する作用もある。

（2023年　岡山、鳥取、島根、広島、山口、香川、愛媛、高知）

問6 **解熱鎮痛薬に関する以下の記述の正誤について、正しい組み合わせはどれか。**

a　サリチル酸系解熱鎮痛成分において特に留意されるべき点は、ライ症候群の発生が示唆されていることであり、アスピリンは、小児に対しては、いかなる場合も一般用医薬品として使用してはならない。

b　イソプロピルアンチピリンは、現在、一般用医薬品で唯一のピリン系解熱鎮痛成分である。

c　頭痛が頻繁に出現して２４時間以上続く場合や、一般用医薬品の解熱鎮痛薬を使用しても痛みを抑えられない場合は、自己治療で対処できる範囲を超えていると判断される。

d　頭痛の発症とその程度には、頭痛が起こるのではないかという不安感も含め、心理的な影響が大きいため、解熱鎮痛薬は、頭痛の症状が現れる前に予防的に使用すべきである。

	a	b	c	d
1	正	正	正	誤
2	誤	正	正	誤
3	誤	正	誤	正
4	誤	誤	誤	正
5	正	誤	正	正

（2023年　北海道、青森、秋田、岩手、宮城、山形、福島）

問7 内服薬の有効成分の吸収に関する記述の正誤について、正しい組み合わせはどれか。

a　内服薬のほとんどは、その有効成分が消化管の中でも主に大腸で吸収される。
b　消化管からの有効成分の吸収は、一般に、濃度の低い方から高い方へ能動的に取り込まれる現象である。
c　有効成分の吸収量や吸収速度は、消化管内容物や他の医薬品の作用によって影響を受ける。
d　全身作用を目的としない内服薬の中には、有効成分が消化管で吸収されて循環血液中に移行することで、好ましくない作用を生じるものもある。

	a	b	c	d
1	正	正	正	正
2	誤	誤	正	正
3	誤	誤	誤	正
4	正	正	誤	誤
5	正	誤	正	誤

（2023年　滋賀、京都、大阪、兵庫、和歌山、徳島、福井）

問8 **次の記述は、薬の代謝及び排泄に関するものである。正しいものの組み合わせはどれか。**

a　経口投与後、消化管で吸収された医薬品の有効成分は、全身循環に入る前にリンパ管を経由して肝臓を通過する。
b　医薬品の有効成分と血漿タンパク質との複合体は、腎臓で濾過されないため、この複合体が形成されると、有効成分が長く循環血液中に留まることとなり、作用が持続する原因となる。
c　肝初回通過効果とは、全身循環に移行する有効成分の量が、消化管で吸収された量よりも、肝臓で代謝を受けた分だけ少なくなることをいう。
d　医薬品の有効成分は、未変化体のままで、あるいは代謝物として体外へ排出されるが、肺から呼気中へ排出されることはない。

1（a、b）　**2**（a、c）　**3**（a、d）　**4**（b、c）　**5**（b、d）

（2023年　北海道、青森、秋田、岩手、宮城、山形、福島）

問9 **医薬品の剤形及び適切な使用方法に関する記述について、正しいものの組み合わせはどれか。**

a　錠剤は、内服用医薬品の剤形として最も広く用いられており、一定の形状に成型された固形製剤であるため、有効成分の苦味や刺激性を口中で感じることなく服用できる。
b　チュアブル錠は、腸内での溶解を目的として錠剤表面をコーティングしているものであるため、口の中で舐めたり噛み砕いて服用してはならない。
c　経口液剤では、苦味やにおいが強く感じられることがあるので、小児に用いる医薬品の場合、白糖等の糖類を混ぜたシロップ剤とすることが多い。
d　カプセル剤は、カプセル内に散剤や液剤等を充填した剤形であり、カプセルの原材料として乳糖が広く用いられているため乳成分に対してアレルギーを持つ人は使用を避けるなどの注意が必要である。

1（a、b）　**2**（a、c）　**3**（b、d）　**4**（c、d）

（2023年　奈良）

問10　外用薬の剤形及びその一般的な特徴に関する記述の正誤について、正しい組み合わせはどれか。

a　軟膏剤は、油性基剤に水分を加えたもので、患部を水で洗い流したい場合に用いる。

b　クリーム剤は、油性の基剤で皮膚への刺激が弱く、適用部位を水から遮断したい場合に用いる。

c　外用液剤は、軟膏剤やクリーム剤に比べて、適用部位が乾きにくいという特徴がある。

d　貼付剤は、適用部位に有効成分が一定時間留まるため、薬効の持続が期待できる。

	a	b	c	d
1	正	正	誤	誤
2	誤	正	正	誤
3	誤	誤	正	正
4	誤	誤	誤	正
5	正	誤	誤	誤

（2023年　滋賀、京都、大阪、兵庫、和歌山、徳島、福井）

解　答

基本 **問1** 答え：4

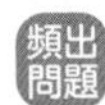

a 誤り　交感神経の節後線維の末端から放出される神経伝達物質はノルアドレナリンであり、副交感神経の節後線維の末端から放出される神経伝達物質はアセチルコリンである。

b 正しい

c 誤り　目では、交感神経系が活発になると瞳孔が散大する。

d 正しい

基本 **問2** 答え：4

a 誤り　目－瞳孔散大

b 正しい

c 誤り　腸－運動低下

d 正しい

問3 答え：4

a 誤り　頻出成分　フェキソフェナジン塩酸塩は、ヒスタミンの働きを抑える作用を示す成分として用いられる。

b 正しい

c 誤り　頻出成分　フェニレフリン塩酸塩は、交感神経系を刺激して鼻粘膜の血管を収縮させることによって鼻粘膜の充血や腫れを和らげることを目的として配合されている。

d 正しい

問4 答え：5

a 正しい

b 誤り　鼻炎用点鼻薬は、鼻粘膜の充血を和らげる成分が主体となり、抗ヒスタミン成分や抗炎症成分を組み合わせて配合されていても、それらは、鼻粘膜における局所的な作用を目的としている。

c 誤り　アドレナリン作動成分は、交感神経系を刺激して鼻粘膜を通っている血管を収縮することにより、鼻粘膜の充血や腫れを和らげることを目的として配合される。

d 正しい

基本 **問5 答え：4**

1～3 正しい

4 誤り 化学的に合成された解熱鎮痛成分は、腎臓における水分の再吸収を促し、循環血流量を増加させることにより、発汗を促進する作用もある。

問6 答え：1

a～c 正しい

d 誤り 頭痛の発症とその程度には、頭痛が起こるのではないかという不安感も含め、心理的な影響が大きい。解熱鎮痛薬は、頭痛の症状が軽いうちに服用すると効果的であるが、症状が現れないうちに予防的に使用することは適切でない。

基本 **問7 答え：2**

a 誤り 内服薬のほとんどは、その有効成分が消化管の中でも主に小腸で吸収される。

b 誤り 消化管からの有効成分の吸収は、一般に、濃度の高い方から低い方へ受動的に取り込まれる現象である。

c、d 正しい

問8 答え：4

a 誤り 経口投与後、消化管で吸収された医薬品の有効成分は、全身循環に入る前に門脈という血管を経由して肝臓を通過する。

b、c 正しい

d 誤り 医薬品の有効成分は、未変化体のままで、あるいは代謝物として体外へ排出されるが、肺から呼気中へも排出される。

基本 **問9** 答え：2

a 正しい

b 誤り　チュアブル錠は、口の中で舐めたり嚙み砕いたりして服用する剤形であり、水なしでも服用できる。（腸溶錠は、腸内での溶解を目的として錠剤表面をコーティングしているものであるため、口の中で舐めたり嚙み砕いたりして服用してはならない。）

c 正しい

d 誤り　カプセル剤は、カプセル内に散剤や液剤等を充填した剤形であり、カプセルの原材料として広く用いられているゼラチンはブタなどのタンパク質を主成分としているため、ゼラチンに対してアレルギーを持つ人は使用を避けるなどの注意が必要である。

問10 答え：4

a 誤り　クリーム剤は、油性基剤に水分を加えたもので、患部を水で洗い流したい場合に用いる。

b 誤り　軟膏剤は、油性の基剤で皮膚への刺激が弱く、適用部位を水から遮断したい場合に用いる。

c 誤り　外用液剤は、軟膏剤やクリーム剤に比べて、適用部位が乾きやすいという特徴がある。

d 正しい

第1回 第2回 第3回 第4回 第5回 第6回 第7回

人体の構造と働き、副作用、医薬品の基本的な知識

Ⅰ 人体の構造と働き
Ⅱ 症状からみた主な副作用
Ⅲ 医薬品の基本的な知識

手引き
第１章　医薬品に共通する特性と基本的な知識
第２章　人体の働きと医薬品

学習のポイント

ここでは身体の構造と働き、副作用の種類や特徴、医薬品の基本的な知識、薬害の歴史について学習します。

身体の構造については、イラストを見ながら、説明できるようにしましょう。身体各部の細かい名称が多くなっています。自分のことを知るつもりで、ていねいに学びましょう。

主な副作用については、副作用名と症状をセットにして暗記しましょう。

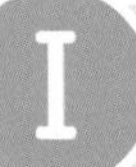

人体の構造と働き

■ 細胞→組織→器官→器官系

私たちの身体の、一番小さな単位が**細胞**です。細胞が集まって**組織**をつくります。組織が集まって一定の形をもち、特定の働きをもったものが**器官**です。器官が集まって互いに連動して同一の機能をもったものを**器官系**といいます。

例えば、細胞が集まって筋組織ができ、それが集まって胃ができ、胃腸が一連の働きをする消化器系となります。

❶消化器系

消化器系は、食べ物を消化して生体を維持する栄養分を吸収し、残ったものを身体の外に出す働きをします。消化には、消化腺から分泌される消化液による化学的消化と咀嚼や消化管等の運動による機械的消化があります。

基本ポイント

■ 消化管〈口腔から肛門まで続く管。成人で約 9 m〉

口　腔	
↓	歯（歯肉、歯根、歯冠）、舌（舌の表面には舌乳頭があり、味覚を感知する味蕾(みらい)が分布） 歯冠の表面は**エナメル質**で覆われ、その下には**象牙質**があり、歯髄を取り囲んでいる（エナメル質は体で最も硬い部分） 唾液(だえき)腺から唾液を分泌：**プチアリン（唾液アミラーゼ：デンプンを分解）**、**リゾチーム（殺菌物質）**等を含む。口腔内を中性に保つ
咽(いん)　頭(とう)	食物路と気道が交わるところ 飲食物を飲み込むときには、喉頭の入り口の弁（喉頭蓋(こうとうがい)）が反射的に閉じることにより、飲食物が喉頭や気管に流入せずに食道へと送られる
↓	
食　道	**上端と下端に括約筋**＝胃の内容物の逆流を防ぐ、消化液の分泌腺はない
↓	
胃	胃酸、ペプシノーゲン、胃粘液を分泌
	胃酸：胃内を**強酸性**に保つ＝内容物の腐敗・発酵を防ぐ ペプシノーゲン：**胃酸によってペプシンとなり、タンパク質を分解（消化）してペプトン（タンパク質が半消化された状態）にする** **胃粘液**：胃酸から胃壁を保護、胃粘液に含まれる成分はビタミンB_{12}の吸収にも関与

↓	胃粘液が減ると、消化性潰瘍になる→一般用医薬品の胃薬は、粘液を出させたり、胃酸を減らしたりして胃を守る 胃の内容物の滞留時間は、脂質分の多い食品は長く、炭水化物主体の食品は短い
小　腸	長さ6～7m。**十二指腸**、**空腸**（上部40%）、**回腸**（残り60%）**からなる**
↓	**十二指腸**：膵臓からの膵管と、胆嚢からの胆管の開口部がある 粘膜表面は絨毛（じゅうもう）で覆われ、栄養分の消化・吸収が行われる（十二指腸の上部を除く）
大　腸	長さ約1.5m。**盲腸**、**虫垂**（ちゅうすい）、**上行結腸**、**横行結腸**、**下行結腸**、**S状結腸**、**直腸からなる**＊大腸が、なにからなるかはよく出題される。
↓	**絨毛はない**。腸の内容物は、大腸に入ってきたときはかゆ状。水分、ナトリウム、カリウム、リン酸等が吸収され、糞便を形成。腸内細菌が多数存在し、食物繊維を発酵分解したり、血液凝固や骨へのカルシウム定着に必要なビタミンKも産生。 糞便の大半は水分、腸壁の残骸15～20%、腸内細菌の死骸10～15%、食物のかすは5% S状結腸から直腸に便が送られると、便意が起こる（通常、直腸は空っぽ）
肛　門	肛門周囲の組織がうっ血すると痔の原因になる

出題

出題

【咽頭の正中断面】

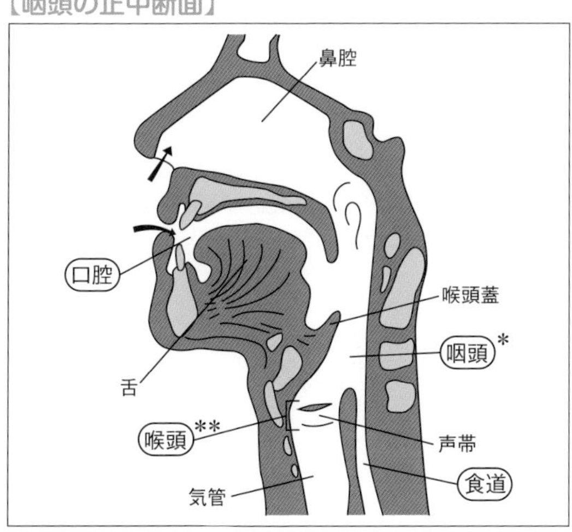

＊咽頭は、口腔から食道に通じる食物路と、呼吸器の気道とが交わるところ
＊＊喉頭は、喉仏のあたり（喉の手前の部分）

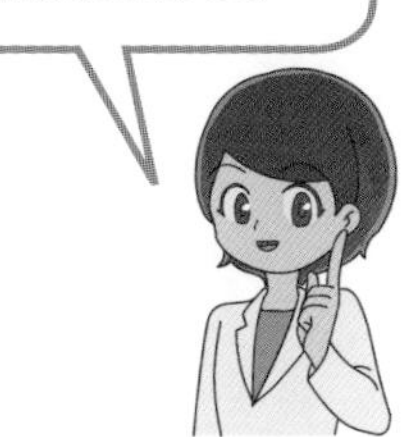

■ 消化腺

膵臓	炭水化物・タンパク質・脂質を消化する酵素を供給 弱アルカリ性の膵液を十二指腸へ分泌（胃で酸性になった内容物を中和） **血糖値を調節する**ホルモンを分泌（インスリン、グルカゴン）

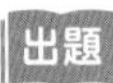

胆嚢	**胆汁を濃縮して蓄える　（胆汁は肝臓で作られる）** 　胆汁：**脂質の消化・脂溶性ビタミンの吸収を助ける** 古くなった赤血球・過剰なコレステロールを排出 ビリルビン（胆汁色素）を含む
脾臓	握りこぶし大のスポンジ状の臓器。胃の後方の左上腹部に位置する 脾臓内を流れる血液から古くなった赤血球を濾（こ）し取って処理する
肝臓	横隔膜の直下にある大きい臓器 胆汁を産生 **必須アミノ酸以外のアミノ酸を生合成** 　必須アミノ酸：体内で作られないため、食品等から摂取する必要があるアミノ酸 **グリコーゲンを貯蔵（血糖値が下がるとブドウ糖に分解され、血中へ）**、 脂溶性ビタミン、水溶性ビタミン（ビタミンB_6・B_{12} 等）**を貯蔵** **有害物質（医薬品・アルコール等）を代謝**して無毒化、排出されやすい形にする ・アミノ酸が分解されて生じるアンモニア→肝臓で尿素に代謝 ・アルコール（お酒）→肝臓でアセトアルデヒドに代謝され、最終的には酢酸まで分解されて排出 ・ヘモグロビンが分解されて生じたビリルビン→肝臓で代謝されるが、肝機能障害や胆管閉塞があるとビリルビンが排出されず、黄疸を生じる（➡p.66）

【消化器系の全景】

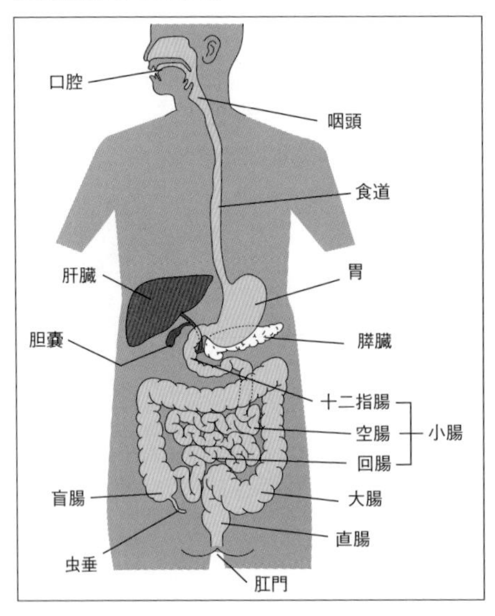

肝臓は横隔膜の直下にある大きい臓器で、有害物質の代謝や生体物質*の産生等、様々な働きをしています。ご自分の肝臓もいたわってあげましょう。

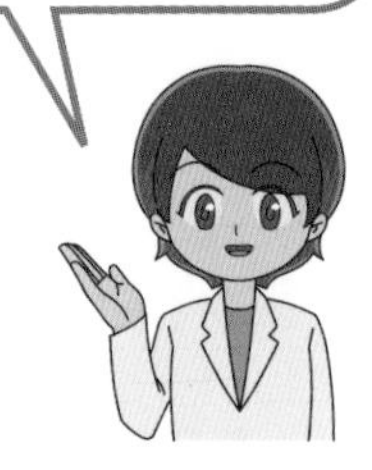

＊生体物質とは、生物の体内に存在する化学物質の総称

基本ポイント

何が、どこから出る酵素で、何に変化して吸収されるかを暗記しましょう。

出題

■ デンプン（炭水化物）の消化吸収

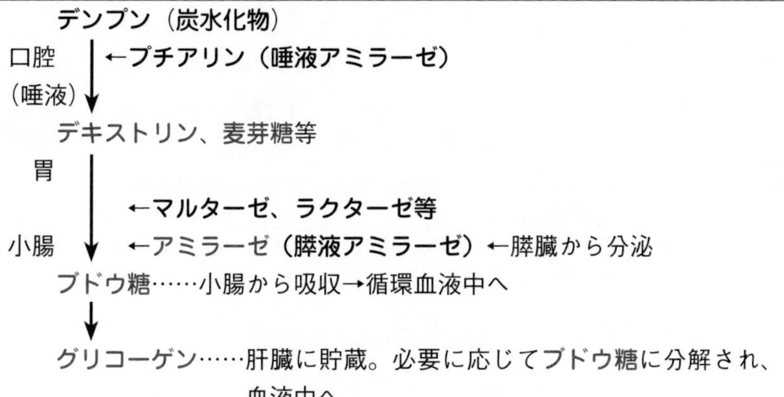

出題

■ タンパク質の消化吸収

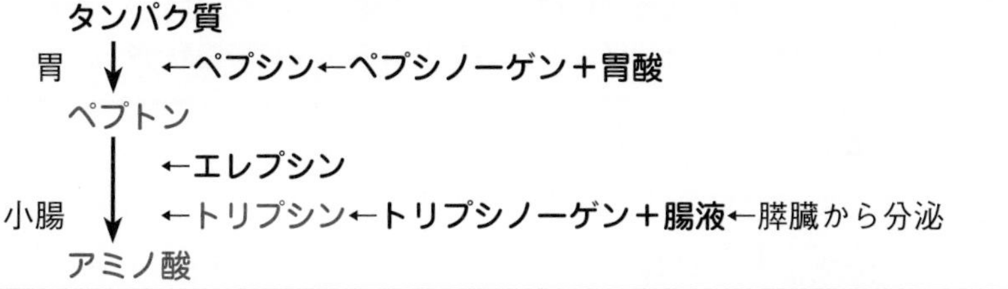

出題

■ 脂質の消化吸収

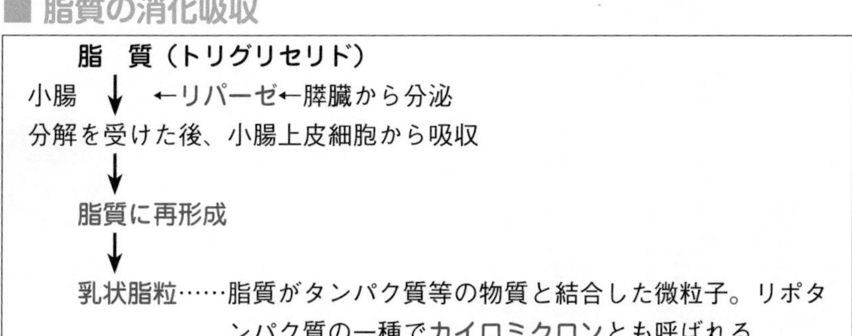

❷呼吸器系

呼吸器系は、呼吸を行うための器官系で、常に外気と接触しているため、いくつもの防御機構が備わっています。

基本ポイント

■ 呼吸器系

上気道	鼻腔 ↓	鼻汁：粘液分泌腺から分泌、常に少しずつ分泌されている リゾチームが含まれ、気道の防御機構の一つになっている
	咽頭 ↓	口腔から食道に通じる食物路と呼吸器の気道とが交わるところ。消化管と気道の両方に属する 出題 後壁には、リンパ組織が集まってできた**扁桃**があり、免疫反応が行われる
	喉頭 ↓	咽頭と気管の間にある軟骨に囲まれた円筒状の器官で、**発声器**の役割もしている
下気道	気管 ↓	気道が左右の肺に分岐するまでの部分
	気管支 ↓	重要 肺の中で、複数に枝分かれしている部分 末端は球状＝**肺胞⇒この壁を介して、血液中の二酸化炭素と、吸気中の酸素とのガス交換が行われる** 出題
	肺	筋組織はなく、自力で膨らんだり縮んだりすることができない。 **横隔膜や肋(ろっ)間筋によって拡張・収縮して呼吸運動が行われる**

【呼吸器の仕組み】

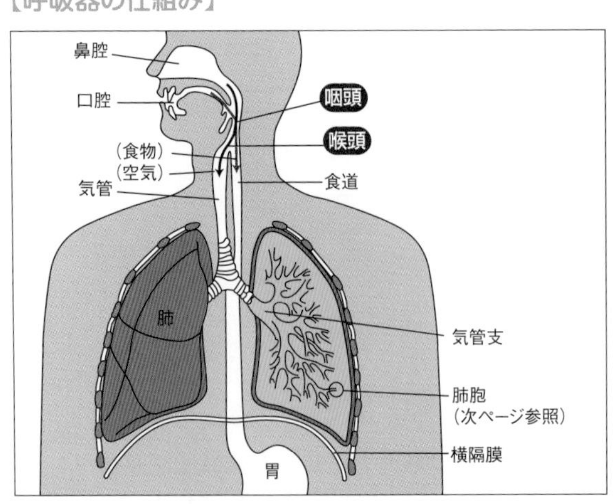

咽頭と喉頭、ちょっとややこしいですね。咽頭は喉頭より上にあり、食道と気管の両方に属しています。

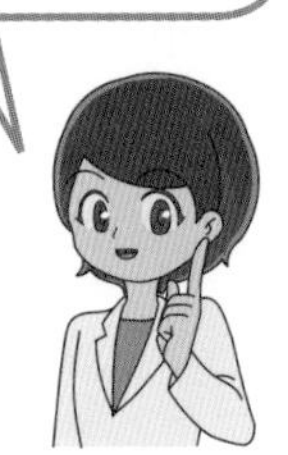

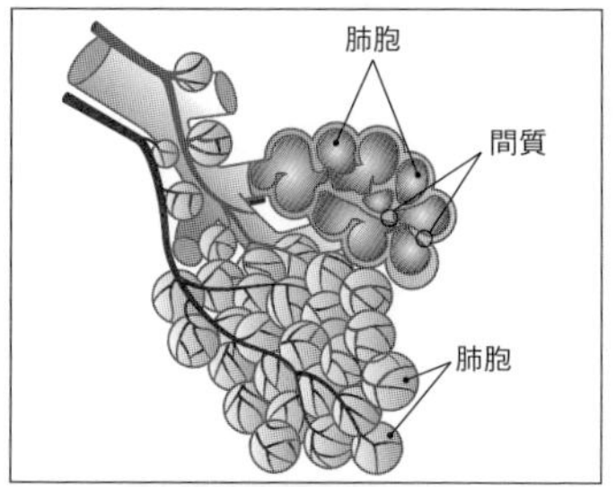

肺胞の周りは毛細血管が網のように取り囲んでいます。肺胞と毛細血管を取り囲んで支持している組織が間質で、ここに炎症が起きるのが間質性肺炎です。間質性肺炎は、OTC薬で副作用の報告もあるのでしっかり覚えておきましょう。

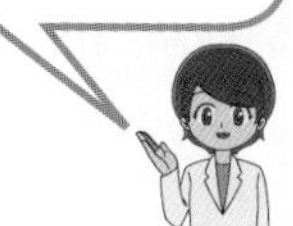

❸循環器系

循環器系は、体液（血液やリンパ液）を体内に循環させ、酸素、栄養分等を全身の組織へ送り、老廃物を排泄（はいせつ）器官（肺や腎臓）へ運ぶための器官系です。心臓、血管系、血液、脾臓、リンパ系からなります。血管系は、心臓を中心とした閉じた管（閉鎖循環系）で、リンパ系はリンパ毛細管が組織の中に開いています（開放循環系）。

基本ポイント

重要 出題

■ 血液の流れ 〈血液の流れは、よく出題されるので覚えましょう〉

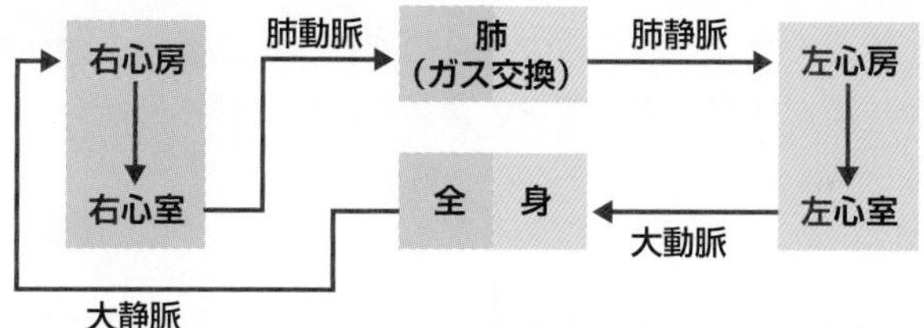

＊■は静脈血、■は動脈血、→は血流の流れを表す

右心房と**右心室**は全身から集まった血液を**肺**に送り出します。**肺**でガス交換が行われた血液は、**左心房**と**左心室**に入り、そこから**全身**に送り出されます。

■ 動脈と静脈

	動脈	静脈
血液の流れ	心臓から全身へ（送られる）	全身から心臓へ（戻る）
血管壁にかかる圧力	強い⇒血管壁は弾力性に富む	比較的弱い⇒血管壁は薄い
その他	**血圧は動脈の血管壁にかかる圧力**を測定	逆流を防ぐため、一定の間隔で存在する弁がある

＊心臓が収縮したときの血圧を最大血圧、**弛（し）緩したときの血圧を**最小血圧という。

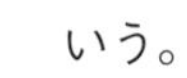

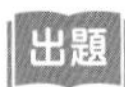

■ 心臓

心臓は心筋でできた握りこぶし大の臓器で、胸骨の後方に位置します。

心臓内部は上部左右の心房と、下部左右の心室に分かれており、拍動により血液を拍出します。

【心臓の内腔】

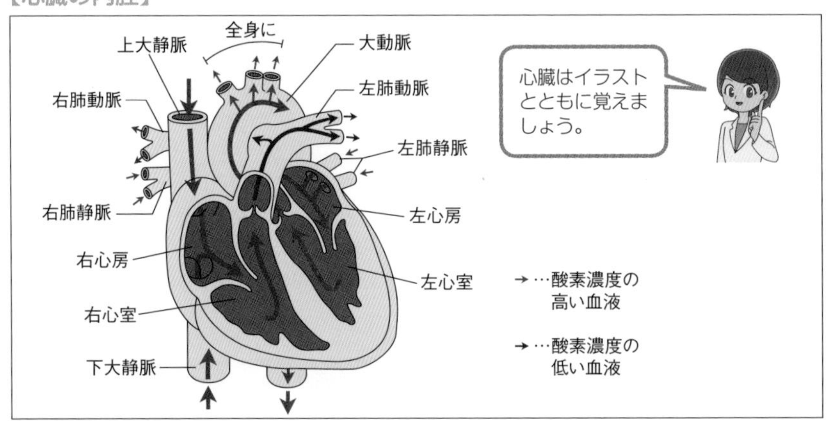

■ 血液

血液は、血漿と血球からなり、酸素や栄養分の組織への供給、二酸化炭素や老廃物を肺や腎臓へ運ぶほか、ホルモンの運搬によって体内各所の器官・組織相互の連絡を図ります。

<table>
<tr><td>血漿（けっしょう）</td><td colspan="3">90%以上が水分。タンパク質（アルブミン、グロブリン等）、脂質、糖質、電解質を含む
アルブミン：血液の浸透圧を保持する（血漿成分が血管から組織中に漏れ出るのを防ぐ）ほか、ホルモンや医薬品の成分等と複合体を形成して、それらが血液によって運ばれるときに代謝や排泄を受けにくくする
グロブリン：その多くが、免疫反応において、体内に侵入した細菌やウイルス等の異物を特異的に認識する抗体としての役割を担う
脂質：中性脂肪、コレステロール等。脂質は水に溶けないので、タンパク質と結合し、リポタンパク質として血漿中に存在
血液の粘稠性には、血中脂質量は影響しません。血漿水分量や赤血球の量で決まります。</td></tr>
<tr><td rowspan="2">血球</td><td>赤血球</td><td colspan="2">血液全体の約40%を占める。赤い血色素（ヘモグロビン）を含み、酸素を全身に運ぶ
ヘモグロビンの生合成には鉄が不可欠。不足すると貧血に。
古くなった赤血球は、脾臓で処理される</td></tr>
<tr><td>白血球</td><td>好中球</td><td>白血球の約60%を占める
感染が起きた組織に集まり、細菌・ウイルスを分解（食作用）</td></tr>
</table>

重要

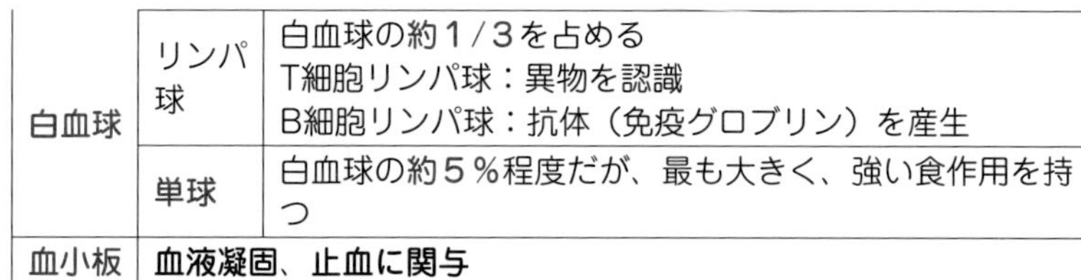

	白血球	リンパ球	白血球の約1/3を占める T細胞リンパ球：異物を認識 B細胞リンパ球：抗体（免疫グロブリン）を産生
		単球	白血球の約5%程度だが、最も大きく、強い食作用を持つ
	血小板	**血液凝固、止血に関与**	

＊白血球については、よく出題されます。「好きなものは多く、単品は少ない」と暗記しましょう（好中球は約60%、単球は約5%）。

基本ポイント

■ リンパ系

・血管系とは半ば独立した循環系として存在。

・リンパ系には、心臓のようにポンプの働きをする器官がない⇒リンパ液の流れは、主に**骨格筋**の収縮によるもの。流速は血流に比べて緩やか。

・リンパ液は、血漿とほとんど同じ成分からなるが、タンパク質が**少なく**、リンパ球を含む。

出題

・リンパ管には、逆流防止のための弁があり、リンパ液は一定の方向に流れている。

・リンパ節の内部にはリンパ球やマクロファージが密集⇒リンパ液で運ばれてきた細菌やウイルス等は、ここで免疫反応によって排除。

・脾臓にはリンパ球が増殖、密集するリンパ組織がある。

❹泌尿器系

泌尿器系は、血液中の老廃物を、尿として体外へ排泄するための器官系です。

基本ポイント

■ 泌尿器系

出題

腎臓	① ネフロン＝腎臓の基本的な機能単位 ＝腎小体（糸球体＋ボウマン嚢（のう））＋尿細管 ② **血液中の老廃物の除去**（心臓から拍出される血液の1/5～1/4が流れている） ③ 水分・電解質の排出を調整⇒**血液の量と組成、血圧を一定に維持** ④ 赤血球の産生を促進するホルモンを分泌 ⑤ ビタミンD**を活性型に転換**

腎臓は内分泌腺としての機能もあることを覚えておきましょう。

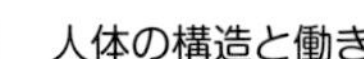

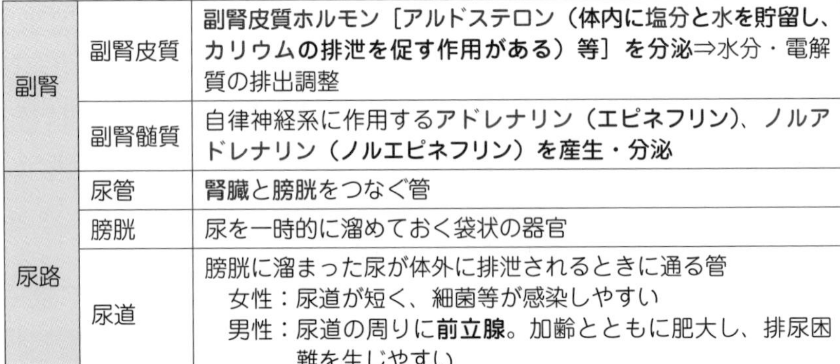

副腎	副腎皮質	**副腎皮質ホルモン［アルドステロン（体内に塩分と水を貯留し、カリウムの排泄を促す作用がある）等］を分泌**⇒水分・電解質の排出調整
	副腎髄質	自律神経系に作用するアドレナリン（**エピネフリン**）、ノルアドレナリン（**ノルエピネフリン**）**を産生・分泌**
尿路	尿管	**腎臓**と**膀胱**をつなぐ管
	膀胱	尿を一時的に溜めておく袋状の器官
	尿道	膀胱に溜まった尿が体外に排泄されるときに通る管 女性：尿道が短く、細菌等が感染しやすい 男性：尿道の周りに**前立腺**。加齢とともに肥大し、排尿困難を生じやすい

＊尿は血液が濾過されて作られる⇒健康な状態であれば尿中に細菌等の微生物は存在しない。

【ネフロン（腎臓の基本的な機能単位）】

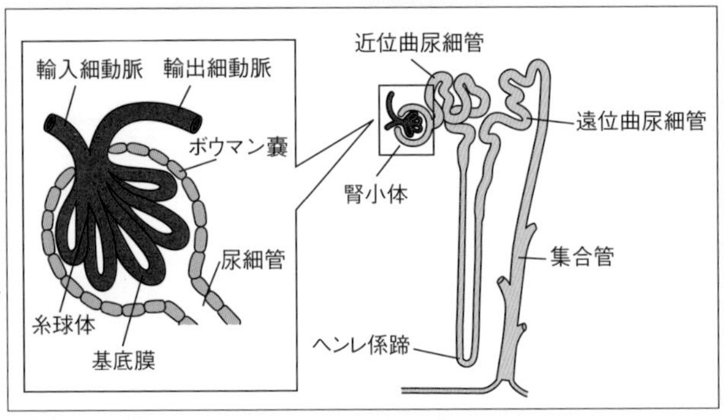

腎小体（糸球体＋ボウマン嚢）では、血液中の老廃物が濾過され、原尿として**尿細管**へ
↓
尿細管では水分や電解質が再吸収される
↓
老廃物が濃縮され、尿となる

❺目、鼻、耳等の感覚器官

(1) 目

目は視覚情報の受容器官で、眼球と眼瞼（がんけん）（まぶた）、結膜、涙器、眼筋等からなります。

角膜と水晶体の間は**房水**で満たされ、眼内に一定の圧（眼圧）を生じさせています。房水の排出が滞り、眼球内の眼圧が増した状態が**緑内障**です。

水晶体の前には**虹彩**があり、**瞳孔**を広げたり縮めたりさせて、眼球内に入る光の量を調節しています。

【眼球水平断面（右側）】

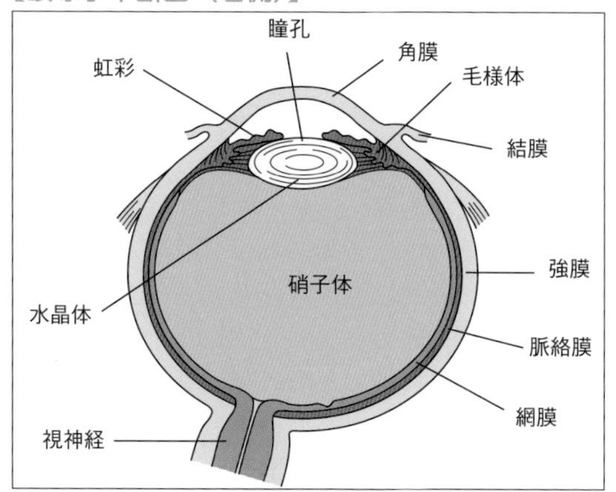

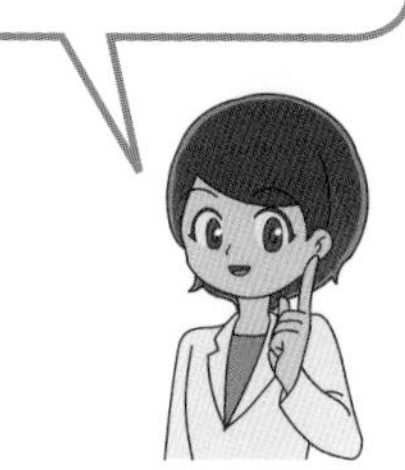

出題 角膜に差し込んだ光は、角膜、**房水**、**水晶体**、**硝子体**（しょうし）を透過しながら屈折して**網膜**に焦点を結びます。遠近の焦点調節は、**毛様体**が**水晶体**の厚みを変化させることにより行われます。近くを見るときは水晶体が**厚みを増し**、遠くを見るときは**扁平**になります。

網膜には光を受容する視細胞が密集し、視細胞が受容した光の情報は網膜内の神経線維に伝えられます。網膜の神経線維は眼球の後方で束になり、視神経となります。視細胞には、色を識別する細胞と薄暗いところで働く細胞の二種類があります。薄暗いところでは、形はわかっても色がわからないのは、色を識別する細胞が働いていないからです。光を感じる反応にはビタミンAが不可欠です（➡p.150）。

目の充血とは血管が拡張して赤く見える状態ですが、結膜の充血では白目の部分だけでなく眼瞼の裏側も赤くなります。強膜（白目の部分で、乳白色の比較的丈夫な結合組織）が充血したときは、眼瞼の裏側は赤くならず、強膜自体が乳白色であるため、白目の部分がピンク味を帯びます。

（2）鼻

鼻は嗅覚情報の受容器官です。空気中を漂う物質を鼻腔（びくう）内に吸い込み、その化学的刺激を感じ取ります。同じにおいを継続して嗅いでいると、そのにおいを感じなくなります。

鼻腔は薄い板状の軟骨と骨でできた鼻中隔で仕切られており、鼻中隔の前部の粘膜は毛細血管が密集しているため、出血しやすくなっています。鼻腔の粘膜に炎症を起こして腫れた状態を鼻炎といいます。

鼻の周囲の骨には空洞（副鼻腔）があります。鼻腔と副鼻腔をつなぐ管は非常に狭いため、鼻腔粘膜が腫れると副鼻腔の開口部がふさがりやすくなり、炎症を生じることがあります。

(3) 耳

耳は**聴覚情報**と**平衡感覚**を感知する器官で、外耳、中耳、内耳からなります。

中耳は、外耳と内耳をつなぐ部分で、鼓膜、鼓室、耳小骨、耳管からなります。

外耳は、側頭部から突出した耳介（いわゆる耳）と、耳介で集められた音を鼓膜まで伝導する外耳道からなります。外耳道にある耳垢腺（汗腺の一種）や皮脂腺からの分泌物に、埃や外耳道上皮の老廃物等が混じって耳垢（耳あか）となります。

外耳道を伝わった音は、**鼓膜**を振動させ、中耳にある鼓室内部で耳小骨が**鼓膜**の振動を増幅し、内耳へ伝導します。小さい子供では、耳管が太くて短く、走行が水平に近いため、鼻腔からウイルスや細菌が侵入しやすくなっています。

内耳は、**聴覚器官**の**蝸牛**（かぎゅう）と、**平衡器官**である**前庭**からなり、これらの内部はリンパ液で満たされています。 前庭は、体の回転や傾きを感知する**半規管**と、水平・垂直方向の加速度を感知する**耳石器官**に分けられます。

乗物酔い（動揺病）は、乗り物に乗っているとき反復される加速度刺激や動揺によって、平衡感覚が混乱して生じる身体の変調です。

【耳の前頭断面（平衡聴覚器）】〈中耳と内耳については、しっかり覚えましょう〉

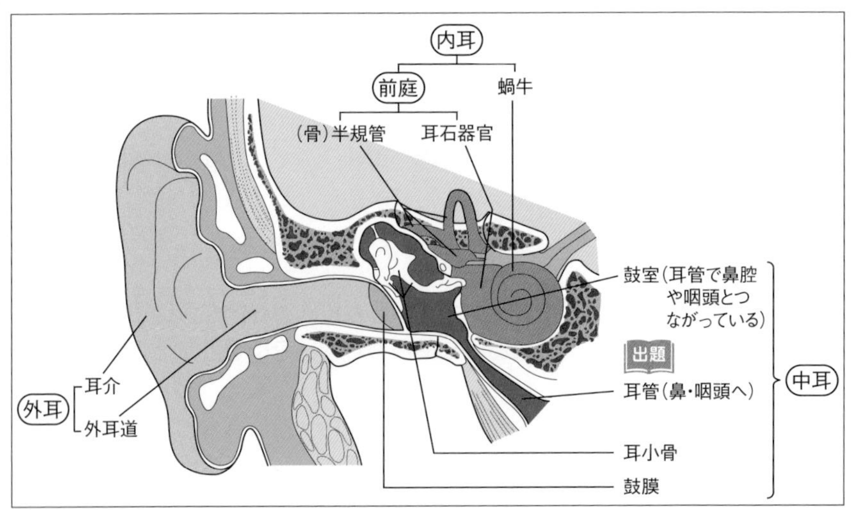

❻皮膚、骨・関節、筋肉等の運動器官

（1）外皮系

身体を覆う皮膚と、汗腺、皮脂腺、乳腺等の皮膚腺、爪や毛等の角質を総称して外皮系といいます。

皮膚の主な機能は以下の通りです。

① 身体の維持と保護：体表面を包み、保護し、細菌等の異物の侵入を防ぐ

② 体水分の保持：体の水分が体外に蒸発しないよう、また水分が体内に浸透しないよう遮断する

③ 熱交換：体温が上がると毛細血管が開き、体外へ多くの熱を排出する。汗腺から汗を分泌して気化熱で体温を下げる

④ 外界情報の感知：触覚、圧覚、痛覚、温度感覚等の感覚器としての機能

皮膚は外側から**表皮**、**真皮**、**皮下組織**の3層構造をしています。表皮は、角質層と生きた表皮細胞に分けられ、角質層は、ケラチンでできた角質細胞とセラミドを主成分とする細胞間脂質から構成されています。皮膚の色は、表皮や真皮に沈着したメラニン色素によるものです。メラニン色素は、**表皮**の最下層にあるメラニン産生細胞で産生されます。

出題 ＊汗腺

① **アポクリン**腺：**腋窩（わきのした）等の毛根部に分布（体臭腺）**

② **エクリン**腺：**手のひら等毛根がないところも含め、全身に分布**。体温調節のための発汗は全身の皮膚に生じるが、精神的緊張による発汗は手のひらや足底、脇の下、顔面等の限られた皮膚に生じる

出題 （2）骨格系

骨格系では、骨と骨が関節で結合して、体を支えています。成長が停止した後も、一生を通じて破壊（**骨吸収**）と修復（**骨形成**）が行われています。

骨は**骨質**、**骨膜**、**骨髄**、**関節軟骨**の４組織からなり、以下のような機能があります。

① 身体各部の支持機能：頭部や内臓を支える

② 臓器保護機能：骨格内に臓器を納め、保護する

③ 運動機能：骨格筋の収縮を効果的に体躯の運動に転換する
関節周囲を包む滑膜は軟骨の働きを助け、靱（じん）帯は骨を連結し、関節部を補強している

④ 造血機能：骨髄で産生される造血幹細胞から赤血球、白血球、血小板が分化する。ただし、造血はすべての骨の骨髄で行われるわけでなく、主として**胸**

骨、肋骨、脊椎、骨盤、大腿骨等が造血機能を担う

⑤　貯蔵機能：カルシウムやリン等の無機質を蓄える

無機質は骨に硬さを与え、**有機質**（タンパク質及び多糖体）は骨の強靭さを保ちます。

（3）筋組織

筋組織は、筋細胞とそれらをつなぐ結合組織からなり、機能や形態によって骨格筋、平滑筋、心筋に分類されます。骨格筋は、関節の骨に腱でつながっています。腱は結合組織のみでできており、伸縮性はありません。

出題【骨格筋・平滑筋・心筋の分類】

	骨格筋	平滑筋	心筋
存在	運動器官	内臓 （血管壁、消化管壁、膀胱等）	心臓壁
随意／不随意筋	**随意筋**（意識どおりに動かせる）	**不随意筋**（意識的にコントロールできない）	**不随意筋**
横紋	**あり**	**なし**	**あり**
特徴等	収縮力が強い 疲労しやすい 体性神経系（運動神経）	比較的弱い力で持続的に収縮する 自律神経系支配	強い収縮力と持続力 自律神経系支配

❼脳や神経系の働き （➡p.18）

基本ポイント

■ 神経系

中枢神経系	脳と脊髄からなる		
末梢神経系*1	体性神経系	随意運動、知覚等を担う	
	自律神経系	交感神経系	緊張状態に対応するときに働く 神経伝達物質はノルアドレナリン*2
		副交感神経系	安息状態となるように働く 神経伝達物質はアセチルコリン

＊1　末梢神経系は脳や脊髄から各部へ伸びている。

＊2　エクリン腺を支配する交感神経線維末端では**アセチルコリン**が、アポクリン腺を支配する交感神経線維末端では**ノルアドレナリン**が放出される。

（1）中枢神経系

中枢神経系は、**脳**と**脊髄**から構成されます。

脳は、知覚、運動、記憶、情動、意思決定等の働きを行い、脳の下部には自律神経系、ホルモン分泌等の調節機能を担う部位（視床下部等）があります。

脳において、血液循環量は心拍出量の約**15%**、酸素消費量は全身の約**20%**、ブドウ糖の消費量は全身の約**25%**と多くなっています。

脳には多くの血管が通っていますが、脳の血管は末梢に比べて物質の透過に関する選択性が高く、タンパク質等の大分子や小分子でもイオン化した物質は血液中から脳の組織へ移行しにくくなります。脳には、門番ともいえる**血液脳関門**を通過した物質だけが移行することができます。

また、後頭部と頸部の境目付近にある**延髄**（えんずい）では、呼吸や心拍数等、様々な生体の機能が制御されています。

脊髄は脊椎の中にあり、脳と末梢の間で刺激を伝えています。末梢からの刺激の一部に対しては、脳を介さずに刺激を返す場合（熱いものに触れて手を引く反射等）があります。これを**脊髄反射**といいます。

（2）自律神経系

自律神経系は、消化管の運動や血液の循環等のように生命や身体機能の維持のために無意識に働いている機能を担います。

効果を及ぼす臓器・器官（効果器）に対して、**交感**神経系と**副交感**神経系は拮抗して働き、効果器を制御しています（自律神経系の**二重支配**　➡p.18）。

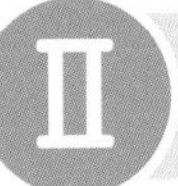

症状からみた主な副作用

医薬品は、十分注意して適正に使用された場合でも副作用を生じることがあります。重篤な副作用は一般に発生頻度が低いのですが、副作用の早期発見・早期対応が重要です。

医薬品の販売等に従事する専門家が、こうした副作用の初期症状に関する知識を有し、顧客に伝える必要があります。

基本ポイント

■ 特に覚えておきたい副作用（まとめ）

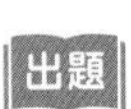

副作用名	特徴	原因となる薬剤
ショック（アナフィラキシー）	・生体異物に対する**即時型**の過敏反応（アレルギー） ・発症してからの進行が非常に**速い**。チアノーゼや呼吸困難を生じ、死に至ることもあるため、すぐに医療機関を受診する	あらゆる医薬品。過去にアレルギーを起こしたことがある医薬品には注意
皮膚粘膜眼症候群	＝スティーブンス･ジョンソン症候群（SJS） ・高熱、全身の皮膚や眼、口等の粘膜に発疹・発赤、火傷様の水疱等 ・発症機序は不明	あらゆる医薬品 発症の予測は困難 服用後2週間以内に発症することが多いが、1ヶ月以上たってから起こることも。いったん発症すると、致命的な転帰をたどることがある。眼や呼吸器に障害が残ることも
中毒性表皮壊死融解症	＝ライエル症候群（TEN） ・全身の10％以上に火傷様の水疱、びらん、高熱等 ・SJSの進展型と考えられるが、発症機序は不明	
肝機能障害	・医薬品の**成分・代謝物の肝毒性による**中毒**性のものと、アレルギー性のもの**（遅延型過敏反応）とに大別 ・**全身の倦怠感、黄疸**＊等がみられるが、**自覚症状がないことも多い**	

＊　黄疸とは、ビリルビン（黄色色素）が胆汁中へ排出されず、血液中に滞留することにより生じる、皮膚や白眼が黄色くなる病態。

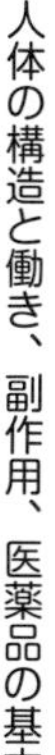

副作用名	特徴	原因となる薬剤
偽アルドステロン症 (➡p.115、p.116、p.119、p.139、p.308、p.336参照)	・体内に**ナトリウム**と**水分**が貯留、**カリウム**の排泄が促進 ・副腎皮質からのアルドステロン分泌が増加していないにもかかわらず、増加したような上記の症状が出ることから、"偽（いつわり）"と付いている ・低カリウム血症を伴う高血圧症を示すことから低カリウム血性ミオパチーによる四肢の脱力、血圧上昇、頭重等が主な症状 ・**低身長、低体重等体表面積が小さい者**（**小柄な人**）、**高齢者**、高血圧・心臓病・腎臓病**の人**、むくみ**のある人で生じやすい**	カンゾウ、グリチルリチン酸を含むもの
無菌性髄膜炎	・髄液に細菌が検出されないものをいう ・発症は急性。**首筋のつっぱりを伴う激しい頭痛**、発熱、吐きけ等 ・早期に原因医薬品の使用を中止すれば、予後は比較的良好。まれに重篤な中枢神経系の後遺症が残ることも ・**全身性エリテマトーデス**、**混合性結合組織病**、関節リウマチのある人で生じやすい	イブプロフェン
消化性潰瘍	・胃や十二指腸の粘膜組織が傷害されて、粘膜組織の一部が粘膜筋板を超えて欠損する状態 ・胃もたれ、食欲低下、胃痛、消化管出血に伴う便の黒色化・貧血等 ・自覚症状に乏しい場合もある	解熱鎮痛薬の連用・アルコールとの併用等
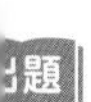 イレウス様症状	＝腸閉塞様症状 ・イレウスとは腸内容物の通過が阻害された状態。激しい腹痛、ガス排出の停止、著しい便秘等がみられる。小児、高齢者、便秘傾向の人でみられやすい	ロペラミド塩酸塩等
喘息	・原因医薬品の使用後1時間以内に鼻水・鼻づまりが起こり、咳、喘鳴、呼吸困難等を生じる。腹痛や下痢等を伴うことも	アスピリン等の非ステロイド性抗炎症成分を含む解熱鎮痛薬（坐薬・外用薬を含む）等

副作用名	特徴	原因となる薬剤
出題 **間質性肺炎** （➡p.57、 p.289、 p.319参照）	・肺の間質に炎症を生じたもの。細菌感染による通常の肺炎とは異なる ・**息切れ、息苦しさ、空咳等がみられる** ・**医薬品の使用から1～2週間程度の間に起こることが多い** ・かぜや気管支炎との区別が難しい ・**症状が一過性に現れ、自然と回復することもあるが**、悪化すると肺線維症に移行することも	かぜ薬、**小柴胡湯**（しょうさいことう）等の漢方薬
うっ血性 心不全	・全身が必要とする量の血液を心臓から送り出すことができなくなり、肺に血液が貯留して、種々の症状を示す疾患 ・息切れ、疲れやすい、足のむくみ、急な体重の増加、咳とピンク色の痰等	芍薬甘草湯（しゃくやくかんぞうとう）
不整脈	・心臓の拍動リズムが乱れるもの ・めまい、立ちくらみ、全身のだるさ（疲労感）、動悸、息切れ、胸部の不快感、脈の欠落等	
 **接触皮膚炎**	・医薬品や化学物質、金属等に皮膚が敏感に反応して生じる。**アレルギー性**のものと、刺激性のものに大別 ・正常な皮膚との境目がはっきりしている（医薬品が触れた皮膚の部分にのみ生じる） ・「肌に合わない」「かぶれ」といわれるもの	外用薬 ケトプロフェン等
薬疹	・医薬品の使用で生じる発赤・発疹 ・同じ医薬品でも生じる発疹の型は人によって様々 ・医薬品の使用後1～2週間で起きることが多いが、長期使用後に現れることもある ・暴飲暴食や肉体疲労が誘因となることも ・再度、同種の医薬品を使用すると、より重篤なアレルギー反応を生じるおそれがある	あらゆる医薬品
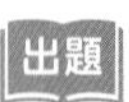 **光線過敏症**	・太陽光線（紫外線）にさらされて起こる ・医薬品の触れた部分だけでなく、全身に広がることもある	ケトプロフェン、フェルビナク等

副作用名	特徴	原因となる薬剤
眼圧上昇	・眼痛や眼の充血に加え、急激な視力低下を来すことがある ・特に眼房水の出口である隅角が狭くなっている閉塞隅角緑内障がある人では厳重な注意が必要	抗コリン作用がある成分が配合された医薬品
その他	・頭痛やめまい、浮動感、不安定感等が生じることがある	心臓や血管に作用する医薬品
	・排尿困難、尿閉、腎障害等の泌尿器系に現れる副作用 ・不眠、不安、震え（振戦）、興奮、眠気、うつ等の精神神経症状の副作用を引き起こすこともある	

一般用医薬品の場合は、副作用と思われる症状が出た場合はすぐに薬の使用を中止します。医療用医薬品の場合は、医師へ相談することが先決です。
眠気を催す医薬品を使用した後は、乗物の運転操作等に従事しないように十分注意しましょう。

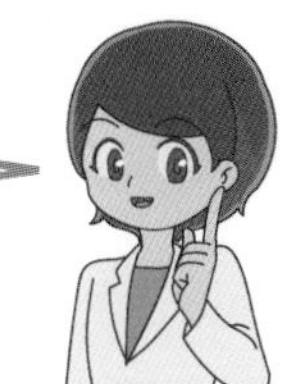

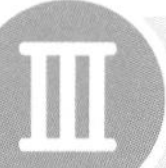

医薬品の基本的な知識

医薬品は、身体の構造や機能に影響を及ぼすことを目的として、使用されます。そのため時に有害な作用が出ること（副作用）や、人体の状況（年齢等）によって作用のあり方に違いが生じます。

基本ポイント

■ 医薬品とは

① **生命関連製品**……医薬品医療機器等法の医薬品の定義（➡p.217）

1）疾病の診断・治療・予防に使用するもの

2）身体の構造・機能に影響を及ぼすことを目的とするもの

② 人体にとっては**異物**です。

③ 作用は複雑で多岐。**すべてが解明されているわけではありません。**

④ **有益な作用**（薬効）**だけでなく、好ましくない作用**（副作用）**が出ることも**あります。

だから⇒科学的な根拠に基づく適切な理解・判断により適正に使用することが必要。

そのために⇒必要な情報を、適切に伝えることが不可欠（情報**を伴わなければ、単なる薬物**）。一般の生活者が添付文書や製品表示を見ただけでは、誤解や認識不足を生じることもある。

⑤ **一般用医薬品は、**生活者**が自ら選択し、使用**するものです。

だから⇒専門家による適切な情報提供、相談**への対応**が不可欠。

そのために⇒専門家は、新しい情報の収集・把握に努める必要がある。市販後にも有効性・安全性が見直される仕組みになっており、その結果を踏まえて、添付文書や製品表示、リスク区分等が見直される。

⑥ 医薬品は、人の生命・健康に密接に関連するものです。

だから⇒高い水準で、均一な品質が保証されていなければならない。

そのために⇒異物等の混入や変質等があってはならない。

（健康被害の発生の可能性の有無にかかわらず！）

⑦ 人体に対して使用されない医薬品でも、人の健康に影響を与えることがあります。例えば、殺虫剤の中には、人体がそれに曝されれば健康を害するおそれがあるものもあります。

検査薬は、検査結果について正しい解釈と判断がなされなければ医療機関を受診して適切な治療を受ける機会を失うおそれがあります。

⑧ 一般用医薬品は、製造物責任法（PL法）の対象でもあります。

PL法は、製造物の欠陥により、人の生命、身体、財産に係る被害が生じた場合における製造業者等の損害賠償の責任について定めています（➡p.288）。

基本ポイント

出題 重要

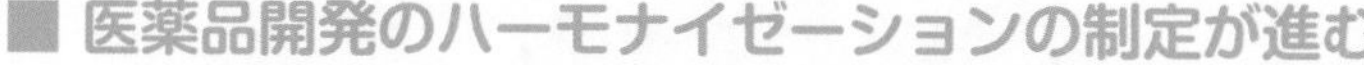

■ 医薬品開発のハーモナイゼーションの制定が進む

各国が協力し、方法・方式・制度等を標準化する（同じものにする）こと

GLP（Good Laboratory Practice）＝医薬品の安全性に関する非臨床試験**の基準**

この他に、医薬品毒性試験法ガイドラインに沿って、単回投与毒性試験、反復投与毒性試験、生殖・発生毒性試験、遺伝毒性試験、がん原性試験、依存性試験、抗原性試験、局所刺激性試験、皮膚感差性試験、皮膚光感差性試験等が厳格に行われている（動物で効果や安全性を確認）

GCP(Good Clinical Practice)＝臨床試験の実施**の基準**

ヒトを対象とした臨床試験の実施の基準で、これに準拠した手順で安全な治療量を設定することが治験の目標の一つである

GPSP(Good Post-marketing Study Practice)＝製造販売後の調査及び試験の実施**の基準**

医薬品は市販後にも、製造販売後調査、使用成績調査等が行われる

GVP(Good Vigilance Practice)＝製造販売後安全管理**の基準**

医薬品は市販後にも適正使用情報の収集・検討、市販直後調査等が行われる

基本ポイント

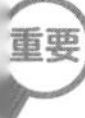

■ 医薬品のリスク評価

医薬品の効果・リスク⇒用量と作用強度の関係（用量－反応関係）

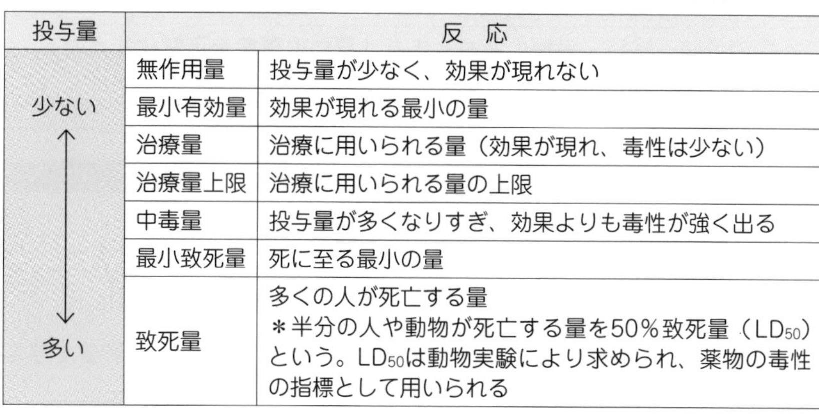

投与量	反応	
少ない ↑ ↓ 多い	無作用量	投与量が少なく、効果が現れない
	最小有効量	効果が現れる最小の量
	治療量	治療に用いられる量（効果が現れ、毒性は少ない）
	治療量上限	治療に用いられる量の上限
	中毒量	投与量が多くなりすぎ、効果よりも毒性が強く出る
	最小致死量	死に至る最小の量
	致死量	多くの人が死亡する量 ＊半分の人や動物が死亡する量を50％致死量（LD_{50}）という。LD_{50}は動物実験により求められ、薬物の毒性の指標として用いられる

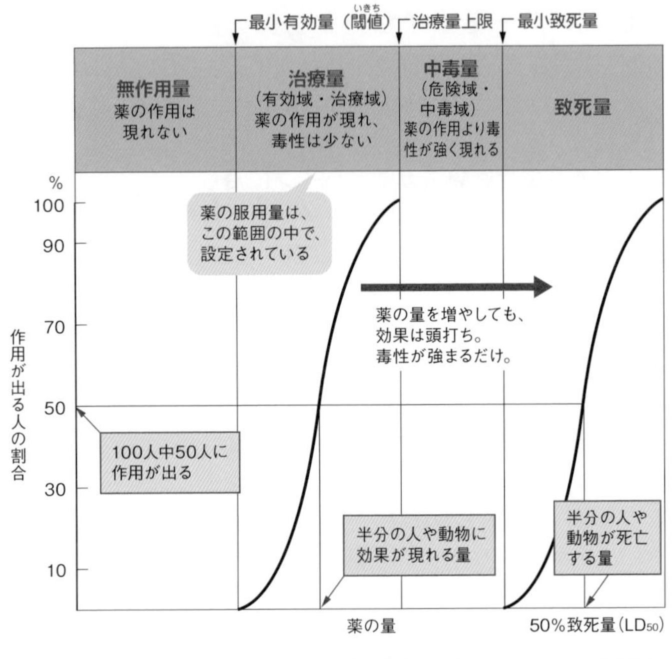

基本ポイント

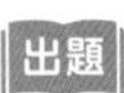

■ 副作用とは

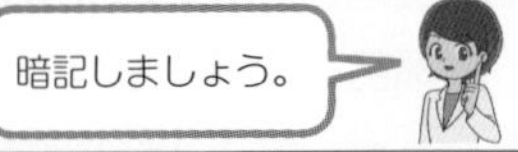

WHO（世界保健機関）の定義

疾病の**予防**、**診断**、**治療**のため、または**身体の機能を正常化**するために、人に**通常用いられる量**で発現する有害かつ意図しない反応

基本ポイント

■ 副作用

① 発生原因の観点から**薬理作用**によるもの、**アレルギー（過敏反応）**によるものに大別されます。

＊薬理作用：医薬品の有効成分である薬物が生体の生理機能に影響を与えること

② 期待される有益な反応（主作用）以外で、**好ましくないもの＝副作用**

＊特段不都合を生じないものであれば、副作用として扱われないこともあります。

③ **アレルギーはあらゆる物質で起こり得ます。薬理作用とは無関係です。**

＊内服薬だけでなく外用薬でも引き起こされることがあります。

＊**添加物**でも起こることがあります(黄色4号、カゼイン、亜硫酸塩等)。

＊**体質的・遺伝的要因**もあります。体調(抵抗力の低下等)も関連します。

＊過去にアレルギーを起こしたことがある医薬品の使用は避けます。

牛乳アレルギーの人が避けるべき医薬品の成分が後から出てきます。(➡p.141)

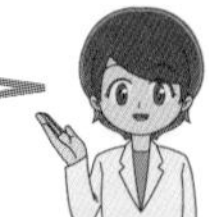

④ 副作用は初期段階で認識し、適切に処置・対応して、重篤化の回避を図ります。

⑤ 一般用医薬品で副作用の兆候がみられたときは、直ちに**使用を中止**し、医師・薬剤師に相談します。

＊明確な自覚症状として現れない副作用もあるので、継続使用等の際は注意が必要で、特段の異常が感じられなくても医療機関を受診するよう促すことも大切です。

＊医療用医薬品は疾病への対応が優先され、副作用が出ても医師の判断によりすぐに中止とならない場合もあります。

基本ポイント

■ 不適正な使用

① **購入者（使用者）の誤解・認識不足によるもの**

症状が改善しないのに医薬品の使用を続けた、大人用の薬の量を減らして子供に飲ませた、用法用量を超えて服用した、酒類と一緒に服用した、便秘や不眠、頭痛等の症状のための長期連用等。

防ぐためには⇒**専門家が、購入者の理解力や医薬品を使用する状況等に即して、正しい情報を、適切に伝える必要があります。**

② **本来の目的以外の意図で使用することによるもの**

用量を意図的に超えて服用した、医薬品と酒類を一緒に摂取した等。

防ぐためには⇒**大量購入・頻回購入等には慎重な対処を。**

場合によっては事情を尋ねたり、販売を差し控えることも必要です。

一般用医薬品にも、習慣性・依存性のある成分を含むものがあります。**習慣性・依存性**のある成分を確認しましょう。
適正に使用すれば安全な医薬品でも、乱用すれば薬物依存を生じることもあります。

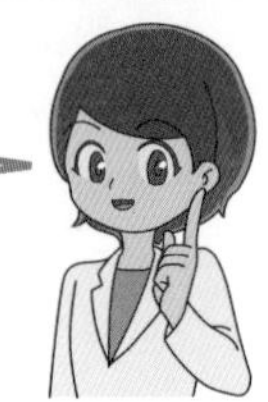

基本ポイント

■ 相互作用（飲み合わせ）

① 医薬品の相互作用とは、**医薬品と医薬品、医薬品と食品***を一緒に摂取したとき、**医薬品の作用が増強・減弱することです。**

作用が増強⇒作用が強く出すぎる、副作用が起こりやすくなる

作用が減弱⇒十分な効果が得られなくなる

＊この場合の食品とは、保健機能食品（特定保健用食品、栄養機能食品及び機能性表示食品）や、いわゆる健康食品を含む特定の食品をいう。

② 吸収・分布・代謝・排泄**の過程で起こるもの**と、薬理作用をもたらす部位**で起こるもの**があります。

③ 一般用医薬品には、複数の成分が配合されているものが多くあります。

⇒他の医薬品を併用すると同様の作用をもつ成分が重複する可能性が高い

例えば抗ヒスタミン成分は、かぜ薬、アレルギー用薬、鎮咳去痰薬、鎮暈薬等に配合

食品（ハーブ等）と生薬成分が配合された医薬品の併用にも注意

④ 別々の疾病に用いられる医薬品でも、相互作用には注意が必要です。

ある疾患に対しては薬効をもたらすものでも、別の疾患に対しては症状を悪化させる場合もある。医療機関で治療を受けている場合は、その治療が優先される。

⑤ アルコールは、医薬品の吸収・代謝に影響を与えます。

お酒を飲む量が多い人⇒肝臓の代謝機能が高まっている⇒通常よりも代謝が進む

1)⇒医薬品が作用を失いやすいため、十分な効果が得られなくなる

2)⇒代謝産物に薬効がある成分では作用が増強するおそれ

代謝産物に毒性がある成分では副作用が現れやすくなるおそれ

(例:アセトアミノフェン(肝臓で代謝される)⇒代謝産物が肝障害を引き起こす可能性)

⑥ 医薬品と同じ成分を含む食品にも注意が必要です。

カフェイン(お茶、コーヒー)、ビタミンA、サプリメント(ハーブ)として用いられている生薬成分等。

外用薬や注射薬の場合でも、影響を受ける可能性がある。

基本ポイント

出題

■年齢区分

新生児:生後4週未満

乳　児:生後4週以上、1歳未満

幼　児:1歳以上、7歳未満

小　児:7歳以上、15歳未満*

高齢者:65歳以上

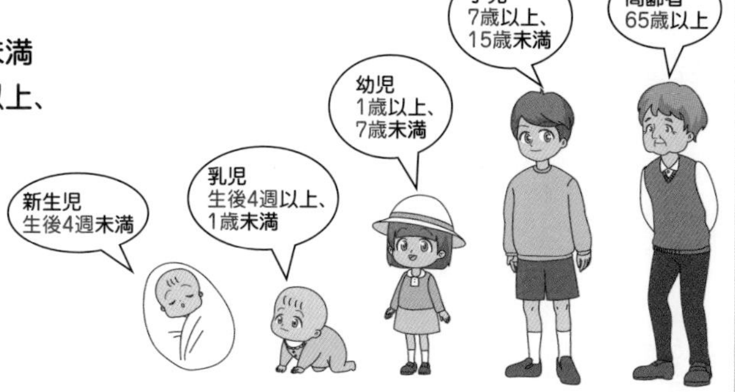

* 一般的に15歳未満を小児とすることもある。具体的な年齢が明らかな場合は、「3歳未満の小児」等と表現されることもある。

基本ポイント

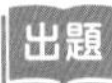

■ 小児の特徴

① 大人と比べると、身体の大きさに対して**腸が長い⇒医薬品の吸収率が相対的に高い**

② 血液脳関門が未発達であるため吸収された医薬品の成分が、**脳に移行しやすい**⇒中枢神経系に作用する医薬品の副作用が出やすい

③ 肝臓・腎臓の機能が未発達⇒医薬品の**代謝・排泄に時間が**かかり、**作用・副作用が**増強

④ 小児では副作用の危険性が高まるため、服用しないこととされている成分もある⇒小児には、**小児の年齢に応じた用法用量が定められているもの**を使用（形状が小児向けに作られていないものもある）

⑤ 乳児では、医師の診療を受けることが優先⇒一般用医薬品による対処は最小限に

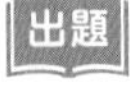

＊年齢制限のある成分

15歳未満は服用しない	**アスピリン** アスピリンアルミニウム サザピリン プロメタジンメチレンジサリチル酸塩 サリチル酸ナトリウム	ライ症候群（➡p.32）との関連性が示唆されている ＊エテンザミド、サリチルアミドは、インフルエンザや水痘にかかっている又はその疑いのある15歳未満の乳・幼・小児への使用は避ける（服用前に相談）
	プロメタジンを含む成分	致命的な呼吸抑制のおそれ
15歳未満は服用しない	睡眠改善薬（ジフェンヒドラミン塩酸塩を主薬とするもの）	神経過敏、興奮等のおそれ、小児の不眠は受診が優先
	オキセサゼイン イブプロフェン ロペラミド塩酸塩	一般用医薬品では、小児向けの製品はない
6歳未満は服用しない	アミノ安息香酸エチル	**メトヘモグロビン血症**のおそれ（➡p.124）
3歳未満は服用しない	ヒマシ油類	強い瀉下（しゃげ）作用をもつ

出題

基本ポイント

■ 高齢者の特徴

① 生理機能（特に肝臓・腎臓）が低下⇒医薬品の**代謝・排泄に時間が**かかり、**若年時に比べ作用・副作用が**増強
② 体力や機能の程度には個人差が大きい
③ 喉の筋肉が衰えて飲み込む力が低下（嚥下障害）、薬の副作用による**口渇**⇒誤嚥のおそれ
④ 基礎疾患（持病）をもっていることが多い⇒複数の医薬品使用による相互作用・副作用のおそれ
⑤ 細かい文字が見えにくい、説明の理解に時間がかかる　等

↓

情報提供の際は、特段の配慮が必要
家族や周囲の人の理解・協力も大切

出題

基本ポイント

■ 妊婦の特徴

① 身体の変調や不調を起こしやすい
② **血液-胎盤関門***はあるが、胎児に対する医薬品の影響は未解明のことが多い
　＊胎盤にある胎児の血液と母体の血液が混ざらない仕組み
③ 添付文書では妊婦の使用について「**相談すること**」となっているものが多い

※妊婦は免疫力が低下しています。インフルエンザ等にもかかりやすく、重篤化しやすいのです。

↓

一般用医薬品の使用は慎重に

＊妊婦で特に注意を要する成分

出題

注意	成分名	理由
妊婦又は妊娠していると思われる人は服用しないこと	ヒマシ油類	早産・流産のおそれ
	睡眠改善薬（ジフェンヒドラミン塩酸塩を主薬とするもの）	妊娠に伴う不眠は適応外
	エチニルエストラジオール、エストラジオール	胎児に先天異常のおそれ
	オキセサゼイン（局所麻酔薬）	安全性が確立されていない
出産予定日12週以内の妊婦は服用しないこと	アスピリン、イブプロフェン	妊娠期間の延長、胎児の動脈管の収縮・早期閉鎖、子宮収縮の抑制、分娩時の出血増加のおそれ
相談すること	解熱鎮痛成分を含むかぜ薬、解熱鎮痛薬	妊娠末期のラットで、胎児に弱い動脈管収縮がみられたとの報告。催奇形性のおそれがある成分もある
	ブロモバレリル尿素を含む医薬品	胎児障害のおそれ
	コデインリン酸塩水和物、ジヒドロコデインリン酸塩	胎児に移行することが知られている
相談すること	瀉下薬、浣腸薬	早産・流産のおそれ
妊娠３ヶ月以内の人、妊娠していると思われる人は相談すること	ビタミンAを含む医薬品	妊娠３ヶ月前から妊娠３ヶ月までに継続して大量摂取（10,000国際単位以上）した妊婦から生まれた子供に、先天異常の増加がみられたとの報告（➡p.150）

基本ポイント

■ 授乳婦の特徴

医薬品の中には、授乳婦が使用した医薬品の一部が乳汁中に移行するものがある。そのため、母乳を介して乳児がその医薬品の成分を摂取し、悪影響が及ぶこともある。

出題

＊授乳婦で特に注意を要する成分

授乳中の人は本剤を服用しないか、服用する場合は授乳を避けること	
成分名	理由
ジフェンヒドラミンを含む内服薬・点鼻薬・坐薬・注入軟膏（ジフェンヒドラミン塩酸塩、ジフェンヒドラミンサリチル酸塩等）	乳児に昏睡を起こすおそれがある
コデインリン酸塩水和物、ジヒドロコデインリン酸塩を含むかぜ薬・鎮咳去痰薬	左記の成分は体内でモルヒネに代謝されて効果を示すため、乳児に**モルヒネ中毒**の症状がみられたとの報告がある
ロートエキスを含む内服薬・坐薬・注入軟膏	乳児に頻脈がみられることがある。また、母乳が出にくくなるとの報告もある
センナ、センノシド、ダイオウを含む内服薬、ヒマシ油	乳児に下痢がみられることがある
授乳中の人は服用前に医師・薬剤師・登録販売者に相談（乳汁中に移行する可能性がある）	
・メチルエフェドリン塩酸塩、メチルエフェドリンサッカリン塩、プソイドエフェドリン塩酸塩、トリプロリジン塩酸塩、ペントキシベリンクエン酸塩、アスピリン、アスピリンアルミニウム ・カフェイン（特に1回分量中100mg以上を含有する場合） ・メチルオクタトロピン臭化物、メチキセン塩酸塩、ジサイクロミン塩酸塩 ・ロペラミド塩酸塩 ・エチニルエストラジオール、エストラジオール	

基本ポイント

出題

■ プラセボ効果とは

① **結果的または偶発的に**薬理作用によらない**作用を生じること。**

② **偽薬効果**ともいいます。

③ 暗示効果、条件づけによる生体反応、薬を使用したことによる楽観的な結果への期待、時間経過による自然発生的な変化等も関与します。

④ 望ましいもの（効果）と不都合なもの（副作用）があります。

⑤ 客観的に測定可能な変化として現れることもありますが、**効果は不確実。**

↓

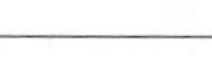

プラセボ効果を目的として医薬品を使用するべきではない

基本ポイント

■ 医薬品の保管・陳列上の注意

① 高温、多湿、直射日光の当たるところ等は避ける

② 清潔性が保たれる環境となるよう留意
　＊一部でも変質したものは販売できない

③ 適切な保管・陳列がなされたとしても、経時変化による品質の劣化は避けられない⇒使用期限から十分な余裕をもって販売する

④ **使用期限は、未開封状態で品質が保持される期限**
　＊開封された場合は、その期日まで品質が保証されない場合がある

⑤ **リスク別に陳列**すること

■ 一般用医薬品とは

医薬品のうち、その効能及び効果において人体に対する**作用が**著しく**ないもの**であって、薬剤師その他の医薬関係者から提供された情報に基づく**需要者の選択**により使用されることが目的とされているもの（要指導医薬品を除く）

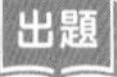

■ 一般用医薬品の役割

① 軽度な疾病に伴う症状の改善

② 生活習慣病等の疾病に伴う症状発現の予防（科学的・合理的に効果が期待できるものに限る）

③ 生活の質（QOL）の改善・向上

④ 健康状態の自己検査

⑤ 健康の維持・増進

⑥ その他保健衛生

■ セルフメディケーションとは（WHOの定義）

自分自身の健康に**責任**を持ち、軽度な身体の不調は自分で手当てすること。

・セルフメディケーションの主役は一般の生活者

・急速に少子高齢化が進む中、持続可能な医療制度の構築に向け、医療費の増加や国民負担の増大を解決し、健康寿命を伸ばすためにも、セルフメディケーションの推進は重要な活動

・地域住民の健康維持・増進、生活の質（QOL）の改善・向上等に携わることが望まれる
・薬剤師や登録販売者は正確な情報提供を行い、セルフメディケーションを支援。薬物療法の指導者となることを常に意識して活動する
⇒情報提供は必ずしも医薬品の販売に結びつけるのではなく、受診を勧めたり、医薬品の使用によらない対処を勧めたりすることが適切な場合もある
・地域包括ケアシステム等に代表されるように、自分、家族、近隣住民、専門家、行政等全ての人たちで協力して個々の住民の健康を維持・増進していくことが求められる
・スポーツ競技者については、一般用医薬品の使用においてもドーピングに注意が必要
⇒専門知識を有する薬剤師等に確認
・平成29年１月から適切な健康管理の下、スイッチOTC医薬品購入の対価について、一定の金額をその年分の総所得金額等から控除するセルフメディケーション税制が導入。令和４年１月の見直しにより、スイッチOTC医薬品以外にも腰痛や肩こり、かぜやアレルギーの諸症状に対応する一般用医薬品も税制の対象となっている

基本ポイント

■販売者が購入者等に確認しておきたい基本的なポイント

第一類医薬品を販売する場合は、以下の③～⑤の事項を薬剤師が必ず確認。第二類医薬品を販売する場合は、③～⑤の事項を販売する薬剤師又は登録販売者が確認するよう努める。⑦⑧は、把握に努めることが望ましい。

① 何のためにその医薬品を購入しようとしているか（購入者等のニーズ、購入の動機）
② その医薬品を使用するのは情報提供を受けている当人か、又はその家族等が想定されるか
③ その医薬品を使用する人として、小児や高齢者、妊婦等が想定されるか
④ その医薬品を使用する人が医療機関で治療を受けていないか
⑤ その医薬品を使用する人が過去にアレルギーや医薬品による副作用等の経験があるか

⑥ その医薬品を使用する人が相互作用や飲み合わせで問題を生じるおそれのある他の医薬品の使用や食品の摂取をしていないか
⑦ その医薬品がすぐに使用される状況にあるか*（その医薬品によって対処しようとする症状等が現にあるか）
⑧ 症状等がある場合、それはいつ頃からか、その原因や患部等の特定はなされているか
*すぐに医薬品を使用する状況にない場合には、購入者等に対して、実際に使用する際に、販売時になされた情報提供の内容を思い起こしながら、改めて添付文書等に目を通すよう促すことが重要である。

基本ポイント

■ 薬害の歴史

過去に医薬品の副作用、薬害により製薬会社や国に損害賠償訴訟が起こった事例に、以下のようなものがあります。

訴訟名	原因	障害	その他
出題 サリドマイド訴訟	サリドマイド（催眠鎮静薬、胃腸薬にも配合された） *一般用医薬品もあった	**サリドマイドは胎盤関門を通過して胎児に移行** **服用した妊婦からの出生児に先天異常** 四肢欠損、視聴覚（耳等）の障害、心肺機能の異常	被告は国と製薬会社 1974年10月に和解成立 **サリドマイドの*S*体に血管新生を妨げる作用**⇒催奇形性（*S*体と*R*体を分離しても避けられない。*S*体と*R*体は、体内で相互に転換する） 西ドイツで警告が発せられた（レンツ博士）が、日本ではすぐに販売停止・回収措置がとられず、対応の遅さが指摘された **副作用情報収集体制整備**のきっかけとなった
出題 スモン訴訟	キノホルム（整腸薬） *一般用医薬品もあった	**亜急性脊髄視神経症（スモン）** 腹部膨満感、腹痛を伴う下痢、下半身のしびれ、歩行困難、視覚障害、失明	被告は国と製薬会社 1979年９月に全面和解成立 神経症状が知られるようになり、アメリカではアメーバ赤痢に使用が限定されていた

			スモン患者に対する施策や救済制度として、治療研究施設の整備、治療法の開発調査研究の推進、施術費及び医療費の自己負担分の公費負担等の制度が設けられている サリドマイド訴訟とともに、**医薬品副作用被害救済制度**の創設のきっかけとなった
HIV 訴訟	HIVが混入した原料血漿から製造された血液凝固因子製剤	その投与を受けた血友病**患者がHIVに感染**	被告は国と製薬会社 1996年に和解成立 HIV感染者に対する恒久対策 感染症報告の義務づけ 医薬品の緊急輸入制度の創設 血液製剤の安全対策（検査や献血時の問診の充実）等
出題 CJD 訴訟	プリオン（タンパク質の一種）を不活性化するための処理が不十分だったヒト乾燥硬膜	**クロイツフェルト・ヤコブ**病 **認知症**類似の症状**→死に至る重篤な神経難病**	被告は国、輸入販売業者、製造業者 2002年に和解成立 **生物由来製品**による感染等被害救済制度創設のきっかけとなった
C型 肝炎 訴訟	特定のフィブリノゲン製剤や血液凝固第Ⅸ因子製剤によるC型肝炎ウイルスへの感染	C型肝炎	2008年１月に被害者を救済するための給付金の支給に関する特別措置法が制定、施行され、現在和解を進めている 「薬害再発防止のための医薬品行政等の見直しについて（最終提言）」を受け、医師、薬剤師、法律家、薬害被害者等の委員により構成される医薬品等行政評価・監視委員会が設置された

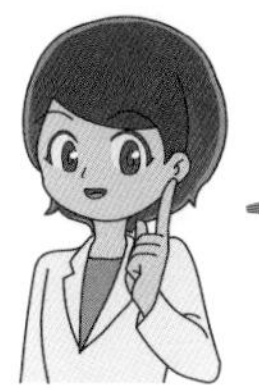

薬害の歴史は３～４問出題されるので、しっかり覚えてくださいね。訴訟名と原因薬物と障害。そのあと何の制度が作られるきっかけになったかを覚えておきましょう。出題の形式も過去問で確認しておきましょう。

過去問に挑戦！

問1 **消化器系に関する記述のうち、正しいものの組み合わせはどれか。**

a　消化器系は、飲食物を消化して生命を維持していくため必要な栄養分として吸収し、その残滓を体外に排出する器官系である。
b　消化液に含まれる消化酵素の作用によって飲食物を分解することを、機械的消化という。
c　嚥下された飲食物は、重力によって胃に落ち込むのでなく、食道の運動によって胃に送られる。
d　胃腺から分泌されるペプシノーゲンは胃酸によって、炭水化物を消化する酵素であるペプシンとなり、胃酸とともに胃液として働く。

1（a、c）　2（b、c）　3（b、d）　4（a、d）

（2023年　富山、石川、岐阜、静岡、愛知、三重）

問2 **消化器系に関する次の記述の正誤について、正しい組み合わせはどれか。**

a　膵臓は、炭水化物、タンパク質、脂質のそれぞれを消化する酵素の供給を担っている。
b　肝臓で産生された胆汁に含まれる胆汁酸塩（コール酸、デオキシコール酸等の塩類）は、タンパク質の消化を容易にし、また、水溶性ビタミンの吸収を助ける。
c　大腸は、盲腸、虫垂、上行結腸、横行結腸、下行結腸、S状結腸、直腸からなる管状の臓器で、内壁粘膜に絨毛がある。
d　肛門には動脈が細かい網目状に通っていて、肛門周囲の組織がうっ血すると痔の原因となる。

	a	b	c	d
1	誤	正	誤	誤
2	正	誤	誤	誤
3	正	正	誤	正
4	正	誤	正	正
5	誤	正	正	誤

（2023年　東京、埼玉、千葉、神奈川）

問3 **呼吸器系に関する次の記述の正誤について、正しい組み合わせはどれか。**

a　鼻腔の内壁には粘液分泌腺が多く分布し、鼻汁を分泌する。

b　喉頭は、発声器としての役割もあり、呼気で喉頭上部にある声帯を振動させて声が発せられる。

c　喉頭から肺へ向かう気道が左右の肺へ分岐するまでの部分を気管支といい、そこから肺の中で複数に枝分かれする部分を気管という。

d　肺自体には肺を動かす筋組織がないため、自力で膨らんだり縮んだりするのではなく、横隔膜や肋間筋によって拡張・収縮して呼吸運動が行われている。

	a	b	c	d
1	正	正	誤	誤
2	正	正	誤	正
3	正	誤	正	誤
4	誤	誤	誤	正
5	誤	正	正	誤

（2023年　東京、埼玉、千葉、神奈川）

問4 **循環器系に関する記述の正誤について、正しい組み合わせはどれか。**

a　心臓の左側部分（左心房、左心室）は、全身から集まってきた血液を肺へ送り出し、肺でガス交換が行われた血液は、心臓の右側部分（右心房、右心室）に入り、全身に送り出される。
b　血管壁にかかる圧力（血圧）は、通常、上腕部の動脈で測定される。
c　静脈にかかる圧力は、比較的低いため、血管壁は動脈よりも薄い。
d　毛細血管の薄い血管壁を通して、二酸化炭素と老廃物が血液中から組織へ運び込まれ、それと交換に酸素と栄養分が組織から血液中へ取り込まれる。

	a	b	c	d
1	誤	正	正	誤
2	正	誤	正	正
3	誤	正	誤	正
4	正	誤	正	誤
5	正	正	誤	正

（2023年　奈良）

問5 **血液に関する記述の正誤について、正しい組み合わせはどれか。**

a　血液の粘稠性は、主として血漿の水分量や白血球の量で決まる。
b　アルブミンは、血液の浸透圧を保持する働きがある。
c　赤血球は、中央部がくぼんだ円盤状の細胞で、血液全体の約１０％を占める。
d　リンパ球は、血管壁を通り抜けて組織の中に入り込むと、マクロファージと呼ばれる。

	a	b	c	d
1	正	正	誤	誤
2	正	誤	正	正
3	誤	正	誤	誤
4	正	誤	正	誤
5	誤	誤	正	正

（2023年　滋賀、京都、大阪、兵庫、和歌山、徳島、福井）

問6 泌尿器系に関する以下の記述のうち、誤っているものはどれか。

1　腎臓では、血液中の老廃物の除去のほか、水分及び電解質の排出調節が行われており、血圧を一定範囲内に保つ上でも重要な役割を担っている。
2　副腎髄質では、自律神経系に作用するアドレナリンとノルアドレナリンが産生･分泌される。
3　膀胱の出口にある膀胱括約筋が収縮すると、同時に膀胱壁の排尿筋が弛緩し、尿が尿道へ押し出される。
4　高齢者は、膀胱や尿道の括約筋の働きによって排尿を制御する機能が低下し、また、膀胱の容量が小さくなるため、尿失禁を起こしやすくなる。

（2023年　福岡、大分、宮崎、佐賀、長崎、沖縄、鹿児島、熊本）

問7 目に関する記述の正誤について、正しい組み合わせはどれか。

a　視細胞には、色を識別する細胞と、わずかな光でも敏感に反応する細胞の二種類があり、後者が光を感じる反応にはビタミンＢ６が不可欠である。
b　目の充血は血管が拡張して赤く見える状態であり、結膜の充血では白目の部分は赤くなるが、眼瞼（まぶた）の裏側は赤くならない。
c　涙器は涙液を分泌する涙腺と、涙液を鼻腔に導出する涙道からなり、涙腺は上眼瞼の裏側にある分泌腺で、血漿から涙液を産生する。
d　メガネやコンタクトレンズが合っていなかったり、神経性の疲労（ストレス）、睡眠不足、栄養不良等が要因となって、慢性的な目の疲れに肩こり、頭痛等の全身症状を伴う場合を眼精疲労という。

	a	b	c	d
1	正	誤	正	誤
2	正	正	誤	正
3	正	誤	誤	正
4	誤	正	誤	誤
5	誤	誤	正	正

（2023年　岡山、鳥取、島根、広島、山口、香川、愛媛、高知）

問8　**鼻及び耳に関する記述の正誤について、正しい組み合わせはどれか。**

a　鼻中隔の前部は、毛細血管が豊富に分布していることに加えて粘膜が薄いため、傷つきやすく鼻出血を起こしやすい。

b　鼻腔粘膜に炎症が起きて腫れた状態を鼻炎といい、鼻閉（鼻づまり）や鼻汁過多などの症状が生じる。

c　中耳は、外耳と内耳をつなぐ部分であり、鼓膜、鼓室、耳小骨、耳管からなる。

d　内耳は、平衡器官である蝸牛と聴覚器官である前庭の２つの部分からなり、いずれも内部はリンパ液で満たされている。

	a	b	c	d
1	正	正	正	誤
2	正	正	誤	正
3	正	誤	正	正
4	誤	正	正	正
5	正	正	正	正

（2023年　滋賀、京都、大阪、兵庫、和歌山、徳島、福井）

問9　**外皮系に関する記述の正誤について、正しい組み合わせはどれか。**

a　身体を覆う皮膚と、汗腺、皮脂腺、乳腺等の皮膚腺、爪や毛等の角質を総称して外皮系という。

b　メラニン色素は、皮下組織の最下層にあるメラニン産生細胞で産生され、太陽光に含まれる紫外線から皮膚組織を防護する役割がある。

c　真皮は、線維芽細胞とその細胞で産生された線維性のタンパク質（コラーゲン、フィブリリン等）からなる結合組織の層で、皮膚の弾力と強さを与えている。

d　皮下脂肪層は、外気の熱や寒さから体を守るとともに、衝撃から体を保護するほか、脂質としてエネルギー源を蓄える機能がある。

	a	b	c	d
1	誤	正	正	誤
2	正	誤	正	正
3	誤	正	誤	正
4	正	誤	正	誤
5	正	正	誤	正

（2023年　奈良）

問10　**骨格系及び筋組織に関する次の記述のうち、正しいものの組み合わせはどれか。**

a　骨の基本構造は、主部となる骨質、骨質表面を覆う骨膜、骨質内部の骨髄、骨の接合部にある関節軟骨の四組織からなる。

b　骨組織を構成する無機質は骨に硬さを与え、有機質（タンパク質及び多糖体）は骨の強靱さを保つ。

c　平滑筋は、筋線維を顕微鏡で観察すると横縞模様（横紋）が見えるので横紋筋とも呼ばれる。

d　不随意筋は体性神経系で支配されるのに対して、随意筋は自律神経系に支配されている。

1（a、b）　2（a、c）　3（b、c）　4（b、d）　5（c、d）

（2023年　東京、埼玉、千葉、神奈川）

問11 **脳や神経系の働きに関する次の記述のうち、正しいものの組み合わせはどれか。**

a　脊髄には、心拍数を調節する心臓中枢、呼吸を調節する呼吸中枢がある。
b　延髄は、多くの生体の機能を制御する部位であるが、複雑な機能の場合はさらに上位の脳の働きによって制御されている。
c　末梢神経系は、随意運動、知覚等を担う体性神経系と、消化管の運動や血液の循環等のように生命や身体機能の維持のため無意識に働いている機能を担う自律神経系に分類される。
d　副交感神経の節後線維の末端から放出される神経伝達物質はノルアドレナリンである。

1（a、b）　**2**（a、c）　**3**（b、c）　**4**（b、d）　**5**（c、d）

（2023年　東京、埼玉、千葉、神奈川）

問12 **皮膚に現れる副作用に関する記述の正誤について、正しい組み合わせはどれか。**

a　光線過敏症が現れた場合は、原因と考えられる医薬品の使用を中止して、皮膚に医薬品が残らないよう十分に患部を洗浄し、遮光して速やかに医師の診療を受ける必要がある。
b　薬疹のうち、蕁麻疹は強い痒みを伴うが、それ以外の場合は痒みがないか、たとえあったとしてもわずかなことが多い。
c　薬疹は医薬品の使用後１～２ヶ月で起きることが多く、それまで薬疹を経験したことがない人であっても、暴飲暴食や肉体疲労が誘因となって現れることがある。

	a	b	c
1	正	正	正
2	正	正	誤
3	正	誤	正
4	誤	誤	正
5	誤	誤	誤

（2023年　岡山、鳥取、島根、広島、山口、香川、愛媛、高知）

問13　全身的に現れる副作用に関する記述のうち、正しいものの組み合わせはどれか。

a　ショック（アナフィラキシー）は、生体異物に対する遅発型のアレルギー反応の一種である。

b　肝機能障害が疑われても漫然と原因と考えられる医薬品を使用し続けた場合、不可逆的な病変（肝不全）を生じ、死に至ることもある。

c　偽アルドステロン症では、低カリウム血症を伴う高血圧症を示すことから、低カリウム血性ミオパチーによると思われる四肢の脱力と、血圧上昇に伴う頭重感などが主な症状となる。

d　ステロイド性抗炎症薬の使用により、突然の高熱、悪寒、喉の痛みなどの症状を呈することがあるが、初期においては、かぜ等の症状と見分けやすい。

1（a、b）　2（a、c）　3（b、c）　4（b、d）　5（c、d）

（2023年　岡山、鳥取、島根、広島、山口、香川、愛媛、高知）

問14 **医薬品のリスク評価に関する以下の記述の正誤について、正しい組み合わせはどれか。**

a　ヒトを対象とした臨床試験の実施の基準には、国際的にGood Clinical Practice（GCP）が制定されている。

b　医薬品に対しては、製造販売後の調査及び試験の実施の基準としてGood Vigilance Practice（GVP）が制定されている。

c　薬物用量が治療量上限を超えると、やがて効果よりも有害反応が強く発現する「最小致死量」となり、「中毒量」を経て、「致死量」に至る。

d　少量の医薬品の投与でも、発がん作用、胎児毒性や組織・臓器の機能不全を生じる場合がある。

	a	b	c	d
1	正	誤	正	誤
2	誤	誤	正	正
3	正	正	誤	正
4	正	誤	誤	正
5	誤	正	正	誤

（2023年　北海道、青森、秋田、岩手、宮城、山形、福島）

問15 **医薬品の本質に関する次の記述のうち、正しいものの組み合わせはどれか。**

a　医薬品が人体に及ぼす作用は複雑、かつ、多岐に渡るが、そのすべてが解明されている。

b　人体に対して使用されない医薬品の殺虫剤であれば、誤って人体がそれに曝されても、健康を害することはない。

c　一般用医薬品として販売される製品は、製造物責任法（平成６年法律第85号）の対象でもある。

d　医薬品は、市販後にも、医学・薬学等の新たな知見、使用成績等に基づき、その有効性、安全性等の確認が行われる仕組みになっている。

1（a、b） 2（a、c） 3（a、d） 4（b、c） 5（c、d）

（2023年　東京、埼玉、千葉、神奈川）

問16 **医薬品の副作用に関する記述の正誤について、正しい組み合わせはどれか。**

a　医薬品を使用した場合には、期待される有益な反応（主作用）以外の反応が現れることがあり、その反応はすべて副作用として扱われる。
b　眠気や口渇等の比較的よく見られるものから、日常生活に支障を来す程度の健康被害を生じる重大なものまで様々である。
c　一般用医薬品を使用中に重大な副作用の兆候が現れた場合は、基本的に使用を中止するべきである。
d　十分注意して適正に使用した場合でも生じることがある。

	a	b	c	d
1	誤	正	正	正
2	正	誤	誤	正
3	誤	誤	正	正
4	正	正	誤	誤
5	誤	誤	正	誤

（2023年　奈良）

問17 **医薬品と食品との相互作用に関する記述のうち、正しいものの組み合わせはどれか。**

a　カフェインやビタミンAのように、食品中に医薬品の成分と同じ物質が存在するために、それらを含む医薬品（例：総合感冒薬）と食品（例：コーヒー）を一緒に服用すると過剰摂取となるものもある。
b　外用薬や注射薬の作用や代謝は、食品による影響を受ける可能性はない。
c　酒類（アルコール）をよく摂取する者では、肝臓で代謝されるアセトアミノフェンは通常よりも代謝されにくくなるため、体内からアセトアミノフェンが速く消失して十分な薬効が得られなくなることがある。
d　食品と医薬品の相互作用は、しばしば「飲み合わせ」と表現され、食品と飲み薬が体内で相互作用を生じる場合が主に想定される。

1（a、b）　2（b、c）　3（c、d）　4（a、d）

（2023年　富山、石川、岐阜、静岡、愛知、三重）

問18 **小児等への医薬品の使用に関する記述のうち、誤っているものはどれか。**

1　小児は、大人と比べて身体の大きさに対して腸が長く、服用した医薬品の吸収率が相対的に高い。
2　小児は、血液脳関門が未発達であるため、吸収されて循環血液中に移行した医薬品の成分が脳に達しにくく、中枢神経系に影響を与える医薬品で副作用を起こしにくい。
3　５歳未満の幼児に使用される錠剤やカプセル剤などの医薬品では、服用時に喉につかえやすいので注意するよう添付文書に記載されている。
4　小児の誤飲・誤用事故を未然に防止するには、家庭内において、小児が容易に手に取れる場所や、小児の目につく場所に医薬品を置かないようにすることが重要である。

（2023年　富山、石川、岐阜、静岡、愛知、三重）

問19 **高齢者の医薬品の使用に関する以下の記述の正誤について、正しい組み合わせはどれか。**

a　一般に高齢者は生理機能が衰えつつあり、特に、腎臓の機能が低下していると医薬品の作用が現れにくくなる。

b　添付文書上、おおよその目安として６０歳以上を「高齢者」としている。

c　高齢者は、医薬品の取り違えや飲み忘れを起こしやすい等の傾向があるため、家族や周囲の人（介護関係者等）の理解や協力が重要となる。

d　高齢者は、喉の筋肉が衰えて飲食物を飲み込む力が弱まっている（嚥下障害）場合があり、内服薬を使用する際に喉に詰まらせやすい。

	a	b	c	d
1	正	正	正	誤
2	誤	正	誤	誤
3	正	誤	誤	正
4	誤	誤	正	正
5	正	誤	誤	誤

（2023年　北海道、青森、秋田、岩手、宮城、山形、福島）

問20 **妊婦及び授乳婦の医薬品の使用に関する以下の記述のうち、正しいものの組み合わせはどれか。**

a　妊婦が一般用医薬品を使用する際には、妊婦の状態を通じて胎児に影響を及ぼすことがないよう配慮する必要があり、そもそも一般用医薬品による対処が適当かどうかを含めて慎重に考慮されるべきである。

b　妊婦が医薬品を使用した場合に、医薬品の成分がどの程度胎児へ移行するかは、未解明のことも多い。

c　ビタミンB2含有製剤は、妊娠前後の一定期間に通常の用量を超えて摂取すると、胎児に先天異常を起こす危険性が高まる。

d　授乳婦が使用した医薬品の成分の一部は、乳汁中に移行することが知られているが、授乳婦の体内で代謝されるため、乳児への悪影響はない。

1（a、b）　2（a、c）　3（b、d）　4（c、d）

（2023年　福岡、大分、宮崎、佐賀、長崎、沖縄、鹿児島、熊本）

問21 **以下のプラセボ効果に関する記述について、（　　）の中に入れるべき字句の正しい組み合わせはどれか。**

プラセボ効果は、医薬品を使用したこと自体による（　a　）や、条件付けによる生体反応、時間経過による（　b　）等が関与して生じると考えられている。

プラセボ効果によってもたらされる反応や変化は不確実であり、それを目的として医薬品が（　c　）。

	a	b	c
1	楽観的な結果への期待	自然発生的な変化	使用されるべきではない
2	意図しない作用	代謝産物の増加	使用されるべきである
3	意図しない作用	自然発生的な変化	使用されるべきではない
4	意図しない作用	代謝産物の増加	使用されるべきではない
5	楽観的な結果への期待	代謝産物の増加	使用されるべきである

（2023年　北海道、青森、秋田、岩手、宮城、山形、福島）

問22 **一般用医薬品の役割に関する記述のうち、誤っているものはどれか。**

1　健康状態の自己検査
2　健康の維持・増進
3　生活の質（QOL）の改善・向上
4　生活習慣病等の疾病に伴う症状発現の予防（科学的・合理的に効果が期待できるものに限る。）
5　重度な疾病に伴う症状の改善

（2023年　岡山、鳥取、島根、広島、山口、香川、愛媛、高知）

問23 セルフメディケーションに関する以下の記述の正誤について、正しい組み合わせはどれか。

a 地域住民の健康相談を受け、一般用医薬品の販売や必要に応じて医療機関の受診を勧める登録販売者の業務は、セルフメディケーションの推進に欠かせないものである。

b 平成29年1月に、適切な健康管理の下で医療用医薬品からの代替を進める観点から、条件を満たした場合にスイッチOTC医薬品の購入の対価について、一定の金額をその年分の総所得金額等から控除するセルフメディケーション税制が導入された。

c 腰痛や肩こり、かぜやアレルギーの諸症状に対する一般用医薬品は、セルフメディケーション税制の対象外である。

d セルフメディケーションを的確に推進するために、一般用医薬品の販売等を行う登録販売者は、薬剤師や医師、看護師など地域医療を支える医療スタッフあるいは行政などとも連携をとって、地域住民の健康維持・増進、生活の質（QOL）の改善・向上などに携わることが望まれる。

	a	b	c	d
1	正	正	正	正
2	正	正	誤	正
3	正	誤	誤	誤
4	誤	正	正	誤
5	誤	誤	誤	正

（2023年　福岡、大分、宮崎、佐賀、長崎、沖縄、鹿児島、熊本）

問24 **適切な医薬品選択と受診勧奨に関する記述の正誤について、正しい組み合わせはどれか。**

a　一般用医薬品の販売等に従事する専門家は、症状が重いとき（例えば、高熱や激しい腹痛がある場合等）でも、まず、一般用医薬品を使用して症状の緩和を図るよう勧めるべきである。

b　一般用医薬品の販売等に従事する専門家は、購入者等に対して常に科学的な根拠に基づいた正確な情報提供を行い、セルフメディケーションを適切に支援していくことが期待されている。

c　一般用医薬品を使用する者は、一般用医薬品を一定期間若しくは一定回数使用しても症状の改善がみられない又は悪化したときには、医療機関を受診して医師の診療を受ける必要がある。

d　一般用医薬品の販売等に従事する専門家による情報提供は、必ずしも医薬品の販売に結びつけるのでなく、医療機関の受診を勧めたり、医薬品の使用によらない対処を勧めることが適切な場合があることにも留意する必要がある。

	a	b	c	d
1	正	誤	誤	正
2	誤	誤	正	誤
3	正	正	正	誤
4	誤	正	誤	正
5	誤	正	正	正

（2023年　奈良）

問25 **サリドマイドに関する記述の正誤について、正しい組み合わせはどれか。**

a　サリドマイドは、解熱鎮痛薬として販売された医薬品である。
b　妊娠している女性が摂取した場合、サリドマイドは血液脳関門を通過して胎児に移行するため、胎児に先天異常が発生する。
c　サリドマイド製剤には、一般用医薬品として販売されていた製品もある。
d　サリドマイドには、副作用として血管新生を妨げる作用がある。

	a	b	c	d
1	誤	誤	正	正
2	正	誤	誤	正
3	正	誤	誤	誤
4	誤	正	誤	正
5	誤	正	正	誤

（2023年　岡山、鳥取、島根、広島、山口、香川、愛媛、高知）

問26 **スモン及びスモン訴訟に関する次の記述のうち、正しいものの組み合わせはどれか。**

a　スモン訴訟とは、解熱鎮痛剤として販売されたキノホルム製剤を使用したことにより、亜急性脊髄視神経症に罹患したことに対する損害賠償訴訟である。
b　スモンの原因となったキノホルム製剤には、一般用医薬品として販売されていた製品もある。
c　スモン訴訟は、各地の地裁及び高裁において和解が進められているが、いまだ全面和解には至っていない。
d　スモン訴訟を１つの契機として、医薬品の副作用による健康被害の迅速な救済を図るため、医薬品副作用被害救済制度が創設された。

1（a、b）　2（a、c）　3（b、c）　4（b、d）　5（c、d）

（2023年　東京、埼玉、千葉、神奈川）

問27 ヒト免疫不全ウイルス（HIV）訴訟に関する記述について、（　　）の中に入れるべき字句の正しい組み合わせはどれか。

HIV訴訟は、血友病患者が、HIVが混入した原料（　a　）から製造された（　b　）製剤の投与を受けたことにより、HIVに感染したことに対する損害賠償訴訟である。本訴訟の和解を踏まえ、HIV感染者に対する恒久対策のほか、緊急に必要とされる医薬品を迅速に供給するための「（　c　）」制度の創設等を内容とする改正薬事法が1996年に成立し、翌年４月に施行された。

	a	b	c
1	血漿	免疫グロブリン	緊急輸入
2	血小板	血液凝固因子	緊急命令
3	血漿	血液凝固因子	緊急輸入
4	血小板	免疫グロブリン	緊急命令
5	血漿	免疫グロブリン	緊急命令

（2023年　富山、石川、岐阜、静岡、愛知、三重）

問28 **クロイツフェルト・ヤコブ病（CJD）及びCJD訴訟に関する記述の正誤について、正しい組み合わせはどれか。**

a　CJD訴訟とは、脳外科手術等に用いられていたウシ原料由来の人工硬膜を介してCJDに罹患したことに対する損害賠償訴訟である。
b　CJDは、細菌の一種であるプリオンが原因とされている。
c　本訴訟では、輸入販売業者及び製造業者が被告として提訴されたが、国は提訴されなかった。
d　本訴訟を一因として、生物由来製品による感染等被害救済制度が創設された。

	a	b	c	d
1	正	誤	正	正
2	正	誤	正	誤
3	誤	正	正	誤
4	誤	誤	誤	正
5	正	正	誤	正

（2023年　滋賀、京都、大阪、兵庫、和歌山、徳島、福井）

問29 **薬害及び薬害の訴訟に関する記述のうち、正しいものの組み合わせはどれか。**

a　一般用医薬品として販売されていたものが、国内における薬害の原因となったことはない。
b　C型肝炎訴訟を契機として、医師、薬剤師、法律家、薬害被害者などの委員により構成される医薬品等行政評価・監視委員会が設置された。
c　薬害は、医薬品を十分注意して使用していれば、起こることはない。
d　一般用医薬品の販売等に従事する者は、薬害事件の歴史を十分に理解し、医薬品の副作用等による健康被害の拡大防止に関して、その責務の一端を担っていることを肝に銘じておく必要がある。

1（a、b）　2（a、c）　3（b、d）　4（c、d）

（2023年　奈良）

解　答

基本 **問1** 答え：1

a 正しい

b 誤り　消化液に含まれる消化酵素の作用によって飲食物を分解することを、化学的消化という。（口腔における咀嚼や、消化管の運動などによって消化管の内容物を細かくして消化液と混和し、化学的消化を容易にすることを、機械的消化という。）

c 正しい

d 誤り　胃腺から分泌されるペプシノーゲンは胃酸によって、タンパク質を消化する酵素であるペプシンとなり、胃酸とともに胃液として働く。

問2 答え：2

a 正しい

b 誤り　肝臓で産生された胆汁に含まれる胆汁酸塩（コール酸、デオキシコール酸等の塩類）は、脂質の消化を容易にし、また、脂溶性ビタミンの吸収を助ける。

c 誤り　大腸は、盲腸、虫垂、上行結腸、横行結腸、下行結腸、S状結腸、直腸からなる管状の臓器で、内壁粘膜に絨毛がない。

d 誤り　肛門には静脈が細かい網目状に通っていて、肛門周囲の組織がうっ血すると痔の原因となる。

問3 答え：2

a、b 正しい

c 誤り　喉頭から肺へ向かう気道が左右の肺へ分岐するまでの部分を気管といい、そこから肺の中で複数に枝分かれする部分を気管支という。

d 正しい

基本 **問4** 答え：1

a 誤り　心臓の右側部分（右心房、右心室）は、全身から集まってきた血液を肺へ送り出し、肺でガス交換が行われた血液は、心臓の左側部分（左心房、左心室）に入り、全身に送り出される。

b、c 正しい

d 誤り 毛細血管の薄い血管壁を通して、酸素と栄養分が血液中から組織へ運び込まれ、それと交換に二酸化炭素と老廃物が組織から血液中へ取り込まれる。

問5 答え：3

a 誤り 血液の粘稠性は、主として血漿の水分量や赤血球の量で決まる。

b 正しい

c 誤り 赤血球は、中央部がくぼんだ円盤状の細胞で、血液全体の約40%を占める。

d 誤り 頻出問題 単球は、血管壁を通り抜けて組織の中に入り込むと、マクロファージと呼ばれる。（リンパ球は、白血球の約1/3を占め、血液のほかリンパ液にも分布して循環している。）

問6 答え：3

1、2 正しい

3 誤り 膀胱の出口にある膀胱括約筋が弛緩すると、同時に膀胱壁の排尿筋が収縮し、尿が尿道へ押し出される。

4 正しい

問7 答え：5

a 誤り 視細胞には、色を識別する細胞と、わずかな光でも敏感に反応する細胞の二種類があり、後者が光を感じる反応にはビタミンAが不可欠である。

b 誤り 目の充血は血管が拡張して赤く見える状態であり、結膜の充血では白目の部分だけでなく眼瞼の裏側も赤くなる。

c、d 正しい

基本 **問8** 答え：1

a〜c 正しい

d 誤り 内耳は、平衡器官である前庭と聴覚器官である蝸牛の２つの部分からなり、いずれも内部はリンパ液で満たされている。

問9 答え：2

a 正しい

b 誤り メラニン色素は、表皮の最下層にあるメラニン産生細胞で産生され、太陽光に含まれる紫外線から皮膚組織を防護する役割がある。

c、d 正しい

基本 **問10** 答え：1

a、b 正しい

c 誤り 骨格筋は、筋線維を顕微鏡で観察すると横縞模様（横紋）が見えるので横紋筋とも呼ばれる。（平滑筋は、筋線維に骨格筋のような横縞模様がない。）

d 誤り 随意筋は体性神経系で支配されるのに対して、不随意筋は自律神経系に支配されている。

問11 答え：3

a 誤り 延髄には、心拍数を調節する心臓中枢、呼吸を調節する呼吸中枢がある。（脊髄は脊椎の中にあり、脳と末梢の間で刺激を伝える。）

b、c 正しい

d 誤り 頻出成分 副交感神経の節後線維の末端から放出される神経伝達物質はアセチルコリンである。（交感神経の節後線維の末端から放出される神経伝達物質はノルアドレナリンである。）

頻出問題 **問12** 答え：2

a、b 正しい

c 誤り 薬疹は医薬品の使用後１～２週間で起きることが多く、それまで薬疹を経験したことがない人であっても、暴飲暴食や肉体疲労が誘因となって現れることがある。

問13 答え：3

a 誤り ショック（アナフィラキシー）は、生体異物に対する即時型のアレルギー反応の一種である。

b、c 正しい

d 誤り ステロイド性抗炎症薬の使用により、突然の高熱、悪寒、喉の痛みなどの症状を呈することがあるが、初期においては、かぜ等の症状と見分けることが難しい。

問14 答え：4

a 正しい

b 誤り 頻出問題 医薬品に対しては、製造販売後の調査及び試験の実施の基準としてGood Post-marketing Study Practice（GPSP）が制定されている。（製造販売後安全管理の基準としてGood Vigilance Practice〔GVP〕が制定されている。）

c 誤り 薬物用量が治療量上限を超えると、やがて効果よりも有害反応が強く発現する「中毒量」となり、「最少致死量」を経て、「致死量」に至る。

d 正しい

基本 **問15** 答え：5

a 誤り 医薬品が人体に及ぼす作用は複雑、かつ、多岐に渡り、そのすべては解明されていない。

b 誤り 人体に対して使用されない医薬品の殺虫剤の中には、誤って人体がそれに曝されれば健康を害するおそれがあるものがある。

c、d 正しい

基本 **問16** 答え：1

a 誤り 主作用以外の反応であっても、特段の不都合を生じないものであれば、通常、副作用として扱われることはないが、好ましくないものについては一般に副作用という。

b～d 正しい

問17 答え：4

a 正しい

b 誤り 外用薬や注射薬であっても、食品によって医薬品の作用や代謝に影響を受ける可能性がある。

c 誤り 酒類（アルコール）をよく摂取する者では、肝臓で代謝されるアセトアミノフェンは通常よりも代謝されやすくなるため、体内からアセトアミノフェンが速く消失して十分な薬効が得られなくなることがある。

d 正しい

問18 答え：2

1 正しい

2 誤り 頻出問題 小児は、血液脳関門が未発達であるため、吸収されて循環血液中に移行した医薬品の成分が脳に達しやすく、中枢神経系に影響を与える医薬品で副作用を起こしやすい。

3、4 正しい

問19 答え：4

a 誤り 頻出問題 一般に高齢者は生理機能が衰えつつあり、特に、肝臓や腎臓の機能が低下していると医薬品の作用が強く現れやすくなる。

b 誤り 頻出問題 添付文書上、おおよその目安として65歳以上を「高齢者」としている。

c、d 正しい

問20 答え：1

a、b 正しい

c 誤り 頻出問題 ビタミンA含有製剤は、妊娠前後の一定期間に通常の用量を超えて摂取すると、胎児に先天異常を起こす危険性が高まる。

d 誤り 授乳婦が使用した医薬品の成分の一部は、乳汁中に移行することが知られており、母乳を介して乳児が医薬品の成分を摂取することになる場合がある。（例えば、授乳婦が下剤を服用していて乳児に下痢を起こすおそれがあることなどが知られている。）

基本 **問21** 答え：1

1 正しい （a：楽観的な結果への期待　b：自然発生的な変化　c：使用されるべきではない）

プラセボ効果は、医薬品を使用したこと自体による楽観的な結果への期待や、条件付けによる生体反応、時間経過による自然発生的な変化等が関与して生じると考えられている。プラセボ効果によってもたらされる反応や変化は不確実であり、それを目的として医薬品が使用されるべきではない。

2～5 誤り

頻出問題 **問22** 答え：5

1～4 正しい

5 誤り 一般用医薬品の役割は、「軽度な疾病に伴う症状の改善」。

問23 答え：2

a、b 正しい

c 誤り 令和４年１月の見直しにより、スイッチOTC医薬品以外にも腰痛や肩こり、かぜやアレルギーの諸症状に対応する一般用医薬品が税制の対象となっている。

d 正しい

問24 答え：5

a 誤り 症状が重いとき（例えば、高熱や激しい腹痛がある場合、患部が広範囲である場合等）に、一般用医薬品を使用することは、一般用医薬品の役割にかんがみて、適切な対処とはいえない。

b〜d 正しい

問25 答え：1

a 誤り サリドマイドは、催眠鎮静成分として販売された医薬品である。

b 誤り 妊娠している女性が摂取した場合、サリドマイドは血液胎盤関門を通過して胎児に移行するため、胎児に先天異常が発生する。

c、d 正しい

問26 答え：4

a 誤り スモン訴訟とは、整腸剤として販売されたキノホルム製剤を使用したことにより、亜急性脊髄視神経症に罹患したことに対する損害賠償訴訟である。

b 正しい

c 誤り スモン訴訟は、1977年10月に東京地裁において和解が成立して以来、各地の地裁及び高裁において和解が進められ、1979年9月に全面和解が成立した。

d 正しい

問27 答え：3

1、2 誤り

3 正しい （a：血漿　b：血液凝固因子　c：緊急輸入）

HIV訴訟は、血友病患者が、HIVが混入した原料血漿から製造された血液凝固因子製剤の投与を受けたことにより、HIVに感染したことに対する損害賠償訴訟である。本訴訟の和解を踏まえ、HIV感染者に対する恒久対策のほか、緊急に必要とされる医薬品を迅速に供給するための「緊急輸入」制度の創設等を内容とする改正薬事法が1996年に成立し、翌年4月に施行された。

4、5 誤り

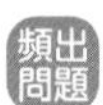 **問28** 答え：4

a 誤り CJD訴訟とは、脳外科手術等に用いられていたヒト乾燥硬膜を介してクロイツフェルト・ヤコブ病（CJD）に罹患したことに対する損害賠償訴訟である。

b 誤り 頻出問題 CJDは、細菌でもウイルスでもないタンパク質の一種であるプリオンが原因とされている。

c 誤り 本訴訟では、国、輸入販売業者及び製造業者が被告として提訴された。

d 正しい

問29 答え：3

a 誤り サリドマイド製剤、キノホルム製剤については、過去に一般用医薬品として販売されていたこともある。

b 正しい

c 誤り 医薬品の副作用被害や、いわゆる薬害は、医薬品が十分注意して使用されたとしても起こり得るものである。

d 正しい

第1回 第2回 **第3回** 第4回 第5回 第6回 第7回

繰り返し登場する成分を効率よく学ぶ

Ⅰ かぜ薬
Ⅱ 鎮咳去痰（ちんがいきょたん）薬・口腔咽喉薬
Ⅲ アレルギー用薬・鼻炎用内服薬
Ⅳ 催眠鎮静薬・眠気防止薬
Ⅴ 乗物酔い防止薬（鎮暈（ちんうん）薬）

手引き　第３章　主な医薬品とその作用

学習のポイント

かぜ薬、鎮咳去痰薬、鼻炎用内服薬を含むアレルギー用薬、催眠鎮静薬、乗物酔い防止薬等、使用目的は様々ですが、同じ作用を持つ成分がたくさんの薬に使われています。ここでは、それらについて解説します。

アドレナリン作動成分、抗コリン成分、抗ヒスタミン成分も登場します。各成分の基本的な性質（作用）を理解してしまえば覚えやすいでしょう。「第１回」を復習しながら進めていきましょう。

同じ成分が繰り返し登場します。効率よく学んでいきましょう。

Ⅰ かぜ薬

基本ポイント

■ かぜとは

・医学的には「かぜ症候群」。
単一の疾患ではなく、**ウイルス（原因となるウイルスは200種類以上といわれる）が上気道（鼻、のど）に感染して起こる上気道の急性炎症**の総称。
・全身症状：発熱、頭痛、関節痛、全身倦怠(けんたい)感等。
・呼吸器症状：くしゃみ、鼻汁、鼻づまり、咽喉痛（のどの痛み）、咳(せき)、痰(たん)等。
・原因は主にウイルスですが、冷気に当たることからくる反応やアレルギー等、非感染性のものもあります。
・通常は、免疫機構によってウイルスが消滅すれば、自然に良くなります。

■ かぜと紛らわしい症状・疾患

・喘息(ぜんそく)、アレルギー性鼻炎、リウマチ熱、関節リウマチ、肺炎、肺結核、髄(ずい)膜(まく)炎、急性肝炎、尿路感染症等多数あります。
・急激な発熱、４日以上続く症状⇒かぜではない可能性（受診をすすめる）。
出題
・発熱、頭痛等＋消化器症状（悪心・嘔吐、下痢等）⇒ウイルス性胃腸炎。
※「お腹にくるかぜ」といいますが、かぜとは異なります。
・インフルエンザ⇒インフルエンザウイルスが原因。感染力が強く、重症化しやすいため、かぜとは区別します。

■ かぜ薬（総合感冒(かんぼう)薬）

・**かぜの諸症状の緩和を目的**としたものです。**ウイルスの増殖を抑えたり、体内から排除したりするものではありません。**
咳で眠れないとき、発熱で体力を消耗しそうなとき等に使用します。
・安静（休養）、栄養、水分を十分にとることが基本です。
・そのときのかぜの**症状に合った成分を含むかぜ薬を選択**しましょう。
熱がないときは、解熱鎮痛成分は不要。副作用のリスクを増大させるだけ。
⇒咳だけの症状のときは咳止めの販売を検討します。
・かぜ薬の服用期間中は、酒類の摂取は控えましょう（特に、かぜ薬服用前後の飲酒は避ける）。

■ かぜとインフルエンザ

	インフルエンザ	かぜ
原因	インフルエンザウイルス	ライノウイルス、コロナウイルス等
症状	突然の高熱（38～40℃）、強い倦怠感・筋肉痛。目の充血や涙目等、目に症状が出るのも特徴。一般に、咳や鼻水は、発熱の後に現れる	鼻水・くしゃみ・のどの痛み等の症状が先に現れる。熱はないか、あっても高くならないことが多い。咳は、かぜの中期から後期にみられる
対処	症状発現後48時間以内であれば抗インフルエンザウイルス薬で対応するのが望ましい。症状を確認し医師の受診をすすめる	休養・保温・水分補給を心がけるとともに、症状に合った一般用医薬品を使用する

基本ポイント

■ かぜ薬に配合されている成分

総合感冒薬には、かぜの症状を緩和する成分が配合されています。これらの成分名を覚えましょう。

<table>
<tr><th>分類</th><th>緩和する症状</th><th colspan="2">成分名</th></tr>
<tr><td>解熱鎮痛成分</td><td>熱
痛み
のどの炎症
等</td><td colspan="2">・サリチル酸系：アスピリン、サザピリン、サリチルアミド、エテンザミド、サリチル酸ナトリウム
・イブプロフェン
・アセトアミノフェン
・イソプロピルアンチピリン（ピリン系）等</td></tr>
<tr><td>抗ヒスタミン成分</td><td>鼻汁
くしゃみ</td><td colspan="2">クロルフェニラミンマレイン酸塩、カルビノキサミンマレイン酸塩、メキタジン、クレマスチンフマル酸塩、ジフェンヒドラミン塩酸塩等</td></tr>
<tr><td>抗コリン成分</td><td>鼻汁
（くしゃみ）</td><td colspan="2">ベラドンナ総アルカロイド、ヨウ化イソプロパミド</td></tr>
<tr><td rowspan="2">アドレナリン作動成分</td><td>鼻づまり（血管収縮作用により緩和）</td><td rowspan="2">メチルエフェドリン塩酸塩</td><td>プソイドエフェドリン塩酸塩、フェニレフリン塩酸塩等</td></tr>
<tr><td>咳（気管支拡張作用により緩和）</td><td>マオウ、メチルエフェドリンサッカリン塩、トリメトキノール塩酸塩水和物、メトキシフェナミン塩酸塩等</td></tr>
<tr><td>中枢性麻薬性鎮咳成分</td><td>咳</td><td colspan="2">コデインリン酸塩水和物、ジヒドロコデインリン酸塩（➡p.113）</td></tr>
</table>

分類	緩和する症状	成分名
中枢性非麻薬性鎮咳成分	咳	ノスカピン塩酸塩水和物、デキストロメトルファン臭化水素酸塩水和物、チペピジンヒベンズ酸塩、ジメモルファンリン酸塩、クロペラスチン塩酸塩、クロペラスチンフェンジゾ酸塩等
キサンチン系成分	咳（気管支拡張作用）	ジプロフィリン ＊気管支平滑筋に直接作用して、気管支を広げる（アドレナリン作動成分との違い）
去痰成分	痰	グアイフェネシン、グアヤコールスルホン酸カリウム、ブロムヘキシン塩酸塩、エチルシステイン塩酸塩等
抗炎症成分	鼻やのどの粘膜のはれ・痛み	・トラネキサム酸 ・グリチルリチン酸二カリウム
その他		カミツレ（発汗・抗炎症）

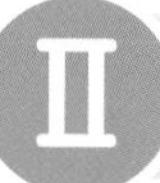

鎮咳去痰薬・口腔咽喉薬

基本ポイント

■ 鎮咳・去痰を目的とした成分

分類と成分名は、関連づけて覚えましょう。

分類	作用	成分名	注意
中枢性麻薬性鎮咳成分	延髄（えんずい）の咳嗽（がいそう）中枢に作用して咳を鎮（しず）める	コデインリン酸塩水和物、ジヒドロコデインリン酸塩（コデイン類）	・モルヒネと同じ基本構造⇒依存性 ・長期連用・大量摂取⇒倦怠感、虚脱感、多幸感⇒薬物依存のおそれ。特に内服液剤で注意 ・授乳中は服用しないか服用した場合は授乳しない（乳児にモルヒネ中毒） ・妊娠中の摂取は控える（相談） ・副作用として眠気、便秘も ＊日本では呼吸抑制のリスクは遺伝子学的に少ないと考えられるが、米国等で12歳未満の小児等への使用を禁忌とされたことから、日本でも予防的に12歳未満の小児等は使用しないこととされた。
中枢性非麻薬性鎮咳成分	延髄の咳嗽中枢に作用して咳を鎮める	ノスカピン、ノスカピン塩酸塩水和物、デキストロメトルファン臭化水素酸塩水和物、チペピジンヒベンズ酸塩、ジメモルファンリン酸塩、クロペラスチン塩酸塩、クロペラスチンフェンジゾ酸塩等 フェノールフタリン酸デキストロメトルファン（主にトローチ剤・ドロップ剤に配合）	＊咳止めは、中枢性と末梢に働きかけるものがある。 ＊中枢性は、麻薬性と非麻薬性がある。

分類	作用	成分名	注意
アドレナリン作動成分	交感神経系を刺激して、気管支を広げ、呼吸を楽にする	メチルエフェドリン塩酸塩、メチルエフェドリンサッカリン塩、トリメトキノール塩酸塩水和物、メトキシフェナミン塩酸塩、マオウ等	・交感神経系を刺激⇒心悸亢進、血圧上昇、血糖値上昇⇒心臓病、高血圧、糖尿病、甲状腺機能亢進症のある人は注意 ・メチルエフェドリン塩酸塩、メチルエフェドリンサッカリン塩、マオウ⇒依存性に注意
キサンチン系成分	気管支平滑筋に直接作用して、気管支を広げる	ジプロフィリン	・**中枢神経系を**興奮させる作用⇒甲状腺機能障害、てんかんの人は注意 ・**心臓**刺激**作用**⇒副作用として動悸
去痰成分	気道粘膜からの粘液の分泌を促進し痰を出しやすくする	グアイフェネシン、グアヤコールスルホン酸カリウム、クレゾールスルホン酸カリウム等	
	痰粘性タンパク質を溶解、低分子化して粘り気を減少	エチルシステイン塩酸塩、メチルシステイン塩酸塩、カルボシステイン等	・〇〇システインは、痰の粘りを減少させる去痰成分
	粘膜分泌促進、溶解低分子化、線毛運動促進	ブロムヘキシン塩酸塩	
抗炎症成分	気道の炎症を和らげる	トラネキサム酸	・**凝固した血液の分解を抑える作用**あり **⇒血栓のある人、血栓を起こすおそれのある人は注意**（脳血栓、心筋梗塞、血栓性静脈炎等） 出題

咳は、気管や気管支に何らかの異変が起こったときの刺激が中枢神経系に伝わり、延髄にある咳嗽中枢の働きによって引き起こされます。中枢性の咳止めは、ここに働きかけます。

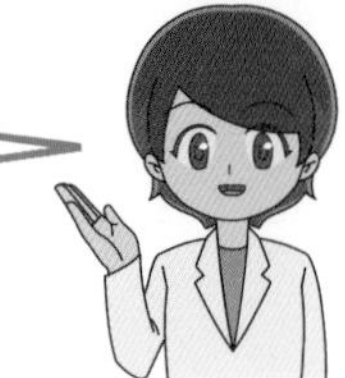

分類	作用	成分名	注意
抗炎症成分	気道の炎症を和らげる	グリチルリチン酸二カリウム、カンゾウ（甘草） **＊ステロイド性抗炎症成分と類似の構造をもつ**	・大量摂取により、偽アルドステロン症（血圧上昇、尿量減少、むくみ等） 重要 ⇒**むくみ**、**心臓病**、**腎臓病**、**高血圧**のある人、**高齢者**は注意 ・多くの医薬品、漢方薬に配合。甘味料としても使用 ⇒重複摂取の可能性あり。継続して大量に摂取しないように
抗ヒスタミン成分	アレルギーに起因する咳、気道の炎症を緩和	クロルフェニラミンマレイン酸塩、クレマスチンフマル酸塩、カルビノキサミンマレイン酸塩等	・痰が出にくくなることがある⇒痰が切れにくくて困っている人には注意 ・口渇（こうかつ）、眠気、眼圧上昇、排尿困難、便秘
生薬成分	主に鎮咳	キョウニン、ナンテンジツ、ゴミシ、バクモンドウ（➡p.308、309）	・セネガ、オンジ⇒糖尿病の検査値に影響 ・バクモンドウは鎮咳去痰作用、滋養強壮作用
	主に去痰	シャゼンソウ、オウヒ、キキョウ、セネガ、オンジ（➡p.308、309）	

カンゾウ、グリチルリチン酸、偽アルドステロン症をセットで覚えましょう！

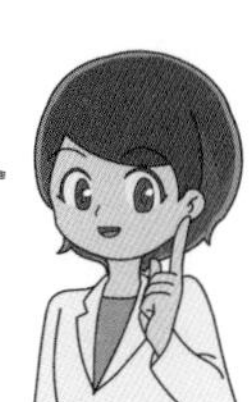

出題

■ カンゾウとグリチルリチン酸

カンゾウ、グリチルリチン酸と偽アルドステロン症の関係は頻出です。カンゾウ、グリチルリチン酸二カリウムは医薬品のほか、甘味料、食品添加物としても広く用いられています。カンゾウは、グリチルリチン酸を含む生薬成分として多くの漢方薬に含まれています。医薬品では、１日摂取量がグリチルリチン酸として**200mｇ**を超えないように用量が設定されていますが、成分の重複による過剰摂取には注意が必要です。

１日の最大服用量が、グリチルリチン酸として**40mｇ**以上、カンゾウとして１ｇ以上となる製品については、**高齢者**、**むくみのある人**、心臓病、腎臓病**また**

は高血圧**の診断を受けた人は服用前に医師・薬剤師等に相談**することとされています。これらに該当しない人の場合も、長期連用は避けることとされています。

■ マオウとエフェドリン

マオウは葛根湯(かっこんとう)をはじめとする、多くの漢方薬に含まれる生薬です。**マオウの有効成分がエフェドリン**です。

メチルエフェドリン塩酸塩やプソイドエフェドリン塩酸塩等はかぜ薬に**交感神経刺激**成分として配合されており、気管支を拡張して、呼吸を楽にしたり、鼻粘膜の充血を和らげたりします。他のアドレナリン作動成分と同じ注意が必要です。**心臓病**、**高血圧**、**糖尿病**、**甲状腺機能障害**の症状を悪化させるおそれがあります（➡p.23、p.24）。

基本ポイント

■ 口腔咽喉薬(こうくういんこうやく)

・口腔内や咽頭部の炎症による痛み・腫(は)れの緩和、殺菌・消毒等に使用します。
・鎮咳成分や気管支拡張成分、去痰成分は配合されません。
・トローチ剤、ドロップ剤、外用液剤（スプレー）等があります。
・トローチ剤やドロップ剤は、噛まずに、口の中でゆっくり溶かします。
・スプレー剤は、軽く息を吐きながら噴射します。（「声を出しながら」の記述は新しい手引きで削除された）

■ うがい薬（含嗽薬(がんそうやく)）

・口腔や咽頭の殺菌・消毒・洗浄、口臭の除去等に使用します。
・水で希釈したり、水で溶解したりして用います。指示された濃度で使用します（濃くても、薄くてもダメ）。うがい直後に食事を摂ると、殺菌効果は低下します。

■ 口腔咽喉薬・うがい薬に用いられる成分

分類	成分名	注意等
抗炎症成分	グリチルリチン酸二カリウム	偽アルドステロン症に注意（➡p.67、p.115）
	トラネキサム酸	血栓がある人、血栓を起こすおそれのある人は注意

分類	成分名	注意等
抗炎症成分	アズレンスルホン酸ナトリウム（水溶性アズレン）	炎症を生じた粘膜組織の修復を促す作用
殺菌消毒成分	ヨウ素系殺菌消毒成分： ポビドンヨード、 ヨウ化カリウム、 ヨウ素	・ショック等、重篤な副作用のおそれ ・ヨウ素の摂取⇒**甲状腺ホルモン**の産生に影響⇒**甲状腺疾患**のある人は注意 ・血液-胎盤関門を通過⇒長期大量摂取で胎児に甲状腺機能障害のおそれ⇒妊娠中の人は注意、授乳中の人も ・副作用：口腔粘膜の荒れ、しみる、灼熱感、悪心、不快感 ・銀を含有する歯科材料が変色 ・ビタミンCと反応すると脱色を生じ、殺菌作用が低下
	クロルヘキシジングルコン酸塩、クロルヘキシジン塩酸塩	・ショック等、重篤な副作用のおそれ ・口腔内に傷やただれがあると、強い刺激を感じる
	他にデカリニウム塩化物、セチルピリジニウム塩化物、ベンゼトニウム塩化物、ベンザルコニウム塩化物等	
局所保護成分	グリセリン	複方ヨード・グリセリン：のどに塗布（ルゴール）
抗ヒスタミン成分	クロルフェニラミンマレイン酸塩等	・咽頭に付着したアレルゲンによる症状を鎮める ・鎮咳成分等、他の成分の働きを助ける
生薬成分	ラタニア	収斂作用、抗炎症作用
	ミルラ	収斂作用、殺菌作用

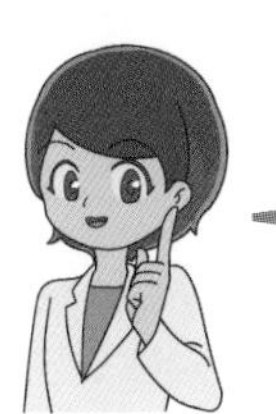

口腔咽喉薬やうがい薬でも、成分の一部が粘膜から吸収され、全身的な影響を生じることがあります。アレルギーのある方、妊娠・授乳中の方への注意が必要になります。

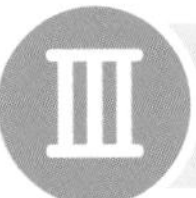

アレルギー用薬・鼻炎用内服薬

基本ポイント

■ アレルギー用薬・鼻炎用内服薬に用いられる成分

分類	作用	成分名	注意
抗ヒスタミン成分	ヒスタミンが受容体と反応するのを妨げる ⇒鼻汁・くしゃみ・かゆみを鎮める	クロルフェニラミンマレイン酸塩、カルビノキサミンマレイン酸塩、クレマスチンフマル酸塩、ジフェンヒドラミン塩酸塩、ジフェニルピラリン塩酸塩、ジフェニルピラリンテオクル酸塩、トリプロリジン塩酸塩、メキタジン、アゼラスチン、エメダスチン、ケトチフェンフマル酸塩、エピナスチン塩酸塩、フェキソフェナジン塩酸塩、ロラタジン等	・服用後の眠気、口渇、便秘に注意 ⇒運転・機械の操作は避ける ・排尿困難、緑内障の人は服用前に相談 ・メキタジン：ショック、肝機能障害、血小板減少の副作用の報告あり ・ジフェンヒドラミン：乳児に昏睡のおそれ⇒**授乳中は服用しないか服用した場合は授乳しない**
アドレナリン作動成分	交感神経刺激作用により鼻の粘膜の血管を収縮 ⇒鼻づまりを緩和	プソイドエフェドリン塩酸塩、フェニレフリン塩酸塩、メチルエフェドリン塩酸塩等 マオウ	プソイドエフェドリン塩酸塩について ・心臓病・高血圧・糖尿病・甲状腺機能障害の人、前立腺肥大による排尿困難の症状がある人は服用しない ＊他のアドレナリン作動成分は、「相談すること」になっている ・モノアミン酸化酵素阻害薬（パーキンソン病治療薬のセレギリン塩酸塩等）と併用しない ・中枢神経系に対する作用が強い⇒副作用として不眠や神経過敏も ・依存性にも注意

分類	作用	成分名	注意
抗コリン成分	粘液の分泌を抑える、鼻腔内の刺激の伝達を抑える ⇒鼻汁・くしゃみを鎮める	ヨウ化イソプロパミド、ベラドンナ総アルカロイド	・散瞳⇒目のかすみ、異常なまぶしさ ⇒服用後、車の運転はしない ・排尿困難、口渇、便秘、頭痛、顔のほてり等がみられることもある **・排尿困難・心臓病・緑内障の人、高齢者は注意**
抗炎症成分	皮膚や鼻の粘膜の炎症を和らげる	グリチルリチン酸二カリウム、カンゾウ	偽アルドステロン症に注意 (➡p.67、p.115)
		トラネキサム酸	血栓のある人、血栓を生じるおそれのある人は注意

アドレナリン作動成分は、高血圧等の疾病に対して、成分によって添付文書の記載が異なり、「服用前に相談する」とされているものと「服用を避ける」とされているものがあります。
「第１回」の内容と重複する成分が多くあります。復習しておきましょう。

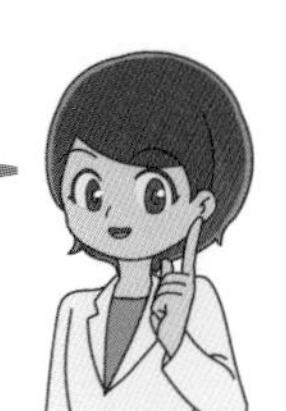

■ アレルギーの症状が発現する仕組み

アレルギーを引き起こす物質をアレルゲンといいます。主なアレルゲンには、食品（小麦、卵、乳、そば、落花生等）、ハウスダスト（室内塵）、化学物質、金属、花粉（スギ、ヒノキ、ブタクサ等）等があります。複数のアレルゲンが関係することもあります。

アレルギー反応を引き起こすのは、ヒスタミン等の働きです。

① アレルゲンが体に入る
② アレルゲンを**免疫グロブリン**（抗体）が認識
③ アレルゲンを認識した**免疫グロブリン**によって、肥満細胞が刺激され、ヒスタミン等の物質が遊離する。肥満細胞は、特に皮膚・皮下組織、肺、消化管、肝臓に存在し、免疫機構の一端を担う
④ ヒスタミンが周りの器官や組織の受容体に結合
⑤ 受容体からの刺激で、血管拡張、血管透過性が亢進し、アレルギー症状が現れる

蕁麻疹（じんましん）は、アレルゲンとの接触以外に、皮膚への物理的な刺激等によってヒスタミンが肥満細胞から遊離して生じるもの（寒冷蕁麻疹、日光蕁麻疹、心因性蕁麻疹等）も知られています。また、食品（特に、サバ等の生魚）を傷むとヒスタミンやヒスタミンに類似した物質（ヒスタミン様物質）を生成することがあり、そうした食品を摂取することによって生じる蕁麻疹もあります。

■ アレルギー用薬

アレルギー用薬は、蕁麻疹や湿疹、かぶれに伴うかゆみまたは鼻炎に用いられる内服薬の総称です。ヒスタミンの働きを抑える成分（抗ヒスタミン成分）を主体としています。

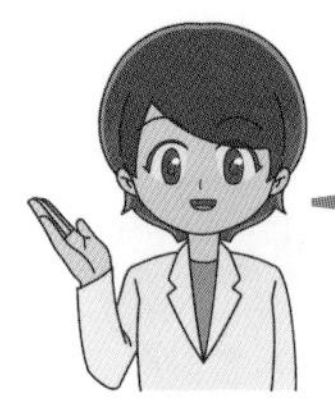

一般用医薬品には、アトピー性皮膚炎による慢性湿疹等の治療に用いることを目的とするものはありません。

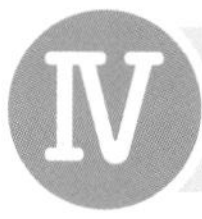

催眠鎮静薬・眠気防止薬

催眠鎮静薬とは眠気を促す薬のことで、眠気防止薬は眠気や倦怠感を一時的に抑える薬です。

基本ポイント

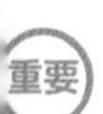

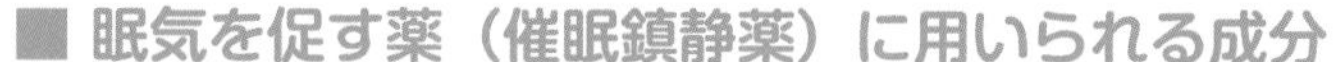

■ 眠気を促す薬（催眠鎮静薬）に用いられる成分

分類	作用	成分名	注意
抗ヒスタミン成分	覚醒の維持・調節に関与しているヒスタミンによる刺激を抑えることによって、眠気をもたらす	ジフェンヒドラミン塩酸塩（睡眠改善薬）	・一時的な睡眠障害（寝つきが悪い、眠りが浅い）に用いる ・翌日まで眠気・だるさが残ることがある⇒運転・機械の操作はそれらの症状がなくなってから ・服用前後の飲酒を避ける **使用できない人** ・慢性的な不眠症状がある人 ・不眠症の診断を受けた人 ・小児（神経過敏、興奮の副作用） ・妊娠中の人（妊娠中の睡眠障害は適応対象外） ・**授乳中の人（乳児に昏睡のおそれ）**
催眠鎮静成分	脳の興奮を抑える	ブロモバレリル尿素、アリルイソプロピルアセチル尿素	・催眠鎮静薬よりも、**解熱鎮痛薬の補助成分**として用いられることが多い ・少量でも眠気を催しやすい ⇒摂取後は運転・機械の操作は避ける ・反復摂取により、依存性 ・ブロモバレリル尿素：大量摂取による急性中毒が多い。胎児障害のおそれもあり、妊娠中は服用を避ける
生薬成分	神経の興奮・緊張を和らげる	チョウトウコウ、サンソウニン、カノコソウ、チャボトケイソウ、ホップ等（➡p.307）	・生薬成分であっても、複数の鎮静薬の併用、鎮静作用のあるハーブとの併用は避ける

基本ポイント

■ 眠気を防ぐ薬（眠気防止薬）に用いられる成分＝カフェイン

・脳に軽い興奮状態を引き起こし、**眠気や倦怠感を一時的に抑えます**。
・脳が過剰に興奮すると⇒ふるえ、めまい、不安、不眠、頭痛。
・反復して摂取すると習慣になりやすい⇒**短期間の服用にとどめ、連用しない**ようにします。
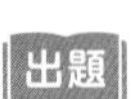
・**1回200mｇ、1日500mｇが上限（眠気防止薬として）。**
・カフェインを含む他の医薬品・医薬部外品・**食品（コーヒー等）との併用に注意**しましょう。
・血液-胎盤関門を通過⇒胎児の心拍数を増加させる可能性。
・乳汁中にも移行⇒乳児はカフェインの代謝に時間がかかる⇒頻脈、不眠を起こす可能性。
・小児用の眠気防止薬はない。

■ カフェインのその他の作用

出題

① **利尿作用**：腎臓での水分の再吸収を抑える、膀胱括約筋を弛（し）緩させる
② **胃液分泌亢進（ぶんぴつこうしん）作用**：胃腸障害のおそれ⇒胃酸過多、胃潰瘍（かいよう）**の人は服用を避ける**＊
③ **心筋興奮作用**：動悸がみられることがある⇒心臓病**の人は服用を避ける**＊

②と③の＊をつけた注意事項が記載されているのは、眠気防止薬のみです。栄養ドリンク剤等にもカフェインが含まれることがありますが、含まれる量が少ないため、このような注意は、添付文書や容器・被包には記載されていません。

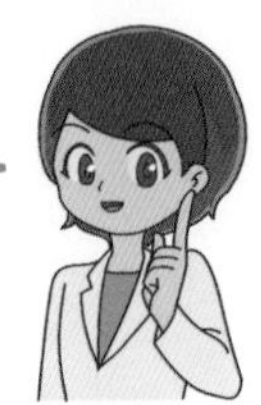

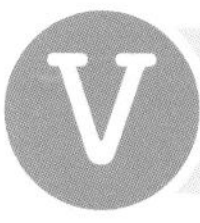

V 乗物酔い防止薬（鎮暈薬）

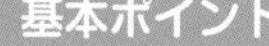

基本ポイント

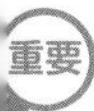

重要

■ 乗物酔い防止薬（鎮暈薬）に用いられる成分

分類	作用	成分名	注意
抗めまい成分	前庭神経の調節作用、内耳への血流改善作用	ジフェニドール塩酸塩	・抗ヒスタミン成分と共通する構造と作用 ・副作用として、頭痛、排尿困難、眠気、散瞳によるまぶしさ、緑内障の症状悪化、口渇、浮動感、不安定感
抗ヒスタミン成分	嘔吐中枢（延髄）への刺激や内耳前庭における自律神経反射を抑える	ジメンヒドリナート（＝ジフェンヒドラミンテオクル酸塩）、メクリジン塩酸塩、プロメタジン塩酸塩	・左の成分は主に鎮暈薬に配合。クロルフェニラミンマレイン酸塩やジフェンヒドラミンサリチル酸塩が配合されることもある ・メクリジン塩酸塩は作用発現が遅く、持続時間が長い ・**プロメタジンで致命的な呼吸抑制の報告⇒15歳未満は服用しない**
抗コリン成分	自律神経系の混乱を軽減、消化管の緊張を低下	スコポラミン臭化水素酸塩水和物	・吸収されやすく、脳内に移行しやすいが、速やかに肝臓で代謝され、作用時間が短い ・ロートエキス（ロートコンの抽出物）が配合されることもある ・散瞳による目のかすみ、まぶしさに注意
キサンチン系成分	脳に軽い興奮を起こさせて、平衡感覚の混乱によるめまいを軽減	ジプロフィリン、カフェイン	・ジプロフィリンは、**甲状腺機能障害、てんかんの人は注意** ・心臓刺激作用あり。副作用として動悸
局所麻酔成分	胃粘膜への麻酔作用によって、嘔吐刺激を和らげる	アミノ安息香酸エチル（➡p.76、p.139、p.334参照）	・メトヘモグロビン血症*のおそれ ⇒**6歳未満は服用しない**

第3回 繰り返し登場する成分を効率よく学ぶ

分類	作用	成分名	注意
鎮静成分	不安や緊張を和らげる	ブロモバレリル尿素、アリルイソプロピルアセチル尿素	➡p.121参照
その他	ビタミン成分	ビタミンB_2（リボフラビン）、ビタミンB_6（ピリドキシン塩酸塩）、ニコチン酸アミド等	吐きけ防止の補助

＊　**メトヘモグロビン血症**：赤血球中のヘモグロビンの一部がメトヘモグロビンに変化して、赤血球の酸素運搬能力が低下し、貧血症状を呈する病気

・３歳未満では、乗物酔いが起こることはほとんどない。
→３歳未満の乳幼児向けの乗物酔い防止薬はない。

・吐きけを抑える成分も配合されているが、**つわりに伴う吐きけに用いるのは適当でない。**

・かぜ薬、解熱鎮痛薬、催眠鎮静薬、鎮咳去痰薬、アレルギー用薬、鎮痛鎮痙薬等とは、併用しない。

・乗物の運転操作をするときは、乗物酔い防止薬の使用を控える。

成分名と作用を組み合わせて正誤を問う問題が、多く出題されますよ！

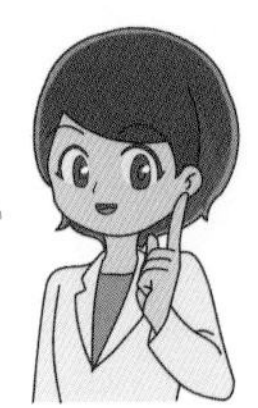

過去問に挑戦！

問1　かぜ及びかぜ薬に関する次の記述の正誤について、正しい組み合わせはどれか。

a　かぜの約８割はウイルス（ライノウイルス、コロナウイルス等）の感染が原因であり、細菌の感染は原因とはならない。
b　急激な発熱を伴う場合や、症状が４日以上続くとき、又は症状が重篤なときは、かぜではない可能性が高い。
c　かぜ薬は、かぜの諸症状の緩和のほか、ウイルスの増殖を抑えたり、ウイルスを体内から除去することを目的として使用される医薬品の総称である。

	a	b	c
1	正	正	正
2	正	誤	正
3	誤	誤	正
4	正	正	誤
5	誤	正	誤

（2023年　群馬、茨城、栃木、新潟、山梨、長野）

問2 **次の表は、ある一般用医薬品のかぜ薬（総合感冒薬）に含まれている成分の一覧である。このかぜ薬に関する次の記述のうち、正しいものの組み合わせはどれか。**

a　グアイフェネシンは、鼻汁分泌やくしゃみを抑えることを目的として配合されている。

b　ジヒドロコデインリン酸塩は、長期連用や大量摂取によって倦怠感や虚脱感、多幸感等が現れることがある。

c　アセトアミノフェンは、主として中枢作用によって解熱・鎮痛をもたらすため、末梢における抗炎症作用は期待できない。

d　クロルフェニラミンマレイン酸塩は、去痰作用を目的として配合されている。

1（a、b）　2（a、c）　3（b、c）　4（b、d）　5（c、d）

（2023年　東京、埼玉、千葉、神奈川）

問3 **25歳女性が月経痛の症状があるため、次の成分の一般用医薬品の解熱鎮痛薬を購入する目的で店舗を訪れた。この解熱鎮痛薬に関する記述の正誤について、正しい組み合わせはどれか。**

１錠中：	
成分分量	
イソプロピルアンチピリン	75mg
アセトアミノフェン	125mg
アリルイソプロピルアセチル尿素	30mg
無水カフェイン	25mg

a　イソプロピルアンチピリンは、ピリン系解熱鎮痛成分によって薬疹等のアレルギーを起こしたことのある人は使用しない。

b　本剤には、血栓予防薬としても用いられる成分が含まれている。

c　アセトアミノフェンは、他の解熱鎮痛成分に比べて胃腸障害を起こしやすいため、本剤は空腹を避けて服用する。

d　アリルイソプロピルアセチル尿素は、脳の興奮を抑え、痛覚を鈍くする効果が期待できる。

	a	b	c	d
1	正	誤	正	誤
2	正	誤	誤	正
3	誤	誤	正	誤
4	正	正	誤	誤
5	誤	誤	誤	正

（2023年　滋賀、京都、大阪、兵庫、和歌山、徳島、福井）

問4　口腔咽喉薬及びうがい薬（含嗽薬）の配合成分に関する記述の正誤について、正しい組み合わせはどれか。

a　炎症を生じた粘膜組織の修復を促す作用を期待して、グリセリンが配合されている場合がある。

b　声がれ、喉の荒れ、喉の不快感、喉の痛み又は喉の腫れの症状を鎮めることを目的として、グリチルリチン酸二カリウムが配合されている場合がある。

c　クロルヘキシジングルコン酸塩は、低刺激性の殺菌消毒成分であるため、口腔内に傷がある人でも使用することができる。

d　妊娠中に摂取されたヨウ素の一部は血液-胎盤関門を通過して胎児に移行するため、ヨウ素系殺菌消毒成分を長期間にわたって大量に使用した場合には、胎児にヨウ素の過剰摂取による甲状腺機能障害を生じるおそれがある。

	a	b	c	d
1	誤	正	誤	正
2	正	正	正	誤
3	誤	誤	正	誤
4	正	誤	誤	正
5	誤	誤	正	正

（2023年　岡山、鳥取、島根、広島、山口、香川、愛媛、高知）

問5 **鼻炎用内服薬及びその配合成分に関する記述の正誤について、正しい組み合わせはどれか。**

a　メチルエフェドリン塩酸塩は、依存性がある抗コリン成分であり、長期間にわたって連用された場合、薬物依存につながるおそれがある。

b　ロラタジンは、肥満細胞から遊離したヒスタミンが受容体と反応するのを妨げることにより、ヒスタミンの働きを抑える作用を示す。

c　トラネキサム酸は、皮膚や鼻粘膜の炎症を和らげることを目的として用いられる。

d　クレマスチンフマル酸塩が配合された内服薬を服用した後は、乗物又は機械類の運転操作を避けることとされている。

	a	b	c	d
1	正	正	正	誤
2	正	正	誤	正
3	正	誤	正	正
4	誤	正	正	正
5	正	正	正	正

（2023年　滋賀、京都、大阪、兵庫、和歌山、徳島、福井）

問6 **内服アレルギー用薬の配合成分とその配合目的に関する記述について、正しいものの組み合わせはどれか。**

	【配合成分】		【配合目的】
a	フェニレフリン塩酸塩	—	アドレナリン作動成分
b	トラネキサム酸	—	抗コリン成分
c	ピリドキシン塩酸塩	—	抗炎症成分
d	メキタジン	—	抗ヒスタミン成分

1（a、c）　2（a、d）　3（b、c）　4（b、d）　5（c、d）

（2023年　岡山、鳥取、島根、広島、山口、香川、愛媛、高知）

問7 **眠気を促す薬及びその配合成分に関する記述の正誤について、正しい組み合わせはどれか。**

a　抗ヒスタミン成分を含有する睡眠改善薬は、目が覚めたあとも、注意力の低下や寝ぼけ様症状、判断力の低下等の一時的な意識障害、めまい、倦怠感を起こすことがあるので注意が必要である。

b　ブロモバレリル尿素は、妊婦又は妊娠していると思われる女性に使用できる。

c　入眠障害、熟眠障害、中途覚醒、早朝覚醒等の症状が慢性的に続いている不眠は、抗ヒスタミン成分を含有する催眠鎮静薬により対処可能である。

d　15歳未満の小児では、抗ヒスタミン成分により眠気とは反対の中枢興奮などの副作用が起きやすいため、抗ヒスタミン成分を含有する睡眠改善薬の使用は避ける。

	a	b	c	d
1	誤	正	誤	誤
2	正	誤	誤	正
3	正	正	正	正
4	誤	誤	誤	正
5	正	誤	正	誤

（2023年　奈良）

問8 次の表は、ある一般用医薬品の鎮暈薬（乗物酔い防止薬）に含まれている成分の一覧である。この鎮暈薬に関する記述の正誤について、正しい組み合わせはどれか。

1錠中	
ジフェニドール塩酸塩	16.6mg
スコポラミン臭化水素酸塩水和物	0.16mg
無水カフェイン	30.0mg
ピリドキシン塩酸塩	5.0mg

a　ジフェニドール塩酸塩は、内耳にある前庭と脳を結ぶ神経（前庭神経）の調節作用のほか、内耳への血流を改善する作用を示す。

b　スコポラミン臭化水素酸塩水和物は、消化管からよく吸収され、他の抗コリン成分と比べて脳内に移行しやすいとされる。

c　無水カフェインは、抗めまい成分による眠気の解消を期待して配合されている。

d　ピリドキシン塩酸塩は、乗物酔いに伴う頭痛を和らげる作用が期待される。

	a	b	c	d
1	正	正	正	正
2	誤	誤	誤	正
3	正	誤	正	誤
4	正	正	誤	誤
5	誤	正	正	正

（2023年　東京、埼玉、千葉、神奈川）

解 答

問1 答え：5

a 誤り かぜの約８割はウイルス（ライノウイルス、コロナウイルス等）の感染が原因であり、それ以外に細菌の感染や、まれに冷気や乾燥、アレルギーのような非感染性の要因による場合もある。

b 正しい

c 誤り かぜ薬は、かぜの諸症状の緩和を目的として使用される医薬品の総称であり、総合感冒薬と呼ばれる。かぜ薬は、ウイルスの増殖を抑えたり、ウイルスを体内から除去するものではなく、咳で眠れなかったり、発熱で体力を消耗しそうなとき等に、それら諸症状の緩和を図る対症療法薬である。

基本 **問2** 答え：3

a 誤り 頻出成分 クロルフェニラミンマレイン酸塩は、鼻汁分泌やくしゃみを抑えることを目的として配合されている。

b、c 正しい

d 誤り 頻出成分 グアイフェネシンは、去痰作用を目的として配合されている。

! 例題の配合成分は、パブロンゴールドA〈錠〉と同じ。

問3 答え：2

a 正しい

b 誤り 本剤には、血栓予防薬としても用いられる成分は含まれていない。（血栓予防薬としても用いられる解熱鎮痛成分は、アスピリン。）

c 誤り 頻出成分 アセトアミノフェンは、他の解熱鎮痛成分のような胃腸障害は少なく、空腹時に服用できる製品もあるが、食後の服用が推奨されている。

d 正しい

問4 答え：1

a 誤り 頻出成分 炎症を生じた粘膜組織の修復を促す作用を期待して、アズレンスルホン酸ナトリウムが配合されている場合がある。（喉の粘膜を刺激から保護する成分として、グリセリンが配合されている場合がある。）

b 正しい

c 誤り 頻出成分 クロルヘキシジングルコン酸塩が配合された含嗽薬については、口腔内に傷やひどいただれがある人では、強い刺激を生じるおそれがあるため、使用を避ける必要がある。

d 正しい

問5 答え：4

a 誤り 頻出成分 メチルエフェドリン塩酸塩は、依存性があるアドレナリン作動成分であり、長期間にわたって連用された場合、薬物依存につながるおそれがある。

b 正しい 頻出成分（ロラタジン）

c 正しい 頻出成分（トラネキサム酸）

d 正しい （ヒスタミンは、脳の下部にある睡眠・覚醒に大きく関与する部位において覚醒の維持・調節を行う働きを担っており、抗ヒスタミン成分によりヒスタミンの働きが抑えられると眠気が促されるため。）

基本 問6 答え：2

a 正しい

b 誤り トラネキサム酸 ― 抗炎症成分

c 誤り ピリドキシン塩酸塩 ― ビタミン成分

d 正しい

頻出問題 問7 答え：2

a 正しい

b 誤り ブロモバレリル尿素は、胎児に障害を引き起こす可能性があるため、妊婦又は妊娠していると思われる女性は使用を避けるべきである。

c 誤り 抗ヒスタミン成分を主薬とする催眠鎮静薬は、睡眠改善薬として一時的な睡眠障害（寝つきが悪い、眠りが浅い）の緩和に用いられるものであり、慢性的に不眠症状がある人や、医療機関において不眠症の診断を受けている人を対象とするものではない。

d 正しい

問8 答え：4

a、b 正しい

c 誤り 頻出成分 カフェインは、脳に軽い興奮を起こさせて平衡感覚の混乱によるめまいを軽減させることを目的として配合されている。カフェインが配合されているからといって、抗めまい成分、抗ヒスタミン成分、抗コリン成分又は鎮静成分の作用による眠気が解消されるわけではない。

d 誤り ピリドキシン塩酸塩は、吐きけの防止に働くことを期待して、補助的に配合されている。

❗ 例題の配合成分は、トラベルミンRと同じ。

第1回　第2回　第3回　**第4回**　第5回　第6回　第7回

多くの成分が含まれる医薬品

Ⅰ　胃腸薬等
Ⅱ　痔疾（じしつ）用薬
Ⅲ　滋養強壮保健薬等

手引き　第3章　主な医薬品とその作用

学習のポイント

一般用医薬品の中には、様々な症状に対応できるように、非常にたくさんの種類の成分が含まれる商品があります。特に胃薬や滋養強壮薬は多くの成分を含みますから、それら成分の特徴をしっかり学んでいきましょう。

これら成分は、暗記するしかありません。実際に商品のパッケージを手に取って、そこに配合されている成分と成分解説を具体的に見ながら覚えましょう。スマートフォンで商品のパッケージに記載された成分名と商品のパッケージを写真に撮り、いつもながめるようにすると覚えやすいでしょう。

I 胃腸薬等

❶胃の不調と胃の薬

胃の働きに異常が生じると、胸やけや胃の不快感、消化不良、胃もたれ等の症状が起こります。また胃の働きに異常がなくても、食べすぎ等によって胃が食物を処理する働きが追いつかず、不調を感じることもあります。

胃の薬には、総合胃腸薬、**制酸**薬、**健胃**薬、**消化**薬等の種類があります。

健胃薬、消化薬、整腸薬またはそれらの目的を併せ持つものには医薬部外品として製造販売されているものもあります。ただし、配合できる成分やその上限量が定められており、効能・効果の範囲も限定されています。

基本ポイント

■ 胃腸薬の種類

分類	働き・使用目的
制酸薬	胃液の分泌亢進による胃酸過多や、それに伴う胸やけ、腹部の不快感、吐きけ等の症状を緩和することを目的とする。
健胃薬	弱った胃の働きを高めること（健胃）を目的とする。
消化薬	炭水化物、脂質、タンパク質等の分解に働く酵素を補う等により、胃や腸の内容物の消化を助けることを目的とする。

■ 総合胃腸薬

- 様々な症状に対応できるように、制酸、健胃、消化、胃粘膜保護等の成分を組み合わせて配合しています。
- 制酸（胃酸の作用を弱める）と健胃（胃酸の分泌を促す）のように、**相反する作用をもつ成分が一緒に配合されることもあります。**
  ⇒胃腸の状態により、それら成分に対する反応が異なり、総じて効果がもたらされます。
- 相反する成分を有する製剤は、食後又は食間の服用指示のものが多く、症状により製剤を選択する場合は、症状のひどい時間を確認して対応します。
  ⇒空腹時や就寝時の胸やけ、ストレスによる胃酸の出すぎ等　→　食間や就寝前に服用

⇒消化を助け、胃もたれを改善し、胃をすっきりさせる　→　食後服用
・症状がはっきりしている場合は、症状に合った成分のみが配合された製品を選びましょう。
重要
・医療機関で処方された医療用医薬品を服用している場合は、胃の薬も処方されている場合もあるので、販売時には胃の薬が処方されていないか必ず確認しましょう。

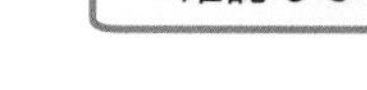

基本ポイント

重要

■ 胃薬を構成する様々な成分

分類	作用	成分名	注意等
制酸成分	①胃酸を中和して、働きを弱める ＊酸度の高い、炭酸飲料等での服用は適当でない	炭酸水素ナトリウム（重曹）	
		アルミニウムを含む成分：乾燥水酸化アルミニウムゲル、ジヒドロキシアルミニウムモノアセテート等	・アルミニウム脳症、アルミニウム骨症のおそれ⇒透析療法を受けている人は服用しない。腎障害の人は体内に貯留しやすいので医師等に相談を。それ以外の人も連用しない ・成分名から、アルミニウムを含んでいることがわからないものもあるので注意（合成ヒドロタルサイト等）
		アルミニウム・マグネシウムを含む成分：合成ヒドロタルサイト、メタケイ酸アルミン酸マグネシウム等	アルミニウムを含むものは、しっかり覚えましょう。「透析療法を受けている人は服用しないこと」に関する出題が多いですよ！
		マグネシウムを含む成分：ケイ酸マグネシウム、酸化マグネシウム、炭酸マグネシウム等	・併用（重複摂取）により、高マグネシウム血症のおそれ。腎障害の人は体内に貯留しやすいので医師等に相談を ・瀉下（しゃげ）薬としても使用される。下痢に注意
		カルシウムを含む成分：沈降炭酸カルシウム、ボレイ（カキの貝殻）等	・併用（重複摂取）により、高カルシウム血症のおそれ。腎障害の人は体内に貯留しやすいので医師等に相談を ・止瀉（ししゃ）薬としても使用される。便秘に注意

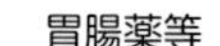

分類	作用	成分名	注意等
制酸成分	②胃液の分泌を抑える	ロートエキス 出題	・抗コリン作用による副作用に注意（注意すべき副作用 ➡p.26） ＊乳児に頻脈、母乳が出にくくなるおそれ⇒授乳中の人は服用を避ける
↑	↑	ピレンゼピン塩酸塩	・**胃液の分泌は抑えるが、消化管の運動には影響を及ぼさない** ・消化管以外では、他の抗コリン成分と同様の注意が必要
消化成分	炭水化物、脂質、タンパク質を分解する酵素を補う	ジアスターゼ、プロザイム、ニューラーゼ、リパーゼ、セルラーゼ等	・複合酵素（ビオジアスターゼ、タカヂアスターゼ等）が使われることもある
↑	↑	ウルソデオキシコール酸、デヒドロコール酸、胆汁末、動物胆等 出題	・利胆作用（胆汁の分泌を促す） ・肝臓の働きを高めるともいわれるが、**肝臓病の診断を受けた人は注意（症状悪化のおそれ）** ・ウルソデオキシコール酸は、妊娠中の服用は控える（服用前に相談）
健胃成分	味覚・嗅覚を刺激して、反射的に唾液や胃液の分泌を促す	苦味：オウバク、オウレン、センブリ、ゲンチアナ等（➡ p.309）	・味や香りを遮蔽（しゃへい）すると、十分な効果が期待できない⇒**オブラートで包まない**
↑	↑	芳香：ケイヒ、コウボク、チョウジ、チンピ等（➡ p.310）	↑
胃粘膜保護・修復成分	胃粘液の分泌を促す、胃粘膜を覆って保護する、荒れた胃粘膜の修復を促す	スクラルファート、アルジオキサ	アルミニウムを含む⇒アルミニウムを含む制酸成分と同様に注意（➡p.137） 出題
↑	↑	**セトラキサート塩酸塩**	体内で代謝されるとトラネキサム酸に⇒血栓のある人は注意 トラネキサム酸は、 ・かぜ薬（抗炎症作用） ・歯みがき粉（止血を期待） ・肝斑治療薬（第一類） 等にも使われます。
↑	↑	ソファルコン	副作用として肝機能障害
↑	↑	テプレノン	副作用として肝機能障害、腹部膨満感、吐きけ、腹痛等

分類	作用	成分名	注意等
胃粘膜保護・修復成分	胃粘液の分泌を促す、胃粘膜を覆って保護する、荒れた胃粘膜の修復を促す	アズレンスルホン酸ナトリウム（水溶性アズレン）、ゲファルナート、銅クロロフィリンカリウム、メチルメチオニンスルホニウムクロライド、トロキシピド等	アズレンスルホン酸ナトリウムは口腔咽喉薬やうがい薬、点眼薬にも配合されます。
抗炎症成分	胃粘膜の炎症を和らげる	カンゾウ、グリチルリチン酸 重要	・連用や大量摂取によって偽アルドステロン症のおそれ 特に注意が必要な人は？　復習を！（➡p.67、p.115）
消泡成分	消化管内容物中の気泡を分離	ジメチルポリシロキサン（ジメチコン）	
抗コリン成分	副交感神経系の働きを抑え、胃腸の過剰な動きや胃液分泌を抑制	メチルベナクチジウム臭化物、ブチルスコポラミン臭化物、メチルオクタトロピン臭化物、ジサイクロミン塩酸塩、チキジウム臭化物、ロートエキス	・ロートエキス以外は、主に鎮痛鎮痙薬に配合⇒胃痛、腹痛、さしこみ、胃酸過多等を改善 ・抗コリン作用による副作用⇒散瞳による目のかすみ、異常なまぶしさ、口渇、排尿困難、便秘、眼圧上昇等⇒**排尿困難**の人、**心臓病・緑内障**の人、**高齢者**は注意
平滑筋弛緩成分	消化管の平滑筋に直接働いて、胃腸の痙攣を鎮める	パパベリン塩酸塩	・主に鎮痛鎮痙薬に配合 ・抗コリン成分ではない⇒胃液分泌は抑えない ・抗コリン作用によるものではないが、**眼圧上昇の報告⇒緑内障の人は注意**
局所麻酔成分	消化管の粘膜・平滑筋に作用し、痛みを感じにくくする	アミノ安息香酸エチル	・鎮痛鎮痙薬のほか、鎮暈薬にも配合 ・メトヘモグロビン血症のおそれ ⇒**6歳未満**は服用しない
		オキセサゼイン	・鎮痛鎮痙薬のほか、制酸薬としても使用 ・胃液の分泌を抑える作用も有する ・副作用として頭痛、眠気、めまい、脱力感等 ・15歳未満、妊婦は服用しない（安全性が確立されていない）

■ 胃腸鎮痛鎮痙薬

・胃痛、腹痛、さしこみ（疝痛、癪 ➡p.26）、胃酸過多、胸やけ等の症状を緩和します。

・抗コリン成分：消化管の運動や胃液分泌を亢進させている副交感神経系の働きを抑えます。

・抗コリン作用による副作用**（目のまぶしさ・ちらつき、眼圧上昇、排尿困難、口渇、眠気、便秘等）**、抗コリン成分の重複**（かぜ薬、鼻炎用内服薬、鎮暈薬等に配合されていることがある）に注意。**

・下痢に伴う腹痛については、胃腸鎮痛鎮痙薬の適用ではありません。

❷腸の不調と腸の薬

腸における消化や栄養成分・水分の吸収等に異常が生じると、便秘や下痢といった症状が生じます。

腸の薬には、整腸薬・止瀉薬（下痢止め）・瀉下薬（便秘薬）等の種類があります。

基本ポイント

■ 整腸薬

・整腸（腸の調子や便通を整える）、腹部膨満感、軟便、便秘の改善を目的に使用されます。

■ 止瀉薬（下痢止め）

・下痢、吐き下し、食あたり（食中毒）、水あたり、下り腹、軟便に用います。

・下痢はむやみに止めないほうがよいこともあります。
⇒**特に食あたりや水あたり等、細菌やウイルス等による感染性の下痢では、収斂成分や腸の運動を鎮める成分で症状が悪化するおそれ**があります。

・腸内殺菌成分の入った止瀉薬を、下痢の予防や症状が治まってから服用することは避けます。
⇒腸内殺菌バランスを崩し、腸内環境を悪化させることもあります。

■ 整腸薬・止瀉薬に配合されている成分

分類	作用	成分名	注意等
整腸成分	腸内細菌のバランスを整える	生菌成分：ビフィズス菌、アシドフィルス菌、ラクトミン、乳酸菌、酪酸菌等	生菌成分は下痢止めや便秘薬に配合されていることもあります。
	整腸作用（生薬成分）	ケツメイシ、ゲンノショウコ等	・ケツメイシは整腸及び緩下作用を、ゲンノショウコは整腸及び止瀉作用を期待して用いられる
	消化管の運動を調節	トリメブチンマレイン酸塩	・消化管の平滑筋に直接作用 ・消化管運動が低下しているときは亢進的に、運動が亢進しているときは抑制的に働く ・重篤な副作用として、肝機能障害
止瀉成分	腸粘膜のタンパク質と結合して不溶性の膜をつくり、腸粘膜をひきしめる（収斂）	タンニン酸アルブミン ＊タンニン酸ベルベリンとの違いを確認しておく。	・**細菌性の下痢や食中毒には使用不可** ・アルブミンは**牛乳**のタンパク質（カゼイン）から精製⇒**牛乳アレルギーの人は服用しない** ・重篤な副作用としてショック（アナフィラキシー）を生じることがある
		ビスマスを含む成分（次没食子酸ビスマス、次硝酸ビスマス等）	・**細菌性の下痢や食中毒には使用不可** ・長期服用により**精神神経症状**（不安、記憶力減退等）⇒**1週間以上連用しない** ・アルコールとの併用で循環血液中への移行が高まり、副作用のリスク増大 ⇒**服用前後は飲酒しない** ・損傷した粘膜から吸収が促進される ⇒**胃・十二指腸潰瘍の人は注意** ・胎盤関門を通過⇒妊娠中の服用は避ける
	腸管の運動を低下させる	ロペラミド塩酸塩	・**食あたりや水あたりによる下痢は適用対象外** ・食べすぎ・飲みすぎによる下痢、寝冷えによる下痢に使用 ・一般用医薬品では**15歳未満**には適用がない ・**服用は短期間**にとどめる⇒2～3日服用しても改善しないときは、受診 ・**便秘、イレウス（腸閉塞）様症状**のおそれ ・**中枢神経抑制作用**⇒眠気・めまいに注意。**服用後の車の運転は避ける** ・乳汁中に移行⇒授乳中の人は服用を避ける

分類	作用	成分名	注意等
腸内殺菌成分	腸内を殺菌する	ベルベリン塩化物、タンニン酸ベルベリン ＊タンニン酸アルブミンとの違いを確認しておく。	・ベルベリン：**オウバクやオウレン**に含まれる成分 ・抗菌作用、抗炎症作用も有する ・タンニン酸ベルベリン＝タンニン酸(収斂)＋ベルベリン（抗菌作用）
		アクリノール	・黄色色素成分 ・外用の消毒薬としても使用
生薬成分	過剰な腸管の蠕動運動を正常化し、併せて水分や電解質の分泌も抑える	木(もく)クレオソート	・局所麻酔作用⇒歯痛薬（外用薬）としても使用 ・クレオソートのうち、石炭を原料とする石炭クレオソートは発がん性のおそれがあり、医薬品としては使用できない
吸着成分	腸管内の異常発酵によって生じた物質を吸着	炭酸カルシウム、沈降炭酸カルシウム、乳酸カルシウム、リン酸水素カルシウム、天然ケイ酸アルミニウム等	アルミニウムを含む成分で注意することは？ （➡ p.137）

基本ポイント

■ 瀉下薬（便秘薬）

- 大腸刺激性瀉下成分配合の瀉下薬は、便秘時の一時的な使用にとどめましょう。
- 刺激性瀉下成分を連用すると、腸の運動が緩慢になり、薬の量を増やさないと効果が出なくなります。
- 毎日の排便が滞るときは、大腸刺激性瀉下成分のみに依存せず、無機塩類や膨潤性瀉下成分の製剤を使用したり、整腸成分（ビフィズス菌や乳酸菌等）を併用してもよいでしょう。
- 食事で食物繊維を積極的に摂る等、便秘になりやすい生活習慣を改めることも大切です。

■ 瀉下薬に用いられる成分

分類	作用	成分名	注意
小腸刺激性瀉下成分	小腸で、リパーゼの働きによって生じる分解物が、小腸を刺激	ヒマシ油	・ヒマシ（トウダイグサ科トウゴマの種子）を圧搾して得られた脂肪油 ・腸内容物の急速な排除を目的に使用（通常の便秘には用いない） ・ただし、脂溶性物質（防虫剤、殺鼠剤等）の誤食・誤飲には使用しない⇒中毒症状を増悪させるおそれ ・急激で強い瀉下作用（峻下作用）⇒**激しい腹痛、吐きけ・嘔吐がある人**、3歳未満の幼児、**妊婦は服用しない** ・乳児に下痢のおそれ⇒授乳中の人は服用を避ける
大腸刺激性瀉下成分	大腸を刺激して排便を促す	センナ、センノシド	・センノシドは腸内細菌によって分解⇒分解生成物が大腸を刺激 ・**流産や早産を誘発するおそれ⇒妊娠又は妊娠していると思われる人は服用を避ける** ・乳児に下痢のおそれ⇒**授乳中の人は服用を避ける**
		ダイオウ	・ダイオウに含まれる大腸刺激性瀉下成分は、センノシドである ・漢方薬の構成生薬として配合されることも多い⇒瀉下を目的としない漢方薬では、下痢や腹痛の副作用がみられることがある ・**流産や早産を誘発するおそれ⇒妊娠している人は服用を避ける** ・乳児に下痢のおそれ⇒**授乳中の人は服用を避ける**
		ビサコジル	・特に結腸や直腸を刺激 ・浣腸薬（坐剤）として用いられることもある ・腸溶性製剤になっていることもある⇒**牛乳や制酸成分を含む胃腸薬との併用は避ける**（コーティングが溶け、十分な効果が得られなくなるおそれ）
		ピコスルファートナトリウム	・大腸に生息する腸内細菌で分解されて、作用を発現（胃や小腸では分解されない）

分類	作用	成分名	注意
無機塩類	腸内容物の浸透圧を高め、糞便中の水分量を増やす。また、その便が大腸を刺激して排便を促す	酸化マグネシウム、水酸化マグネシウム、硫酸マグネシウム	・一部が腸で吸収されて尿中に排泄 ⇒腎臓病の人では、高マグネシウム血症のおそれ
		硫酸ナトリウム	・血液中の電解質のバランスが崩れ、心臓に負担⇒心臓病の人は注意
膨潤性瀉下成分	腸管内で水分を吸収して、腸内容物に浸透し、糞便のかさを増やし、やわらかくする	カルメロースナトリウム、カルメロースカルシウム、プランタゴ・オバタ	・十分な量の水で服用する
その他	腸内容物に水分を浸透させ、糞便をやわらかくする	ジオクチルソジウムスルホサクシネート	・一般用医薬品では、単独で用いられることはないが、他の瀉下成分と一緒に配合され、その働きを助ける
	麦芽糖が腸内細菌によって分解されて生じたガスが便通を促す	マルツエキス	・麦芽糖を60％以上含む。水飴状 ・乳幼児**の便秘に用いる。発育不良時の**栄養補給**にも** ・水分不足による便秘に対する効果は期待できない

「瀉下薬」と「止瀉薬」、言葉が似ていてまぎらわしいですね。「瀉」には、「お腹を下す」という意味があるので、「瀉下薬」は下剤、「止瀉薬」は下痢止めと覚えましょう。

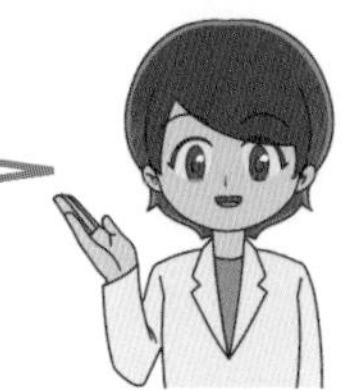

❸浣腸薬

基本ポイント

■ 浣腸薬に用いられる成分

出題

分類	用いられる成分	作用	注意
注入剤	主にグリセリン	浸透圧の差によって腸管壁から水分を取り込んで直腸粘膜を刺激（同様の作用を有するものとしてソルビトールがある）	・注入するときはゆっくり押し込む。薬液は人肌程度に温めておくと不快感が少ない ・注入後は、便意が強まるまでがまん ・排便時に血圧低下のおそれ⇒**高齢者、体力が低下している人、心臓病の人は特に注意** ・肛門部に傷があると、グリセリンが血管内に入って赤血球破壊（溶血）、腎不全のおそれ⇒痔出血のある人は注意
坐剤	炭酸水素ナトリウム	直腸内で徐々に分解して生じた炭酸ガス**が、直腸を刺激**	・重篤な副作用としてショックを生じることがある（坐剤において）
	ビサコジル	特に結腸や直腸を刺激	

❹駆虫薬

基本ポイント

■ 駆虫薬

- 一般用医薬品の駆虫薬が対象とするのは、回虫（かいちゅう）・蟯虫（ぎょうちゅう）です。

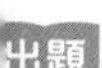

- 虫体にのみ作用し、虫卵**や腸管内以外に潜伏した幼虫（回虫の場合）には効果なし**
  ⇒1ヶ月以上間隔をおいてから再度服用します。
- 大量に服用しても効果が高まることはなく、副作用が現れやすくなります。
- 複数の駆虫薬を併用しても効果が高まることはありません。副作用が現れやすくなったり、作用が減弱することもあります。
- **家族全員で駆虫薬を服用することが望まれます。**

・**空腹時の服用**を勧められているものが多い
⇒食後のように消化管内容物があると、駆虫成分の吸収が高まり、副作用が起こりやすくなってしまうためです。

出題

■ 駆虫薬に用いられる成分

成分名	対象	作用	注意
サントニン	回虫	回虫の自発運動を抑える	・肝臓で代謝される ・肝機能障害悪化のおそれ⇒肝臓病の人は注意 ・副作用：ものが黄色く見える、耳鳴り、口渇
カイニン酸	回虫	回虫に痙攣を起こさせる	・マクリ（紅藻類）はカイニン酸を含む
ピペラジンリン酸塩	回虫・蟯虫	アセチルコリンの伝達を妨げ、運動筋を麻痺させる	・副作用：痙攣、倦怠感、眠気、食欲不振、下痢、便秘 ・**痙攣のある人、貧血・栄養障害の診断を受けた人は服用を避ける**
パモ酸ピルビニウム	蟯虫	蟯虫の呼吸や栄養分の代謝を抑える	・赤～赤褐色の成分⇒**尿・糞便が赤く着色** ・ヒマシ油との併用は避ける* ・脂質の多い食事、飲酒は避ける* *パモ酸ピルビニウムが吸収されやすくなり、副作用発現の可能性

成分名と作用を問う問題が多いので、しっかり確認しましょう！

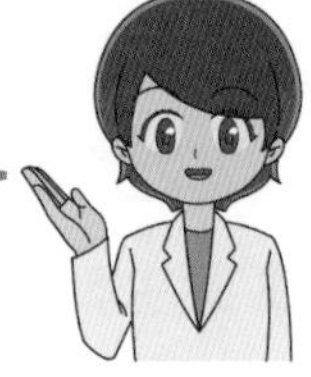

Ⅱ 痔疾用薬

痔は、肛門部に過度の負担をかけることやストレス等により生じる生活習慣病です。長時間座るのを避け、軽い運動によって血行を良くすることが痔の予防につながります。

基本ポイント

出題

■ 痔の種類

・痔は、肛門付近の血管がうっ血し、肛門に負担がかかることによって生じる肛門の病気の総称で、次のような種類があります。

① 痔核：肛門に存在する細かい血管群が部分的に拡張し、肛門内にいぼ状の腫れが生じたもの。一般に「いぼ痔」と呼ばれます。直腸粘膜と皮膚の境目となる歯状線より上部の直腸粘膜にできた痔核を「内痔核」、歯状線より下部の、肛門の出口側にできた痔核を「外痔核」、排便時に肛門から成長した痔核がはみ出るものを「脱肛」といいます。

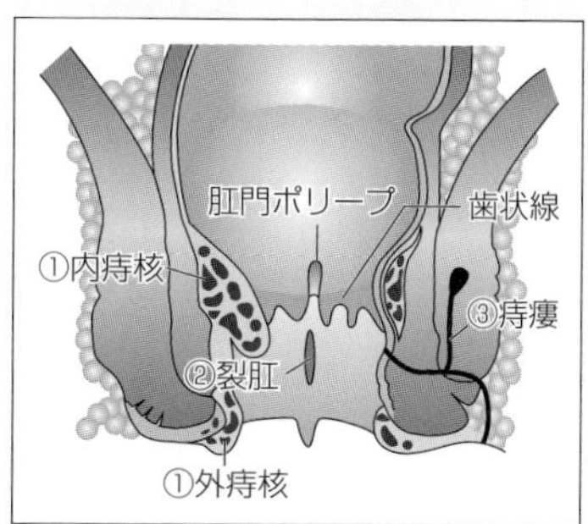

② 裂肛：肛門の出口からやや内側の上皮に傷が生じた状態。一般に「切れ痔」と呼ばれます。

③ 痔瘻：肛門内部の肛門腺窩（歯状線のくぼみ部分）に糞便の滓が溜まって炎症・化膿を生じた状態。

基本ポイント

■ 外用痔疾用薬

・外用痔疾用薬には、痔核または裂肛による痛み、かゆみ、腫れ、出血等の緩和、患部の消毒を目的とする坐剤、軟膏剤（注入軟膏を含む）、液剤があります。

・坐剤及び注入軟膏では、成分の一部が直腸粘膜から吸収されて循環血液中に入りやすく、全身的な影響を生じることがあります。

■ 外用痔疾用薬に用いられる成分

<table>
<tr><th colspan="2"></th><th>作用</th><th>成分名</th></tr>
<tr><td colspan="2">局所麻酔成分</td><td>知覚神経に作用して刺激の神経伝導を可逆的に遮断する</td><td>リドカイン、ジブカイン塩酸塩、アミノ安息香酸エチル等</td></tr>
<tr><td colspan="2">抗ヒスタミン成分</td><td>痔に伴うかゆみを和らげる</td><td>ジフェンヒドラミン塩酸塩、クロルフェニラミンマレイン酸塩等</td></tr>
<tr><td rowspan="2">局所刺激成分</td><td>熱感刺激</td><td rowspan="2">局所への穏やかな刺激によってかゆみを抑える</td><td>クロタミトン</td></tr>
<tr><td>冷感刺激</td><td>カンフル、ハッカ油、メントール等</td></tr>
<tr><td rowspan="2">抗炎症成分</td><td>ステロイド</td><td>痔による肛門部の炎症やかゆみを和らげる</td><td>ヒドロコルチゾン酢酸エステル、プレドニゾロン酢酸エステル等</td></tr>
<tr><td>非ステロイド</td><td>比較的緩和な抗炎症作用を示す</td><td>グリチルレチン酸（グリチルリチン酸が分解されてできる成分）</td></tr>
<tr><td colspan="2">組織修復成分</td><td>痔による肛門部の創傷の治癒を促す</td><td>アラントイン、アルミニウムクロルヒドロキシアラントイネート（別名、アルクロキサ）</td></tr>
<tr><td rowspan="2">止血成分</td><td>アドレナリン作動成分</td><td>血管収縮作用による止血効果を期待</td><td>テトラヒドロゾリン塩酸塩、メチルエフェドリン塩酸塩等</td></tr>
<tr><td>収斂保護止血成分</td><td>粘膜表面に不溶性の膜を形成することによる粘膜の保護・止血を目的</td><td>タンニン酸、酸化亜鉛、硫酸アルミニウムカリウム、卵黄油等</td></tr>
<tr><td colspan="2">殺菌消毒成分</td><td>痔疾患に伴う局所の感染を防止する</td><td>クロルヘキシジン塩酸塩、セチルピリジニウム塩化物、ベンザルコニウム塩化物、デカリニウム塩化物、イソプロピルメチルフェノール等</td></tr>
<tr><td colspan="2" rowspan="2">生薬成分</td><td>新陳代謝促進、殺菌、抗炎症等</td><td>シコン</td></tr>
<tr><td>血行促進、抗炎症等</td><td>セイヨウトチノミ</td></tr>
<tr><td colspan="2" rowspan="2">ビタミン成分</td><td>肛門周囲の末梢血管の血行を改善</td><td>ビタミンE</td></tr>
<tr><td>傷の治りを促す</td><td>ビタミンA油</td></tr>
</table>

- ステロイド剤配合の坐剤・注入軟膏は、含有量によらず、長期連用を避ける
- メチルエフェドリン塩酸塩配合の坐剤・注入軟膏は、心臓病、高血圧、糖尿病、甲状腺機能障害の診断を受けた人では、使用前に医師・薬剤師・登録販売者に相談

出題

基本ポイント

■ 内用痔疾用薬

・比較的緩和な抗炎症作用、血行改善作用を有する成分のほか、瀉下・整腸成分等が配合されたもの。

・外用痔疾用薬と併せて用いると、効果的です。

■ 内用痔疾用薬に用いられる成分

	作用	成分名
生薬成分	瀉下作用	センナ、ダイオウ（➡p.311）
	抗炎症作用	オウゴン、セイヨウトチノミ（➡p.312）
	止血作用	カイカ、カイカク（➡p.312）
止血成分	毛細血管を補強、強化して出血を抑える	カルバゾクロム
ビタミン成分	肛門周囲の末梢血管の血行を促して、うっ血を改善する	ビタミンE

・乙字湯（おつじとう）、芎帰膠艾湯（きゅうききょうがいとう）が用いられることもある（➡p.325）

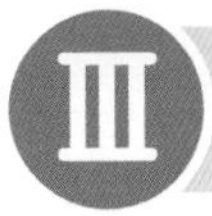

滋養強壮保健薬等

❶滋養強壮保健薬

　滋養強壮保健薬とは、体調不良を生じやすい状態や体質の改善、特定の栄養素の不足による症状の改善や予防を目的とした薬です。

基本ポイント

■ 滋養強壮保健薬に用いられる成分

成分	作用	注意その他
ビタミンA （レチノール酢酸エステル、レチノールパルミチン酸エステル）、 ビタミンA油、 肝油	・夜間視力の維持 ・皮膚や粘膜の機能を維持 ・目の乾燥感、夜盲症（とり目、暗所での見えにくさ）の症状の緩和	・妊娠中のビタミンＡ大量摂取により、新生児の先天異常のリスク増大⇒**妊娠３ヶ月前〜妊娠３ヶ月はビタミンＡの過剰摂取を避ける**（脂溶性のビタミンで肝臓に蓄積されるため） ・一般用医薬品におけるビタミンAの1日分量の上限は4,000国際単位
ビタミンD （エルゴカルシフェロール、コレカルシフェロール）	・腸管でのカルシウム吸収、尿細管でのカルシウム再吸収を促進⇒**骨の形成を助ける** ・骨歯の発育不良やくる病の予防等に	・過剰摂取により高カルシウム血症（便秘、吐きけ、腹痛、食欲減退、多尿等） ・脂溶性ビタミン
ビタミンE （トコフェロール酢酸エステル、トコフェロールコハク酸エステル）	・**抗酸化作用**（体内の脂質を酸化から守る） ・**血流を改善** ・ホルモンの分泌を調節 ・手足のしびれや冷え、肩・首筋のこり、のぼせ・ほてり等の改善に	・一時的に生理が早く来たり、経血量が多くなったりすることがある。出血が長く続くときは受診を ・脂溶性ビタミン

成分	作用	注意その他
ビタミンB_1（チアミン塩化物塩酸塩、フルスルチアミン塩酸塩、ビスチアミン硝酸塩等）	・炭水化物の代謝に関与 ・神経の正常な働きを維持 ・腸管運動を促進 ・神経痛、疲労、手足のしびれ、眼精疲労、便秘等の改善に	・ビタミンB_1の不足で有名なのが脚気（かっけ） ・水溶性ビタミン
ビタミンB_2（リボフラビン酪酸エステル、フラビンアデニンジヌクレオチド等）	・脂質の代謝に関与 ・皮膚や粘膜の機能を正常に維持 ・口内炎、湿疹（しん）、皮膚炎、赤鼻、目の充血等に	・尿が黄色くなることがある（ただちに使用を中止する必要はない） ・水溶性ビタミン
ビタミンB_6（ピリドキシン塩酸塩、ピリドキサールリン酸エステル）	・タンパク質の代謝に関与 ・皮膚や粘膜、神経機能を正常に維持 ・口内炎、湿疹、皮膚炎、肌荒れ、手足のしびれ等に	・水溶性ビタミン
ビタミンB_{12}（シアノコバラミン、ヒドロキソコバラミン塩酸塩等）	・赤血球の形成を助ける ・神経の正常な働きを維持	・ビタミン主薬製剤、貧血用薬等に配合されている ・水溶性ビタミン
ビタミンC（アスコルビン酸）	・抗酸化作用 ・皮膚や粘膜の機能を正常に維持 ・メラニンの生成を抑制 ・しみ、そばかす、歯茎からの出血・鼻血の予防等に	・鉄の吸収を高める ・水溶性ビタミン
パントテン酸カルシウム	・皮膚や粘膜等の機能を維持することを助ける	
カルシウム	・骨や歯をつくり、丈夫に保つ ・筋肉の収縮、血液凝固、神経機能にも関与	・過剰摂取により高カルシウム血症を引き起こす可能性がある ・沈降炭酸カルシウム等のカルシウムを含む成分は、甲状腺ホルモンの吸収を阻害するおそれがあるため、甲状腺機能障害のある人は注意

成分	作用	注意その他
システイン	・髪や爪、皮膚等に存在するアミノ酸 ・メラニンの生成抑制、メラニンの排出促進⇒しみ・そばかすの改善 ・アルコールの分解を促進（アセトアルデヒドの代謝を促す）⇒二日酔いにも	・しみ・そばかすと二日酔い⇒異なる適応をもつことに注意
アミノエチルスルホン酸（タウリン）	・細胞の機能を正常に維持 ・肝機能を改善	・筋肉や脳、心臓、目、神経等、身体のあらゆる部分に存在
アスパラギン酸ナトリウム	・エネルギーの産生効率を高める ・骨格筋に溜まった乳酸の分解を促進	
ヘスペリジン	・ビタミンCの吸収を助ける	・ビタミン様物質の一つ
コンドロイチン硫酸	・軟骨組織の成分。軟骨成分の形成と修復を行う	・ビタミンB_1と組み合わせて用いられることが多い
グルクロノラクトン	・肝臓の働きを助け、肝血流を改善 ・全身倦怠感や疲労時の栄養補給	
ガンマ-オリザノール	・米油、米胚芽油から発見。抗酸化作用をもつ	・ビタミンEと組み合わせて用いられることが多い

❷貧血用薬

貧血は、ビタミン欠乏性貧血、鉄欠乏性貧血等に分類されます。一般用医薬品における貧血用薬は、鉄欠乏性貧血の改善を目的としています。

基本ポイント

■ 貧血用薬

・鉄欠乏性貧血に対して不足している鉄分を補充することにより、造血機能の回復を図ります。

・貧血の症状：疲労、動悸、息切れ、血色不良、頭痛、耳鳴り、めまい、微熱、皮膚・粘膜の蒼白、むくみ（下半身）、異食症（氷等を好んで食べる）。

・鉄が不足しやすい人：鉄の**摂取**不足、消化管での**吸収**障害、消化管出血、成長が著しい年長乳児・幼児、月経血損失のある女性、妊婦、授乳婦。

・貧血用薬の副作用：胃腸障害（悪心、嘔吐、食欲不振、胃部不快感等）
⇒食後に服用すると軽減します。

・貧血の症状がみられる前から予防的に服用することは、適当ではありません。

■ 貧血用薬に用いられる成分

成分名	作用	注意・備考
鉄（フマル酸第一鉄、溶性ピロリン酸第二鉄、可溶性含糖酸化鉄、クエン酸鉄アンモニウム等）	酸素を運搬するヘモグロビンの産生に不可欠	・**便が黒くなる**ことがある。通常は服用を注意するような副作用ではないが、服用前から便が黒いときは消化管等からの出血のおそれ ・複数の貧血用薬を併用すると、鉄の過剰摂取となり、胃腸障害や便秘の副作用が起こりやすい ・**タンニン酸と結合することで吸収低下**⇒タンニン酸を多く含むお茶、コーヒー等との同時摂取は避ける 重要 （製剤上の工夫により、実際には問題ないことが多い）
銅（硫酸銅）	ヘモグロビンの産生過程で、鉄の代謝や輸送に関与	
マンガン（硫酸マンガン）	糖質・脂質・タンパク質の代謝に働く酵素の構成物質。エネルギー合成を促進する	
コバルト（硫酸コバルト）	**ビタミンB_{12}の構成成分**。骨髄での造血機能を高める	
ビタミンB_{12}（シアノコバラミン）、葉酸	赤血球の産生時に不可欠	ビタミンB_{12}や葉酸が不足すると、巨赤芽球貧血（悪性貧血）を生じることがある
ビタミンC（アスコルビン酸）	抗酸化作用をもち皮膚や粘膜を正常に保つ	消化管内で鉄を吸収されやすい状態に保つ

鉄以外のミネラル、銅・マンガン・コバルトの働きを区別して覚えましょう。ヘモグロビン産生にはB_6も必要です。どんなビタミンが入っているかも覚えましょう。

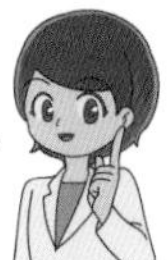

❸強心薬

基本ポイント

■ 強心薬

・動悸、息切れ、気つけに用いる薬です。

・疲労やストレス等による軽度の心臓の働きの乱れについて、心臓の働きを整え、症状の改善を図ります。

■ 強心薬に用いられる成分

出題

分類	作用	成分	注意
強心成分	心筋に直接刺激を与え、その収縮力を高める	センソ	・アジアヒキガエル等の耳腺の分泌物を集めたもの（波線部分は新しい手引きの変更箇所） ・微量で、強い強心作用 ・有効域が狭い ・**１日服用量中５mgを超えて含有するものは劇薬指定** ・局所麻酔作用⇒内服固形剤を嚙むと舌が麻痺。**嚙まずに服用** 出題
		ジャコウ	・ジャコウジカのオスのジャコウ腺分泌物 ・呼吸機能を高めたり、意識をはっきりさせたりする作用もある
		ゴオウ	・**ウシの胆嚢中に生じた結石** ・末梢血管拡張による血圧降下、興奮を鎮める作用もある
		ロクジョウ	・**シカ科の*Cervus nippon* Temminck、*Cervus elaphus* Linné、*Cervus canadensis* Erxleben 又はその他同属動物の雄鹿の角化していない幼角** ・強壮、血行促進等の作用もある
その他	強心成分の働きを助ける	リュウノウ	中枢神経系の刺激作用による気つけ
		シンジュ	鎮静作用
		その他	レイヨウカク、ジンコウ、動物胆等

センソ、ジャコウ、ゴオウ、ロクジョウはまとめて出題されることが多いので、それぞれの基原、作用を区別して覚えましょう。

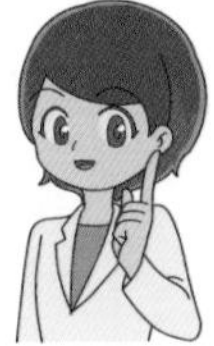

■ その他の循環器に作用する成分

成分	作用	注意
ユビデカレノン（コエンザイムQ10）	・肝臓や心臓等に多く存在し、エネルギー代謝に関与する酵素の働きを助ける。ビタミンB群とともにエネルギー産生時に働く ・心筋の酸素利用効率を高める	・効能効果：**軽度な心疾患により日常生活の身体活動を少し越えたときに起こる動悸、息切れ、むくみ** ・副作用：胃部不快感、食欲減退、吐きけ等 ・15歳未満は服用しない⇒受診が優先 ・心臓病の人は、服用前に医師・薬剤師・登録販売者に相談 ・高血圧症、呼吸器疾患、腎臓病、甲状腺機能障害、貧血等でも、動悸や息切れ、むくみがみられることがある。基礎疾患がある場合も、相談する
ヘプロニカート、イノシトールヘキサニコチネート	ニコチン酸を遊離⇒末梢の血液循環を改善	・ビタミンEと併用されることが多い
ルチン	毛細血管の補強・強化	・ビタミン様物質

❹高コレステロール改善薬

コレステロールは細胞の構成成分で、胆汁酸や副腎皮質ホルモン等の生理活性物質の産生に重要な物質です。生体に不可欠な物質で、コレステロールの産生及び代謝は、主として肝臓で行われます。水に溶けにくい物質であるため、血液中では血漿タンパク質と結合したリポタンパク質となって存在します。

基本ポイント

■ 高コレステロール改善薬

・血中コレステロール異常の改善、血中コレステロール異常に伴う末梢血行障害の緩和を目的に使用されます。メタボリックシンドロームの予防では、血中コレステロール値に留意する必要があります。

・生活習慣の改善が不可欠です。**薬は食事療法、運動療法の補助的位置付け**です。

・ウエスト周囲径（腹囲）を減少させる等の痩身効果を目的とするものではないこと等、正しく購入者等に理解を促すことが重要です。

・１～３ヶ月服用しても改善がみられない場合は受診を勧めます。

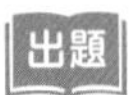

■ 脂質異常症（高脂血症）とは

次のいずれかにあてはまる場合をいいます。

①LDLが140mg/ｄL以上

②HDLが40mg/ｄL未満

③中性脂肪が150mg/ｄL以上

LDL(低密度リポタンパク質：悪玉コレステロール)	コレステロールを肝臓から末梢組織へ運ぶ	LDLが多く、HDLが少ないと、コレステロールの運搬が末梢組織側に偏って蓄積を招く
HDL(高密度リポタンパク質：善玉コレステロール)	末梢組織のコレステロールを取り込み、肝臓へ運ぶ	

■ 高コレステロール改善薬に用いられる成分

成分名	作用
大豆油不けん化物（ソイステロール）	腸管での、コレステロールの吸収を抑える
リノール酸、ポリエンホスファチジルコリン	肝臓におけるコレステロールの代謝を促進

成分名	作用
パンテチン	LDL等の異化排泄を促進し、リポタンパクリパーゼ活性を高めて、HDL産生を高める
リボフラビン酪酸エステル（ビタミンB_2）	コレステロールの生合成抑制と排泄、異化促進作用・中性脂肪抑制作用、過酸化脂質分解作用 ＊尿が黄色くなることがあるが、服用を中止するような副作用ではない。
トコフェロール酢酸エステル（ビタミンE）	コレステロールからの過酸化脂質の生成を抑制、末梢血管における血行を促進

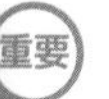

❺婦人薬

婦人薬は、月経及び月経周期に伴って起こる症状を中心として、女性に現れる特有な諸症状（血行不順、自律神経系の働きの乱れ、生理機能障害等の全身的な不快症状）の緩和と、保健を主たる目的とする医薬品です。

基本ポイント

■ 婦人薬に用いられる成分

分類	成分名	作用・注意
女性ホルモン成分	エチニルエストラジオール（人工的に合成された女性ホルモンの一種で、エストラジオールを補充するもの）	・女性ホルモンの補充 ・適用部位の膣粘膜又は外陰部から吸収されて循環血液中に移行 ・**妊娠中は使用しない**→胎児に先天異常のおそれ ・**長期連用を避ける**→血栓症を生じるおそれ。乳がん、脳卒中等の発生確率が高まる可能性も
生薬	サフラン、コウブシ（➡p.313）	鎮静、鎮痛、滞っている月経を促す
生薬	センキュウ、トウキ、ジオウ（➡p.313、314）	強壮、鎮静、鎮痛、血行を改善し、血色不良や冷えを緩和する
漢方薬	当帰芍薬散、桂枝茯苓丸、加味逍遙散、五積散等	➡p.327-p.328

過去問に挑戦！

問1　胃の薬の配合成分に関する記述のうち、正しいものの組み合わせはどれか。

a　アルジオキサはマグネシウムを含む成分であるため、透析を受けている人では使用を避ける必要がある。
b　消化管内容物中に発生した気泡の分離を促すことを目的として、ロートエキスが配合されている場合がある。
c　ピレンゼピン塩酸塩は、消化管の運動にはほとんど影響を与えずに胃液の分泌を抑える作用を示すとされるが、消化管以外では一般的な抗コリン作用のため、排尿困難、動悸、目のかすみの副作用を生じることがある。
d　セトラキサート塩酸塩は、体内で代謝されてトラネキサム酸を生じることから、血栓のある人、血栓を起こすおそれのある人では、使用する前にその適否について、治療を行っている医師又は処方薬の調剤を行った薬剤師に相談がなされるべきである。

1（a、b）　2（a、c）　3（a、d）　4（b、c）　5（c、d）

（2023年　岡山、鳥取、島根、広島、山口、香川、愛媛、高知）

問2　胃の薬及びその配合成分に関する記述のうち、正しいものの組み合わせはどれか。

a　健胃薬は、炭水化物、脂質、タンパク質等の分解に働く酵素を補う等により、胃の内容物の消化を助けることを目的としている。
b　制酸薬は、胃液の分泌亢進による胃酸過多や、それに伴う胸やけ、腹部の不快感、吐きけ等の症状の緩和を目的としている。
c　ピレンゼピン塩酸塩などの胃液分泌抑制成分は、副交感神経の伝達物質であるアセチルコリンの働きを促進する。
d　医薬部外品として製造販売されている消化薬は、配合できる成分やその上限量が定められており、また、効能・効果の範囲も限定されている。

1（a、b）　2（a、c）　3（b、d）　4（c、d）

（2023年　奈良）

問3 胃腸鎮痛鎮痙薬の配合成分に関する記述の正誤について、正しい組み合わせはどれか。

a　チキジウム臭化物には、口渇、便秘、排尿困難等の副作用が現れることがある。
b　ブチルスコポラミン臭化物は、まれに重篤な副作用としてショック（アナフィラキシー）を生じることが知られている。
c　ロートエキスは、吸収された成分の一部が母乳中に移行して乳児の脈が速くなる（頻脈）おそれがある。
d　パパベリン塩酸塩は、抗コリン成分と異なり、眼圧を上昇させる作用はない。

	a	b	c	d
1	正	正	誤	正
2	誤	誤	正	誤
3	正	正	正	誤
4	正	誤	正	誤
5	誤	正	誤	正

（2023年　滋賀、京都、大阪、兵庫、和歌山、徳島、福井）

問4 **整腸薬又は止瀉薬及びその配合成分に関する記述の正誤について、正しい組み合わせはどれか。**

a　腸内殺菌成分の入った止瀉薬は、下痢の予防で服用したり、症状が治まったのに漫然と服用したりすると、腸内細菌のバランスを崩し、腸内環境を悪化させることがある。

b　トリメブチンマレイン酸塩は、消化管の平滑筋に直接作用して、消化管の運動を調整する作用があるが、まれに重篤な副作用として肝機能障害を生じることがある。

c　ロペラミド塩酸塩が配合された止瀉薬は、効き目が強すぎて便秘が現れることがあり、まれに重篤な副作用としてイレウス様症状を生じることがある。

d　ベルベリン塩化物は、海外において長期連用した場合に精神神経症状が現れたとの報告があるため、１週間以上継続して使用しないこととされている。

	a	b	c	d
1	正	正	誤	正
2	誤	誤	正	誤
3	正	正	正	誤
4	正	誤	正	誤
5	誤	正	誤	正

（2023年　滋賀、京都、大阪、兵庫、和歌山、徳島、福井）

問5 **次の記述は、瀉下成分に関するものである。正しいものの組み合わせはどれか。**

a　マルツエキスは、瀉下薬としては比較的作用が穏やかなため、主に乳幼児の便秘に用いられる。

b　センノシドは、大腸に生息する腸内細菌によって分解され、分解生成物が大腸を刺激して瀉下作用をもたらすと考えられている。

c　ヒマシ油は、大腸のうち特に結腸や直腸の粘膜を刺激して、排便を促すと考えられている。

d　ビサコジルは、小腸でリパーゼの働きによって生じる分解物が、小腸を刺激することで瀉下作用をもたらすと考えられている。

1（a、b）　2（a、c）　3（b、d）　4（c、d）

（2023年　北海道、青森、秋田、岩手、宮城、山形、福島）

問6　浣腸薬とその成分に関する次の記述の正誤について、正しい組み合わせはどれか。

a　直腸の急激な動きに刺激されて流産・早産を誘発するおそれがあるため、妊婦又は妊娠していると思われる女性では使用を避けるべきである。

b　グリセリンが配合された浣腸薬が、肛門や直腸の粘膜に損傷があり出血しているときに使用されると、グリセリンが傷口から血管内に入って、赤血球の破壊（溶血）を引き起こすおそれがある。

c　ソルビトールは、直腸内で徐々に分解して微細な気泡を発生することで直腸を刺激する作用を期待して用いられる。

d　炭酸水素ナトリウムは、浸透圧の差によって腸管壁から水分を取り込んで直腸粘膜を刺激し、排便を促す効果を期待して用いられる。

	a	b	c	d
1	正	誤	誤	誤
2	正	正	誤	誤
3	正	誤	正	正
4	誤	正	正	誤
5	誤	誤	正	正

（2023年　群馬、茨城、栃木、新潟、山梨、長野）

問7 **駆虫薬に関する以下の記述の正誤について、正しい組み合わせはどれか。**

a　一般用医薬品の駆虫薬が対象とする寄生虫は、回虫と条虫である。
b　腸管内に生息する虫体のほか、虫卵にも作用する。
c　駆虫効果を高めるため、複数の駆虫薬を併用することが推奨される。
d　ヒマシ油を使用すると腸管内で駆虫成分が吸収されやすくなり、副作用を生じる危険性が高まるため、ヒマシ油との併用は避ける必要がある。

	a	b	c	d
1	正	誤	正	誤
2	正	誤	誤	正
3	誤	正	正	正
4	誤	誤	誤	正
5	正	正	誤	誤

（2023年　北海道、青森、秋田、岩手、宮城、山形、福島）

問8 **次の成分を含む一般用医薬品の外用痔疾用薬に関する記述の正誤について、正しい組み合わせはどれか。**

坐剤1個（1.75g）中： 成分分量	
リドカイン	60mg
グリチルレチン酸	30mg
アラントイン	20mg
トコフェロール酢酸エステル	50mg

a　リドカインは、まれに重篤な副作用としてショック（アナフィラキシー）を生じることがある。
b　グリチルレチン酸は、比較的緩和な抗炎症作用を示す成分である。
c　アラントインは、痛みや痒みを和らげることを目的として配合される局所麻酔成分である。
d　トコフェロール酢酸エステルは、出血を抑えることを目的として配合される止血成分である。

	a	b	c	d
1	正	正	誤	誤
2	正	誤	正	正
3	誤	正	誤	誤
4	正	誤	正	誤
5	誤	誤	正	正

（2023年　滋賀、京都、大阪、兵庫、和歌山、徳島、福井）

問9　滋養強壮保健薬の配合成分に関する次の記述の正誤について、正しい組み合わせはどれか。

a　皮膚や粘膜などの機能を維持することを助ける栄養素として、ニコチン酸アミドが配合されている場合がある。

b　グルクロノラクトンは、骨格筋に溜まった乳酸の分解を促す働きを期待して用いられる。

c　ヘスペリジンは、髪や爪などに存在するアミノ酸の一種で、皮膚におけるメラニンの生成を抑えるとともに、皮膚の新陳代謝を活発にしてメラニンの排出を促す働きがあるとされる。

d　コンドロイチン硫酸は軟骨組織の主成分で、軟骨成分を形成及び修復する働きがあるとされる。

	a	b	c	d
1	正	正	正	誤
2	正	誤	誤	正
3	誤	正	正	正
4	誤	正	誤	正
5	正	誤	誤	誤

（2023年　東京、埼玉、千葉、神奈川）

問10　強心薬の配合成分に関する記述のうち、正しいものはどれか。

1　ロクジョウは、ウシ科のウシの胆嚢中に生じた結石を基原とする生薬である。
2　センソは、有効域が比較的狭い成分であり、一般用医薬品では、１日用量が50mg以下となるように用法・用量が定められている。
3　ロクジョウは、強心作用のほか、呼吸中枢を刺激して呼吸機能を高めたり、意識をはっきりさせる等の作用があるとされている。
4　センソが配合された丸薬、錠剤等の内服固形製剤は、口中で噛み砕くと舌等が麻痺することがあるため、噛まずに服用することとされている。

（2023年　岡山、鳥取、島根、広島、山口、香川、愛媛、高知）

問11　貧血用薬（鉄製剤）及びその配合成分に関する記述のうち、正しいものの組み合わせはどれか。

a　鉄分の吸収は、空腹時のほうが高いとされているが、消化器系への副作用を軽減するには、食後に服用することが望ましい。
b　硫酸コバルトは、骨髄での造血機能を高める目的で配合されている場合がある。
c　服用の前後30分に、アスコルビン酸を含む飲食物を摂取すると、鉄の吸収が悪くなることがあるので、服用前後はそれらの摂取を控えることとされている。
d　ビタミンＢ６は、消化管内で鉄が吸収されやすい状態に保つことを目的として用いられる。

1（a、b）　2（a、c）　3（b、d）　4（c、d）

（2023年　奈良）

問12 **循環器用薬及びその配合成分に関する以下の記述のうち、誤っているものはどれか。**

1　コエンザイムQ10は、副作用として、胃部不快感、食欲減退、吐きけ、下痢、発疹・痒みが現れることがある。

2　ヘプロニカートは、ニコチン酸が遊離し、そのニコチン酸の働きによって末梢の血液循環を改善する作用を示すとされ、ビタミンEと組み合わせて用いられる場合が多い。

3　三黄瀉心湯を使用している間は、副作用として便秘を生じやすいため、瀉下薬との併用が推奨される。

4　高血圧や心疾患に伴う諸症状を改善する医薬品は、体質の改善又は症状の緩和を主眼としており、いずれも高血圧や心疾患そのものの治療を目的とするものではない。

（2023年　福岡、大分、宮崎、佐賀、長崎、沖縄、鹿児島、熊本）

問13 **高コレステロール改善薬及びその配合成分に関する記述のうち、正しいものの組み合わせはどれか。**

a　パンテチンは、低密度リポタンパク質（LDL）の異化排泄を促進し、リポタンパクリパーゼ活性を下げて、高密度リポタンパク質（HDL）の産生を高める作用がある。

b　高コレステロール改善薬は、ウエスト周囲径（腹囲）を減少させるなどの痩身効果を目的とした医薬品である。

c　大豆油不けん化物（ソイステロール）には、腸管におけるコレステロールの吸収を抑える働きがあるとされる。

d　ビタミンＢ２は、コレステロールの生合成抑制と排泄・異化促進作用、中性脂肪抑制作用、過酸化脂質分解作用を有すると言われている。

1（a、b）　2（a、c）　3（b、d）　4（c、d）

（2023年　奈良）

問14 女性の月経に関する以下の記述の正誤について、正しい組み合わせはどれか。

a　血の道症とは、臓器・組織の形態的異常があり、抑うつや寝つきが悪くなる、神経質、集中力の低下等の精神神経症状が現れる病態のことをいう。

b　月経は、子宮の内壁を覆っている膜（子宮内膜）が剥がれ落ち、血液（経血）と共に排出される生理現象である。

c　月経不順とは、加齢とともに卵巣からの女性ホルモンの分泌が減少していき、やがて月経が停止して、妊娠可能な期間が終了することをいう。

d　月経周期には、扁桃体で産生されるホルモンと、卵巣で産生される女性ホルモンが関与する。

	a	b	c	d
1	誤	正	誤	正
2	正	誤	誤	正
3	正	正	正	誤
4	誤	正	誤	誤
5	正	誤	正	正

（2023年　北海道、青森、秋田、岩手、宮城、山形、福島）

解　答

問1　答え：5

a　誤り　頻出成分　アルミニウムを含む成分であるため、透析を受けている人では使用を避ける必要がある。アルジオキサは…

b　誤り　消化管内容物中に発生した気泡の分離を促すことを目的として、ジメチルポリシロキサンが配合されている場合がある。（過剰な胃液の分泌を抑える作用を期待して、アセチルコリンの働きを抑えるロートエキスが配合されている場合がある。）

c、d　正しい

基本　**問2**　答え：3

a　誤り　消化薬は、炭水化物、脂質、タンパク質等の分解に働く酵素を補う等により、胃の内容物の消化を助けることを目的としている。（健胃薬は、弱った胃の働きを高めること〔健胃〕を目的とする医薬品である。）

b　正しい

c　誤り　頻出成分　ピレンゼピン塩酸塩などの胃液分泌抑制成分は、副交感神経の伝達物質であるアセチルコリンの働きを抑える。

d　正しい

頻出問題　**問3**　答え：3

a〜c　正しい

d　誤り　パパベリン塩酸塩は、抗コリン成分と異なり自律神経系を介した作用ではないが、眼圧を上昇させる作用を示す。

問4　答え：3

a〜c　正しい

d　誤り　次没食子酸ビスマス、次硝酸ビスマス等のビスマスは、海外において長期連用した場合に精神神経症状が現れたとの報告があるため、１週間以上継続して使用しないこととされている。（ベルベリン塩化物は、腸内殺菌成分。）

問5　答え：1

a、b　正しい

c 誤り ビサコジルは、大腸のうち特に結腸や直腸の粘膜を刺激して、排便を促すと考えられている。(ヒマシ油については、下記dの解説参照。)

d 誤り 頻出成分 ヒマシ油は、小腸でリパーゼの働きによって生じる分解物が、小腸を刺激することで瀉下作用をもたらすと考えられている。(ビサコジルについては、上記cの解説参照。)

基本 問6 答え:2

a、b 正しい

c 誤り 炭酸水素ナトリウムは、直腸内で徐々に分解して微細な気泡を発生することで直腸を刺激する作用を期待して用いられる。

d 誤り グリセリンやソルビトールは、浸透圧の差によって腸管壁から水分を取り込んで直腸粘膜を刺激し、排便を促す効果を期待して用いられる。

問7 答え:4

a 誤り 一般用医薬品の駆虫薬が対象とする寄生虫は、回虫と蟯虫である。

b 誤り 腸管内に生息する虫体にのみ作用し、虫卵や腸管内以外に潜伏した幼虫(回虫の場合)には駆虫作用が及ばない。

c 誤り 複数の駆虫薬を併用しても駆虫効果が高まることはない。

d 正しい

問8 答え:1

a、b 正しい

c 誤り アラントインは、痔による肛門部の創傷の治癒を促す効果を期待して配合される組織修復成分である。(リドカイン、リドカイン塩酸塩、アミノ安息香酸エチル、ジブカイン塩酸塩、プロカイン塩酸塩等は、痛みや痒みを和らげることを目的として配合される局所麻酔成分である。)

d 誤り トコフェロール酢酸エステルは、肛門周囲の末梢血管の血行を促して、うっ血を改善する効果を期待して配合されるビタミン成分である。(カルバゾクロムは、出血を抑えることを目的として配合される止血成分である。)

問9 答え:2

a 正しい

b 誤り アスパラギン酸ナトリウムは、骨格筋に溜まった乳酸の分解を促す働きを期待して用いられる。(グルクロノラクトンは、肝臓の働きを助け、肝血流を促進する働きがあり、全身倦怠感や疲労時の栄養補給を目的として配合されている場合がある。）

c 誤り システインは、髪や爪などに存在するアミノ酸の一種で、皮膚におけるメラニンの生成を抑えるとともに、皮膚の新陳代謝を活発にしてメラニンの排出を促す働きがあるとされる。（ヘスペリジンはビタミン様物質のひとつで、ビタミンCの吸収を助ける等の作用があるとされる。）

d 正しい

問10 答え：4

1 誤り ゴオウは、ウシ科のウシの胆嚢中に生じた結石を基原とする生薬である。（ロクジョウは、シカ科のCervus nippon Temminck、Cervus elaphus Linné、Cervus canadensis Erxleben又はその他同属動物の雄鹿の角化していない幼角を基原とする生薬である。）

2 誤り センソは、有効域が比較的狭い成分であり、一般用医薬品では、1日用量が5mg以下となるように用法・用量が定められている。

3 誤り ジャコウは、強心作用のほか、呼吸中枢を刺激して呼吸機能を高めたり、意識をはっきりさせる等の作用があるとされている。（ロクジョウは、強心作用の他、強壮、血行促進等の作用があるとされる。）

4 正しい

問11 答え：1

a、b 正しい

c 誤り 服用の前後30分に、タンニン酸を含む飲食物を摂取すると、鉄の吸収が悪くなることがあるので、服用前後はそれらの摂取を控えることとされている。

d 誤り ビタミンCは、消化管内で鉄が吸収されやすい状態に保つことを目的として用いられる。（ビタミンB6は、ヘモグロビン産生に必要なビタミンであり、貧血を改善するため配合されている場合がある。）

問12 答え：3

1、2 正しい

3 誤り 三黄瀉心湯を使用している間は、瀉下薬の使用を避ける必要がある。（三黄瀉心湯は、便秘傾向のあるものの高血圧の随伴症状に使用され、下剤作用のあるダイオウを含む）

4 正しい

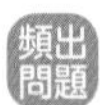

問13 答え：4

a 誤り パンテチンは、低密度リポタンパク質（LDL）の異化排泄を促進し、リポタンパクリパーゼ活性を高めて、高密度リポタンパク質（HDL）の産生を高める作用がある。

b 誤り 高コレステロール改善薬は、ウエスト周囲径（腹囲）を減少させるなどの痩身効果を目的とした医薬品ではない。

c、d 正しい

問14 答え：4

a 誤り 血の道症とは、臓器・組織の形態的異常がなく、抑うつや寝つきが悪くなる、神経質、集中力の低下等の精神神経症状が現れる病態のことをいう。

b 正しい

c 誤り 閉経とは、加齢とともに卵巣からの女性ホルモンの分泌が減少していき、やがて月経が停止して、妊娠可能な期間が終了することをいう。（月経不順については、卵巣機能の不全による場合もあるが、過度のストレスや、不適切なダイエット等による栄養摂取の偏りによって起こることもあり、月経前症候群を悪化させる要因ともなる。）

d 誤り 月経周期には、視床下部や下垂体で産生されるホルモンと、卵巣で産生される女性ホルモンが関与する。

第1回　第2回　第3回　第4回　**第5回**　第6回　第7回

外用薬、禁煙補助薬、一般用検査薬等

Ⅰ 皮膚に用いる薬
Ⅱ 毛髪用薬
Ⅲ 目に用いる薬
Ⅳ 鼻に用いる薬
Ⅴ 歯や口中に用いる薬
Ⅵ 禁煙補助薬
Ⅶ 一般用検査薬
Ⅷ 公衆衛生用薬

手引き　第３章　主な医薬品とその作用

学習のポイント

傷口の殺菌消毒、皮膚のかゆみや腫れ、筋肉痛等の改善等に用いるのが外用薬です。成分ごとの作用の違い等が細かく問われますが、店頭でも必要となる知識なので、手を抜かないで学習しましょう。

また、ニコチン置換療法で禁煙するために使われる禁煙補助薬や、尿糖・尿タンパク検査薬、妊娠検査薬等、一般用医薬品として販売される検査薬もあります。

成分とその作用を覚えるとともに、検査薬に関しては、基本ポイントの色文字部分を中心に覚えましょう。

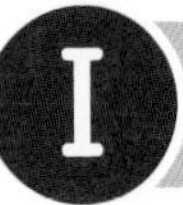

皮膚に用いる薬

外皮用薬（外用薬）は、皮膚表面に生じた創傷や症状、または筋肉、関節等の症状を改善・緩和するため、外用局所に適用される医薬品です。外皮用薬は、表皮の角質層が柔らかくなることで有効成分が浸透しやすくなることから、入浴後に用いるのが効果的です。

外用薬の剤形には、以下のものがあります。それぞれの注意事項に気をつけましょう。

・**塗り薬（軟膏剤、クリーム剤）**
薬剤を容器から直接指にとって塗ることを繰り返すと、雑菌が混入するおそれがあります。いったん手の甲等に必要量をとってから患部に塗布します。

・**貼付（ちょうふ）剤（パップ剤、テープ剤）**
汗や汚れはきれいに拭いてから貼ります。汗や汚れがあると有効成分の浸透性が低下したり、はがれやすくなったりします。

出題 ・**スプレー剤、エアゾール剤**
目の周りや粘膜（口唇等）への使用は避けます。また、至近距離からの噴霧や同じ部位へ長く噴霧することはしないようにします。噴霧する時間は、3秒以内が望ましいです。

❶殺菌消毒成分

殺菌消毒成分は、傷等の化膿の防止や手指、皮膚の消毒を目的として使用されます。

基本ポイント

■ 殺菌消毒に用いる成分

成分名	作用	覚えておきたいこと
アクリノール	**黄色の色素**が、一般細菌類の一部に殺菌消毒作用を示す ×ウイルス・真菌・結核菌には無効	・低刺激性、傷口にもしみにくい ・衣類につくと黄色く着色。脱色しにくい ・止瀉（ししゃ）薬（内服薬）に配合されることもある

成分名	作用	覚えておきたいこと
オキシドール	一般細菌類の一部に殺菌消毒作用を示す 過酸化水素の分解時に発生する活性酸素**の酸化作用、泡立ちによる洗浄効果**	・作用持続性に乏しく、組織浸透性も低い ・刺激性がある。目の周りには使用しない
ポビドンヨード	**ヨウ素の**酸化**作用**による **○一般細菌類（結核菌も）・真菌類・ウイルスにも有効**	・ヨウ素アレルギーの人は使用しない ・皮膚の殺菌消毒には、うがい薬・口腔咽喉薬よりも高濃度で使用。皮膚消毒用の製剤は、口腔内に使用しない ・ヨウ素の殺菌力はアルカリ性になると低下するため、石けん等と併用する場合には、石けん分をよく洗い落としてから使用することが望ましい
ヨードチンキ	ヨウ素・ヨウ化カリウムをエタノールに溶解したもの **○一般細菌類（結核菌も）・真菌類・ウイルスにも有効**	・皮膚刺激性が強い ・粘膜、目の周り、化膿部位には使用しない ＊エタノールの効果は期待できない
ベンザルコニウム塩化物、ベンゼトニウム塩化物、セチルピリジニウム塩化物	陽性界面活性成分 ×結核菌・ウイルスに無効	・石けんと混合すると効果が低下。石けんを十分に洗い流してから使用
クロルヘキシジングルコン酸塩、クロルヘキシジン塩酸塩	○一般細菌類・真菌類に効果 ×結核菌・ウイルスには無効	・口腔内に使用される場合、まれにショック（アナフィラキシー）のような全身性の重篤な副作用を生じることがある
エタノール	微生物のタンパク質を変性 **○一般細菌類（結核菌も）・真菌類・ウイルスにも有効**	・粘膜刺激性がある ・脱脂による肌荒れを起こしやすい ・揮発性で引火しやすい ・蒸気の吸引にも注意
イソプロパノール	基本的にはエタノールと同じだが、ウイルスに対する効果は、エタノールより弱い	

出題

出題

出題

それぞれの成分が、どの微生物（細菌・ウイルス等）に有効なのか、どのような長所・短所があるか等に注意して覚えましょう。

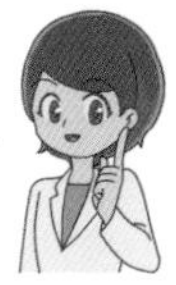

❷かゆみ、腫れ、痛み等を抑える成分

基本ポイント

■ かゆみや腫れ・痛み等を抑える外皮用薬の成分

分類		成分名	作用	覚えておきたいこと
皮膚の炎症（湿疹・皮膚炎等）に用いる成分	ステロイド性抗炎症成分	デキサメタゾン、プレドニゾロン吉草酸エステル酢酸エステル、プレドニゾロン酢酸エステル、ヒドロコルチゾン　等	患部（末梢組織）において抗炎症作用を示す	・副腎皮質ホルモン（ステロイドホルモン）と共通の構造（ステロイド骨格）をもつ ・末梢組織の免疫機能を低下 ⇒皮膚感染のおそれ 化膿部位に使用すると症状悪化のおそれ **・長期連用しない。慢性の湿疹には使用しない** **・広範囲への使用は避ける** ・コルチゾンに換算して1g（1mL）中0.025mgを超えて含有するものは、特に**長期連用を避ける**
	＊非ステロイド性抗炎症成分	ウフェナマート	皮膚の炎症によるほてりや痒み等の緩和	・プロスタグランジン産生抑制作用の有無は不明 ・細胞膜の安定化、活性酸素の生成抑制等 ・湿疹、皮膚炎、かぶれ、あせも等の緩和に **・日焼けには適応がない**
筋肉痛・関節痛等に用いる成分		インドメタシン、フェルビナク、ケトプロフェン、ピロキシカム、ジクロフェナクナトリウム	皮膚下層にある骨格筋や関節部に浸透し、プロスタグランジンの産生を抑制	・塗り薬やエアゾール剤は、**1週間に50g（50mL）を超えて使用しない** **・貼付剤は2週間以上続けて使用しない** ・15歳未満は使用しない（インドメタシン製剤の一部は11歳未満） ・喘息を起こしたことがある人は**使用しない** ・妊婦は使用を避ける ＊ケトプロフェン ・光線過敏症に特に注意：**戸外活動を避け、患部を衣服・サポーター等で覆う**。使用をやめた後も同様の注意が必要 ・チアプロフェン酸、スプロフェン、フェノフィブラート（以上医療用医薬品）、オキシベンゾン、オクトクリレン［日焼け止め（紫外線吸収剤）に使用される］にアレルギーのある人は使用しない ・ピロキシカムにも光線過敏症の副作用の報告がある

分類	成分名	作用	覚えておきたいこと
その他	サリチル酸メチル、サリチル酸グリコール	局所刺激作用による血行促進や鎮痛作用を示す	・局所刺激作用により血行を促すほか、末梢の知覚神経に軽い麻痺を起こす

＊　ステロイド骨格を持たず、抗炎症作用を示す成分（NSAIDs：Non-Steroidal Anti-Inflammatory Drugs）

❸抗菌・抗真菌作用をもつ成分

基本ポイント

■ にきび、吹き出物

・最も一般的に生じる化膿性皮膚疾患で、その発生には、ストレス、食生活の乱れ、睡眠不足等、様々な要因が関与しています。

・皮膚常在菌であるにきび桿菌（かんきん）（アクネ菌）が毛穴の中で繁殖することによって生じます。

■ にきび・吹き出物に用いる成分〈作用も覚えましょう〉

成分	作用
イブプロフェンピコノール	・イブプロフェンの誘導体だが、鎮痛作用は期待できない ・吹き出物による赤みや腫れ、吹き出物（面皰（めんぽう））の拡張を抑える
サリチル酸	・角質軟化作用、抗菌・抗真菌作用を示す ・イオウは角質層のケラチンを変質させて、角質を軟化させる
イオウ	
サルファ剤	・スルファジアジン、ホモスルファミン、スルフイソキサゾール等 ・細菌のＤＮＡ合成を阻害⇒抗菌作用
バシトラシン	・細胞壁合成を阻害⇒抗菌作用
フラジオマイシン硫酸塩	・細菌のタンパク質合成を阻害⇒抗菌作用
クロラムフェニコール	

基本ポイント

■ みずむし

・原因は、皮膚糸状菌（白癬菌）の寄生による表在性真菌感染症です。

・感染した部位によって呼び名が異なります。

手足：**みずむし**、胴や四肢：**ぜにたむし**、内股や尻、陰嚢付近：**いんきんたむし**、爪：爪白癬、頭部：**しらくも**

・みずむしには３つのタイプがあります。

① **趾間型**：指の間の皮膚がむける、ふやける、亀裂、ただれ等

② **小水疱型**：足の裏に小さな水疱ができる

③ **角質増殖型**：足の裏全体に紅斑と角質の増殖がみられる

■ みずむしの症状と剤形

液剤：浸透性は高いが、刺激が強い⇒**皮膚が厚く、角質化している部分に。**

軟膏：刺激が少ない⇒**じゅくじゅくと湿潤している部分に。**

＊患部が化膿しているときは、抗菌成分を含む外用剤を用いる等、化膿が治まってからみずむしの薬を使います。湿疹か皮膚糸状菌の感染かはっきりしないときは抗真菌剤は使用しないこと。

■ みずむし・たむし用薬に用いられる抗真菌成分

用いられる成分	作用
イミダゾール系： オキシコナゾール硝酸塩、ネチコナゾール塩酸塩、ビホナゾール、スルコナゾール硝酸塩、クロトリマゾール　等	・皮膚糸状菌の細胞膜を構成する成分の産生を妨げる。細胞膜の透過性を変化させ、増殖を抑える ・あるイミダゾール系成分でかぶれた場合、他のイミダゾール系成分の使用も避ける ＊イミダゾール系の成分名は、ゾールがつくと覚える。
アモロルフィン塩酸塩	・皮膚糸状菌の細胞膜を構成する成分の産生を妨げる
ブテナフィン塩酸塩	
テルビナフィン塩酸塩	
シクロピロクスオラミン	・皮膚糸状菌の細胞膜に作用して、増殖・生存のために必要な物質の輸送機能を妨げる
ウンデシレン酸	・患部を酸性に保ち、菌の増殖を抑える
ピロールニトリン	・菌の呼吸や代謝を妨げる
モクキンピ	・アオイ科のムクゲの幹皮を基原とする生薬で、皮膚糸状菌の増殖を抑える

❹外皮用薬に用いられるその他の成分

基本ポイント

■ 外皮用薬に用いられるその他の成分

分類	成分名	覚えておきたいこと
局所麻酔成分	ジブカイン、リドカイン、アミノ安息香酸エチル、テシットデシチン等	・**知覚神経を麻痺**させ、傷の痛み、湿疹や皮膚炎等のかゆみを緩和
抗ヒスタミン成分	ジフェンヒドラミン、クロルフェニラミン等	・湿疹や皮膚炎、虫さされ等による皮膚のかゆみを緩和
冷感刺激成分	メントール、カンフル、ハッカ油、ユーカリ油等	・皮膚表面に冷感刺激⇒反射的な**血管拡張を起こさせ、血行を促進** ・知覚神経の麻痺による鎮痛・鎮痒作用も期待 ・打撲や捻挫等の急性の腫れや熱感を伴う症状には、冷感刺激成分が適する
温感刺激成分	カプサイシン、トウガラシ、ノニル酸ワニリルアミド	・皮膚表面に温感刺激⇒**末梢血管を拡張させ血行を促進** ・この成分を配合した貼付剤は、**入浴1時間前にははがし**、入浴後はほてりがしずまってから貼る。貼付部位を保温器具で温めない（強い刺激を感じる）
温感刺激成分（かゆみ止め）	クロタミトン ＊痔の薬で出題されることが多い。	・湿疹や皮膚炎、虫さされ等による皮膚のかゆみを緩和 ・**皮膚に軽い灼熱感**を与えて、かゆみを感じにくくする
収斂（しゅうれん）・皮膚保護成分	酸化亜鉛	・患部のタンパク質と結合して皮膜をつくり、皮膚を保護する ・患部が浸潤･化膿しているときは使用を避ける
	ピロキシリン（ニトロセルロース）	・創傷面に薄い皮膜を形成して保護する
組織修復成分	アラントイン	・傷ついた皮膚の修復を促す
血管収縮成分	ナファゾリン塩酸塩	・アドレナリン作動成分（➡p.23） ・患部の血管を収縮⇒止血
血行促進成分	ヘパリン類似物質	・抗炎症作用、保湿作用も有する ・血液凝固を抑える働きがある⇒出血しやすい人、出血性血液疾患のある人は使用を避ける

分類	成分名	覚えておきたいこと
角質軟化成分	サリチル酸	・**角質を溶解する⇒うおのめ・たこ用薬** ・抗菌・抗真菌・抗炎症作用⇒にきび用薬 ・ふけを防ぐ⇒毛髪用薬
	イオウ	・角質層をつくっている**ケラチンを変質**させる ・抗菌・抗真菌作用も有する⇒にきび用薬
保湿成分	尿素、グリセリン、白色ワセリン、オリブ油等	・角質層の水分保持量を高め、皮膚の乾燥を改善

Ⅱ 毛髪用薬

毛髪用薬は、脱毛の防止、育毛、ふけやかゆみを抑えること等を目的として頭皮に使用される医薬品です。

基本ポイント

■ 毛髪用薬に配合されている成分

成分名	作用	覚えておきたいこと
カルプロニウム塩化物	末梢組織(適用局所)においてアセチルコリンに類似した作用(コリン作用)を示し、頭皮の血管を拡張、毛根への血行を促すことによる発毛効果を期待して用いられる	副作用として、コリン作用による局所または全身性の発汗、それに伴う寒気、震え、吐きけが現れることがある
エストラジオール安息香酸エステル	脱毛は**男性ホルモン**の働きが過剰であることも一因。**女性ホルモン**による脱毛抑制効果を期待して用いられる	頭皮から吸収されて循環血液中に入る可能性⇒妊婦または妊娠している可能性のある女性は使用を避ける
出題 カシュウ	頭皮における脂質代謝を高めて、余分な皮脂を取り除く	**タデ科のツルドクダミ**の塊根を基原とする生薬
チクセツニンジン	血行促進、抗炎症等の作用を期待して用いられる	**ウコギ科のトチバニンジン**の根茎を基原とする生薬
ヒノキチオール	抗菌、抗炎症等の作用を期待して用いられる	**ヒノキ科のタイワンヒノキ**、ヒバ等から得られた精油成分

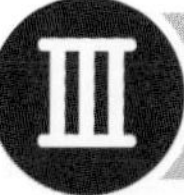

Ⅲ 目に用いる薬

基本ポイント

■ 点眼薬のさし方〈正しい点眼方法を覚えておきましょう〉

・1回に1滴ずつで十分（薬液1滴は約50μL、結膜嚢の容積は約30μL）。

・点眼後はしばらくまぶたを閉じます（まばたきをしない）。目頭を押さえると、薬液が鼻腔内へ流れ込むのを防ぎ、効果的。

＊点眼薬でも全身性の副作用（発疹、発赤、かゆみ等）がみられることがあります。

＊コンタクトレンズをしたままの点眼は、添付文書に使用可能と記載されていない限り、行わないようにします。

＊目の痛みが激しい場合には、受診勧奨します。

一般用医薬品の点眼薬には、緑内障の症状を改善できるものはありません。

■ 眼科用薬の種類

人工涙液	涙液成分を補う。目の疲れや乾き、コンタクトレンズ装着時の不快感に
一般用点眼薬	目の疲れやかゆみ、結膜充血等の症状を抑える
抗菌性点眼薬	抗菌成分配合。結膜炎、ものもらい、まぶたのただれに
アレルギー用点眼薬	抗ヒスタミン成分や抗アレルギー成分を配合。目のアレルギー症状に
洗眼薬	目の洗浄、眼病予防に

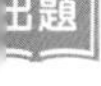

■ 眼科用薬に用いられる成分

分類	成分名	覚えておきたいこと
調節機能改善成分	ネオスチグミンメチル硫酸塩	・アセチルコリンを分解するコリンエステラーゼ**の働きを抑え**、毛様体でのアセチルコリンの働きを助ける⇒目の疲れやかすみを改善
アドレナリン作動成分	ナファゾリン塩酸塩、エフェドリン塩酸塩、テトラヒドロゾリン塩酸塩等	・結膜を通っている**血管を**収縮**させ、充血を除去**（➡p.24） ・**緑内障の人は使用を避ける**⇒眼圧の上昇、症状悪化のおそれ ・頻繁に使用しない⇒異常なまぶしさ、充血悪化のおそれ

第5回 外用薬、禁煙補助薬、一般用検査薬等

分類	成分名	覚えておきたいこと
抗炎症成分	グリチルリチン酸二カリウム	・化学構造がステロイド性抗炎症成分と類似
	ベルベリン硫酸塩	・抗菌作用もある
	プラノプロフェン	・炎症の原因となる物質の生成を抑える
	イプシロン-アミノカプロン酸	・炎症物質の生成を抑える
組織修復成分	アズレンスルホン酸ナトリウム（水溶性アズレン）	・炎症を生じた眼粘膜の組織修復を促す
	アラントイン	
収斂成分	硫酸亜鉛水和物	・眼粘膜のタンパク質と結合して皮膜をつくり、外部の刺激から目を保護する
保湿成分	コンドロイチン硫酸ナトリウム、精製ヒアルロン酸ナトリウム	・角膜の乾燥を防ぐ
抗ヒスタミン成分	ジフェンヒドラミン塩酸塩、クロルフェニラミンマレイン酸塩、ケトチフェンフマル酸塩等	・ヒスタミンの働きを抑えることで、目のかゆみを和らげる ・点鼻薬との併用で、眠気が現れることがある
抗アレルギー成分	クロモグリク酸ナトリウム	・ヒスタミンの遊離を抑え、アレルギー症状を緩和
抗菌成分	サルファ剤（スルファメトキサゾール、スルファメトキサゾールナトリウム等）	・抗菌作用を示し、細菌感染による結膜炎やものもらい等を改善。ただしすべての細菌に有効ではなく、ウイルスや真菌の感染には無効
	ホウ酸	・洗眼薬として用時水に溶解し、結膜嚢の洗浄・消毒に用いられる ・点眼薬の添加物（防腐剤：抗菌作用を期待）として配合されていることもある
無機塩類	塩化カリウム、塩化カルシウム、塩化ナトリウム等	・涙液（ナトリウム、カリウム等の電解質が主成分）を補う
ビタミン成分	ビタミンA（レチノール）	・視力調整等の反応を改善
	ビタミンB_2（フラビンアデニンジヌクレオチド）	・新陳代謝を改善
	ビタミンB_5（パンテノール、パントテン酸カルシウム）	・調節機能の回復を助ける
	ビタミンB_6（ピリドキシン）	・疲れ目を改善
	ビタミンB_{12}（シアノコバラミン）	・調節機能の回復を助ける
	ビタミンE（トコフェロール）	・微小循環を促進し、結膜充血、疲れ目の改善

分類	成分名	覚えておきたいこと
アミノ酸	タウリン（アミノエチルスルホン酸）	・新陳代謝を促し、目の疲れを改善
	アスパラギン酸	

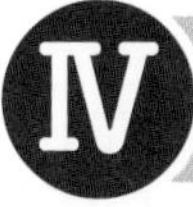

Ⅳ 鼻に用いる薬

基本ポイント

■ 鼻炎用点鼻薬〈正しい点鼻方法を覚えておきましょう〉

・急性鼻炎、アレルギー性鼻炎、副鼻腔炎による鼻づまり、鼻みず、くしゃみ、頭重を緩和します。
・蓄膿（ちくのう）症のような慢性的なものは使用対象ではありません。
・使用前に鼻をよくかんでおきます。
・剤形は鼻にスプレーする噴霧式が多い。
・汚染を防ぐため、容器は直接鼻に触れないようにします。
・**他人と共用しない**ようにします。
＊アドレナリン作動成分のように、鼻以外の器官や臓器に影響を及ぼすおそれのある成分も配合されています。⇒長期連用は避けること。

■ 鼻炎用点鼻薬に用いられる成分

分類	成分	覚えておきたいこと
アドレナリン作動成分	ナファゾリン塩酸塩、フェニレフリン塩酸塩、テトラヒドロゾリン塩酸塩等	・鼻粘膜（びねんまく）を通っている**血管を**収縮⇒鼻粘膜の充血や腫れを緩和（鼻づまりの改善）（➡p.24） ・**過度に使用すると二次充血**⇒かえって鼻づまりがひどくなる　店頭
抗ヒスタミン成分	クロルフェニラミンマレイン酸塩、ケトチフェンフマル酸塩等	・ヒスタミンの働きを抑えて、くしゃみや鼻汁を抑える
抗アレルギー成分	**クロモグリク酸ナトリウム**	・肥満細胞からのヒスタミンの遊離を抑え、アレルギー症状を緩和 ・減感作療法の妨げになることがある

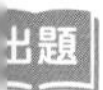

分類	成分	覚えておきたいこと
局所麻酔成分	リドカイン、リドカイン塩酸塩等	・鼻粘膜の過敏性、痛み、かゆみを抑える
殺菌消毒成分	ベンザルコニウム塩化物、ベンゼトニウム塩化物、セチルピリジニウム塩化物	・鼻粘膜を清潔に保つ。細菌による二次感染を防ぐ ・黄色ブドウ球菌、溶血性連鎖球菌、カンジダ等の真菌類に効果がある。結核菌やウイルスには効果がない
抗炎症成分	グリチルリチン酸二カリウム	・化学構造がステロイド性抗炎症成分と類似

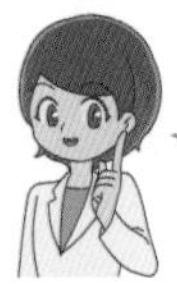

鼻炎用点鼻薬には、新規の成分は一つも出てきません。すでに学んだ成分と薬理作用を結びつけて理解していきましょう。

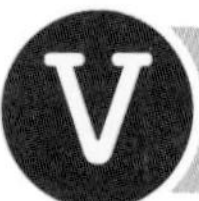

V 歯や口中に用いる薬

基本ポイント

■ 歯痛

・歯痛⇒歯の齲蝕（むし歯）とそれに伴う歯髄炎によって起こることが多い。
・歯痛薬は、歯の齲蝕による歯痛を鎮めることを目的としたもの。
・歯痛薬を使っても歯の齲蝕が修復されることはない⇒早めに歯科受診を。

■ 歯痛薬（外用）に用いられる成分

	成分名	作用
局所麻酔成分	アミノ安息香酸エチル、ジブカイン塩酸塩、テーカイン等	齲蝕により露出した歯髄を通っている知覚神経の伝達を遮断して痛みを鎮める
殺菌消毒成分	フェノール、オイゲノール、セチルピリジニウム塩化物等	齲蝕を生じた部分の細菌の繁殖を抑える
生薬成分	サンシシ	抗炎症作用

・メントール、カンフル、ハッカ油、ユーカリ油等⇒冷感刺激を与えて知覚神経を麻痺させることによる鎮痛・鎮痒作用を期待して用いられることもある

基本ポイント

■ 歯槽膿漏

・歯と歯肉の境目にある溝（歯肉溝）では細菌が繁殖しやすく、歯肉に炎症を起こすことがあります。

・この歯肉炎が重症化し、炎症が歯周組織全体に広がったものを歯周炎（歯槽膿漏）といいます。

■ 歯槽膿漏薬（外用）に用いられる成分

	成分名	作用
殺菌消毒成分	セチルピリジニウム塩化物、クロルヘキシジングルコン酸塩*、イソプロピルメチルフェノール、チモール等	歯肉溝での細菌の繁殖を抑える
	ヒノキチオール、チョウジ油	抗炎症作用も期待
抗炎症成分	グリチルリチン酸二カリウム、グリチルレチン酸等	歯周組織の炎症を和らげる
	ステロイド性抗炎症成分（➡p.174）	口腔内に用いる場合、含有量によらず長期連用を避ける
組織修復成分	アラントイン	炎症を起こした歯周組織の修復を促す
止血成分	カルバゾクロム	炎症を起こした歯周組織からの出血を抑える
生薬成分	カミツレ	抗炎症作用、抗菌作用

＊　クロルヘキシジングルコン酸塩：口腔内に適用される場合、まれに重篤な副作用としてショック（アナフィラキシー）を生じることがある

■ 歯槽膿漏薬（内服）に用いられる成分

	成分名	作用
抗炎症成分	グリチルリチン酸二カリウム	歯周組織の炎症を和らげる
ビタミン成分	ビタミンC（アスコルビン酸）	・コラーゲン代謝を改善して炎症を起こした歯周組織の修復を助ける ・毛細血管を強化して炎症による腫れや出血を抑える
	ビタミンE	歯周組織の血行を促す

組織修復成分	銅クロロフィリンナトリウム	・炎症を起こした歯周組織の修復を促す ・歯肉炎に伴う口臭を抑える
止血成分	フィトナジオン*（ビタミンK_1）、カルバゾクロム	炎症を起こした歯周組織からの出血を抑える

＊　フィトナジオン：血液凝固機能を正常に保つ働きがある

基本ポイント

■ 口内炎、舌炎

・舌や口腔粘膜に起きる炎症。痛みや口臭を伴います。
・栄養の偏り、ストレスや睡眠不足、唾液分泌の低下、口腔内の不衛生、ウイルスや細菌感染、医薬品の副作用等、原因はいろいろ。
・腫瘍、ベーチェット病等の可能性も⇒長期間続く症状の場合は受診を。

■ 口内炎用薬に用いられる成分

	成分名	作用
抗炎症成分	グリチルリチン酸二カリウム、グリチルレチン酸等	・口腔粘膜の炎症を和らげる
	アズレンスルホン酸ナトリウム（水溶性アズレン）	・口腔粘膜の組織修復
	ステロイド性抗炎症成分（➡p.174）	・炎症を和らげる ・長期連用は避ける
殺菌消毒成分	セチルピリジニウム塩化物、クロルヘキシジン塩酸塩、アクリノール、ポビドンヨード等	・細菌感染の防止
生薬成分	シコン	・組織修復促進、抗菌（➡p.312）

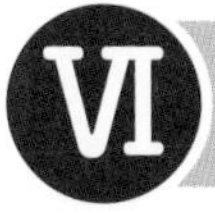

Ⅵ 禁煙補助薬

基本ポイント

■ ニコチン置換療法

・ニコチンを有効成分とする医薬品（禁煙補助薬）からニコチンを喫煙以外の方法で摂取することでニコチン離脱症状を軽減しながら、禁煙補助薬の摂取量を徐々に減らし、最終的にニコチン摂取をゼロにする方法です。

・たばこを吸いながら使用するのではなく、**たばこを、禁煙補助薬に置き換える**ことがポイント。

・喫煙を完全にやめた後に、使用します。

貼付剤（パッチ）もありますが、これは第一類医薬品です。

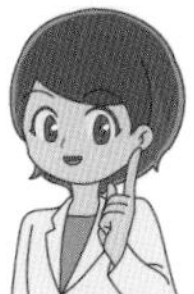

■ 禁煙補助薬（咀嚼剤）の使い方

・たばこを吸いたくなったら、禁煙補助薬の**ガムをピリッとした味がするまで噛み、味を感じたらほほの内側にはさみ、しばらくして味を感じなくなったらゆっくり断続的に噛みます。**

・口腔内でニコチンが放出され、**口腔粘膜から吸収**されて循環血液中に移行します。ガムというより口の中に貼る湿布薬といった感じでとらえてもらうとよいでしょう。

・お菓子のガムのように噛むと、唾液が多く分泌され、口腔粘膜からのニコチンの吸収が十分なされなくなります。
また、吐きけや腹痛、胸やけ、のどの痛み等の症状が現れやすくなります。

出題

・コーヒーや炭酸飲料を摂取すると、**口腔内が酸性**になり、**ニコチンの吸収が低下**します。

・添付文書で定められた期限を超える使用は避けます（長期間にわたって使用されるべきものではない）。

・ニコチンは**交感神経刺激作用**を有します。そのためアドレナリン作動成分が配合された医薬品との併用により、その作用を増強させるおそれがあります。

・使用中又は使用直後の喫煙は、血中のニコチン濃度が急激に高まるおそれがあり、避ける必要があります。

・**１度に２個以上の使用は避けます。**

第5回 外用薬、禁煙補助薬、一般用検査薬等

■ 次の人は使用を避ける

① 顎の関節に障害がある人
② 口内炎やのどの痛み・腫れがある人
③ 脳梗塞・脳出血等の急性期脳血管障害のある人
④ 重い心臓病がある人（3ヶ月以内に心筋梗塞発作、重い狭心症・不整脈と診断された人）
⑤ うつ病と診断されたことのある人
⑥ 非喫煙者
⑦ 妊娠中・授乳中の人

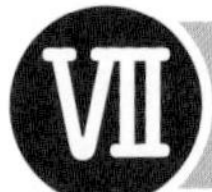

Ⅶ 一般用検査薬

専ら疾病の診断に使用されることが目的とされる医薬品のうち、人体に直接使用されることがないものを「**体外診断用医薬品**」といいます。その多くは医療用検査薬ですが、一般用検査薬については、薬局や医薬品の販売業（店舗販売業、配置販売業）でも取り扱うことができます。

基本ポイント

■一般用検査薬とは

・**一般の生活者**が正しく用いて健康状態を把握し、速やかな**受診**につなげることで、疾病を早期発見するためのもの。
・検査に用いる検体：尿、糞便、鼻汁、唾液、涙液等、採取に際して**侵襲**がないもの。
・検査項目：学術的な**評価**が確立していて、**情報の提供**により、結果に対する適切な対応ができるもの。また、**健康状態**を把握し、受診につなげていけるもの。
・重大な疾患（悪性腫瘍、心筋梗塞、遺伝性疾患等）の診断に関係するものは、一般用検査薬の対象外。

基本ポイント

■一般用検査薬販売時の留意点

各検査薬の一般用医薬品の分類による販売方法を行うとともに、次の事項についてわかり易く説明するように心がけましょう。また、相談体制を充実させ、問い合わせ先を周知するとともに、検査項目によっては、プライバシーに配慮した形で、製品の説明を行うことも大切です。

① **専門的診断**におきかわるものでないことについてわかり易く説明する。
② 検査薬の**使い方**や**保管上**の注意についてわかり易く説明する。
③ 検体の**採取時間**とその意義をわかり易く説明する。
④ **妨害物質**及び検査結果に与える影響をわかり易く説明する。
⑤ 検査薬の**性能**についてわかり易く説明する。
⑥ 検査結果の**判定**についてわかり易く説明する。
⑦ 適切な**受診勧奨**を行う。特に、医療機関を受診中の場合は、**通院治療**を続けるよう説明する。
⑧ その他購入者等からの検査薬に関する相談には積極的に応じること。

基本ポイント

■**検出感度**：検出反応が起こるための最低限の濃度（検出限界）
■**偽陰性**：検体中に存在しているにもかかわらず、検査結果が陰性になった場合（濃度が検出限界以下のとき、検出反応を妨害する物質の影響を受けたとき等）
■**偽陽性**：検体中に存在していないにもかかわらず、検査対象外の物質と非特異的な反応が起こって、検査結果が陽性になった場合

・検査薬が高温になる場所に放置されたり、冷蔵庫内に保管されていたりすると、設計どおりの検出感度を発揮できなくなるおそれがある。

基本ポイント

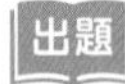

■ 尿糖・尿タンパク検査薬

・尿中の糖やタンパクの有無を調べるもの。疾患の有無や種類を判断するためのものではありません。
・採尿のタイミング：**出始めではなく、中間尿を採取。**
尿糖：食後1～2**時間**
尿タンパク：早朝尿（起床直後）、激しい運動直後は避ける
尿糖・尿タンパク同時：早朝尿を検体とし、尿糖が検出されたときは食後の尿で改めて検査
・通常の尿は弱酸性⇒食事等の影響で中性～弱アルカリ性に傾くと、正確な検査結果が得られません。
・検査薬を長く尿に浸すと、検査薬が溶け出し、正確な検査結果が得られなくなります。

基本ポイント

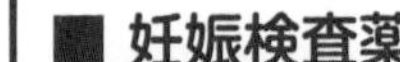

■ 妊娠検査薬

出題

・尿中のhCG（ヒト絨毛（じゅうもう）性性腺刺激ホルモン）を検出します。
・実際に妊娠が成立してから4週目前後の尿中hCG濃度が検出感度。
・**月経予定日を過ぎて概ね**1週目**以降の検査が推奨されます。**
・検査に用いるのは早朝尿（起床直後の尿）が望ましい。

■ 妊娠していなくても陽性になるケース

① 絨毛細胞が腫瘍化している
② ホルモン剤を使用している（経口避妊薬、更年期障害治療薬等）
③ 高濃度のタンパク尿・糖尿（偽陽性）

■ 妊娠していても陰性になるケース

・尿中hCG濃度が検出感度に達していない（偽陰性）

Ⅷ 公衆衛生用薬

公衆衛生用薬として、消毒薬、殺虫剤、忌避剤が分類されています。

基本ポイント

■ 消毒薬〈皮膚の消毒薬と併せて確認しましょう〉

- 殺菌・消毒は生存する微生物の数を減らすために行われる処置であり、また滅菌は物質中のすべての微生物を殺滅又は除去することである。
- 消毒薬が微生物を死滅させる仕組み及び効果は、殺菌消毒成分の種類、濃度、温度、時間、消毒対象物の汚染度、微生物の種類や状態等によって異なる。

用途	成分	覚えておきたいこと
手指・皮膚の消毒、器具の殺菌消毒	クレゾール石ケン液	・一般細菌類、真菌類に有効。大部分のウイルスには無効 ・刺激性が強いため、原液が皮膚につかないように注意
	エタノール、イソプロパノール	・微生物のタンパク質を変性させる ・一般細菌類、真菌類、ウイルスに有効 ・ウイルスに対する作用はエタノールのほうが強い ・脱脂による肌荒れに注意 ・揮発性で引火しやすい。蒸気の吸引にも注意
	クロルヘキシジングルコン酸塩	・一般細菌類、真菌類に有効 ・結核菌、ウイルスに無効
器具や設備の殺菌消毒	次亜塩素酸ナトリウム	・塩素系殺菌消毒成分 ・酸化力**が強く**、一般細菌類、真菌類、ウイルス**に有効** ・**刺激が強く、人体には使用しない** ・**金属腐食性** ・漂白作用 ・酸性の洗剤と反応すると、**有毒な塩素ガスが発生**
	サラシ粉	
	ジクロロイソシアヌル酸ナトリウム、トリクロロイソシアヌル酸	・有機塩素系殺菌消毒成分 ・**プールのような大型設備の殺菌・消毒**

■ 消毒薬の誤用・事故による中毒への対処

・飲み込んだ場合：多量の牛乳（または水）等を飲ませ、吸収を遅らせる。原末や濃厚液を飲み込んだときは、安易に吐かせない。

・目に入った場合：流水で15分以上洗眼する。

・皮膚に付着した場合：流水をかけながら着衣をとり、石けんを用いて流水で15分以上水洗する。

・吸入した場合：**新鮮な空気の所へ運び出し**、人工呼吸等をする。

＊**酸をアルカリで、アルカリを酸で中和する処置は行わない**（熱を発生して刺激を強め、症状悪化のおそれ）。

基本ポイント

■ 殺虫剤〈分類と成分名はセットで覚えましょう〉

・ハエ、ダニ、蚊等の衛生害虫の防除を目的とする殺虫剤・忌避剤は医薬品又は医薬部外品として、法の規制の対象。

・殺虫作用に対する抵抗性が生じるのを避けるため、同じ殺虫成分を長期連用せず、いくつかの殺虫成分を順番に使用します。

分類	成分	覚えておきたいこと
有機リン系	ジクロルボス、ダイアジノン、フェニトロチオン、フェンチオン、トリクロルホン、クロルピリホスメチル等	・アセチルコリンを分解する酵素（アセチルコリンエステラーゼ）**と不可逆的に結合**し、その働きを阻害する ・ウジの防除に使用 ・毒性は比較的低いが、高濃度に曝露した場合、縮瞳、呼吸困難、筋肉麻痺等の症状が現れるおそれも
ピレスロイド系	ペルメトリン、フェノトリン、フタルスリン等	・除虫菊の成分から開発された成分 ・神経細胞に直接作用し、神経伝達を阻害する ・フェノトリン**は、シラミの駆除を目的に、直接人体に使用**
カーバメイト系	プロポクスル	・アセチルコリンを分解する酵素（アセチルコリンエステラーゼ）と**可逆的に結合**し、その働きを阻害する ・ピレスロイド系殺虫成分に抵抗性を示すものに用いられる ・有機リン系殺虫成分に比べて毒性は低い
オキサジアゾール系	メトキサジアゾン	（カーバメイト系と共通）

分類	成分	覚えておきたいこと
有機塩素系	オルトジクロロベンゼン	・神経細胞に直接作用し、神経伝達を阻害する ・かつてはDDT等の有機塩素系殺虫成分が広く使われていたが、残留性や体内蓄積性の問題から使われなくなった。現在、使用されている有機塩素系殺虫成分は、オルトジクロロベンゼンのみ ・**ウジ、ボウフラ**の防除に使用
昆虫成長阻害成分	メトプレン、ピリプロキシフェン、ジフルベンズロン	・直接の殺虫作用ではなく、幼虫の脱皮や変態を阻害する ・有機リン系、ピレスロイド系殺虫成分に抵抗性を示すものに効果
忌避（きひ）成分	ディート	・医薬品、医薬部外品の**虫よけ**に使用 ・神経毒性が示唆されている ・生後6ヶ月未満の乳児：使用しない ・6ヶ月～2歳未満：1日1回（顔面に使用しない） ・2～12歳未満：1日1～3回（顔面に使用しない）
	イカリジン	・年齢による使用制限なし ・蚊やマダニ等に対して効果を発揮

＊成分名と作用についての問題が、出題されることが多いので注意。

■ 衛生害虫の防除のポイント

・ハエの防除の基本は、ウジの防除。

・蚊はマラリア、黄熱、デング熱等の媒介が話題になっている。ボウフラの防除が重要。

出題

・ゴキブリの卵は殻で覆われているため、燻蒸処理では殺虫効果を示さない。卵から孵化した幼虫を駆除するために3週間位後に、もう一度燻蒸処理。

・シラミは、動物ごとに寄生する種類が異なる。ヒトにはヒトのシラミ（コロモジラミ、アタマジラミ、ケジラミ等）が寄生。シラミによる保健衛生上の害としては、吸血箇所の激しい痒みと日本紅斑熱や発疹チフス等の病原細菌であるリケッチアの媒介である。散髪、洗髪、入浴による除去、衣服の熱湯処理等の物理的方法で防除。フェノトリンが配合されたシャンプーやてんか粉も使用。

・ノミは宿主を厳密に選択しないため、ペットに寄生するノミによる被害も発生する。ペットにはノミ取りシャンプーや忌避剤を使用。
・ヒョウヒダニ類やケナガコナダニは、ダニの糞や死骸がアレルゲンとなって気管支喘息やアトピー性皮膚炎の原因となる。湿度がダニの増殖要因となるため、水で希釈する薬剤の使用は避ける。

過去問に挑戦！

問1　皮膚に用いる薬に関する以下の記述のうち、正しいものの組み合わせはどれか。

a　表皮の角質層が柔らかくなることで、有効成分が浸透しやすくなることから、外皮用薬は、入浴後に用いるのが効果的とされる。
b　火傷や化膿した創傷面の消毒、口腔内の殺菌・消毒を目的とする製品は、医薬部外品として製造販売されている。
c　貼付剤は、同じ部位に連続して貼付すると、かぶれを生じやすい。
d　スプレー剤やエアゾール剤を使用する場合、患部から十分離して、10秒以上同じ部位に連続して噴霧することが望ましい。

1（a、b）　2（a、c）　3（b、d）　4（c、d）

（2023年　福岡、大分、宮崎、佐賀、長崎、沖縄、鹿児島、熊本）

問2　外皮用薬及びその配合成分に関する記述について、正しいものの組み合わせはどれか。

a　温感刺激成分が配合された外皮用薬は、打撲や捻挫などの急性の腫れや熱感を伴う症状に対して適している。
b　ジフェンヒドラミンは、適用部位でプロスタグランジンの産生を抑えることで、湿疹、皮膚炎、かぶれ、あせも等の皮膚症状の緩和を目的として使用される。
c　ヘパリン類似物質は、患部局所の血行を促す目的で用いられるほか、抗炎症作用や保湿作用も期待される。
d　アンモニアは、皮下の知覚神経に麻痺を起こさせる成分として、主に虫さされによる痒みに用いられる。

1（a、b）　2（a、d）　3（b、c）　4（b、d）　5（c、d）

（2023年　滋賀、京都、大阪、兵庫、和歌山、徳島、福井）

問3 **殺菌消毒成分及びその製品に関する以下の記述の正誤について、正しい組み合わせはどれか。**

a　オキシドールの殺菌消毒作用には持続性があり、組織への浸透性が高い。

b　ヨードチンキは、皮膚への刺激性が強く、粘膜や目の周りへの使用は避ける必要がある。

c　クロルヘキシジングルコン酸塩は、一般細菌類、真菌類に対して比較的広い殺菌消毒作用を示すが、結核菌やウイルスに対する殺菌消毒作用はない。

d　ベンザルコニウム塩化物は、石けんとの混合によって殺菌消毒効果が高くなる。

	a	b	c	d
1	正	正	誤	誤
2	正	誤	正	正
3	正	誤	正	誤
4	誤	正	正	誤
5	誤	誤	誤	正

（2023年　福岡、大分、宮崎、佐賀、長崎、沖縄、鹿児島、熊本）

問4 **皮膚に用いる薬に配合される成分に関する以下の記述の正誤について、正しい組み合わせはどれか。**

a　ケトプロフェンが配合された貼付剤を使用している間及び使用後も当分の間は、天候にかかわらず、戸外活動を避けるとともに、貼付部に紫外線が当たるのを避ける必要がある。

b　フェルビナクは、過度に使用しても鎮痛効果が増すことはなく、その場合の安全性は確認されていないため、貼付剤については連続して２週間以上の使用は避けることとされている製品が多い。

c　サリチル酸メチルは、主として局所刺激により患部の血行を促し、また、末梢の知覚神経に軽い麻痺を起こすことにより、鎮痛作用をもたらすと考えられている。

d　ニコチン酸ベンジルエステルが配合された貼付剤は、入浴後、皮膚がほてっているうちに貼付することが望ましい。

	a	b	c	d
1	正	正	正	誤
2	誤	正	誤	誤
3	正	誤	正	正
4	誤	誤	正	誤
5	正	誤	誤	正

（2023年　北海道、青森、秋田、岩手、宮城、山形、福島）

問5　皮膚に用いる薬の配合成分に関する次の記述のうち、正しいものの組み合わせはどれか。

a　ケトプロフェンには、殺菌作用があり、皮膚感染症に対して効果がある。

b　一般用医薬品のインドメタシンを主薬とする外皮用薬は、小児への使用について有効性・安全性が確認されているため、11歳未満の小児に使用できる。

c　ピロキシカムは、光線過敏症の副作用を生じることがあり、野外活動が多い人では、他の抗炎症成分が配合された製品を選択することが望ましい。

d　デキサメタゾンは、外用の場合、末梢組織（患部局所）における炎症を抑える作用を示し、特に、痒みや発赤等の皮膚症状を抑えることを目的として用いられる。

1（a、b）　2（a、c）　3（b、c）　4（b、d）　5（c、d）

（2023年　群馬、茨城、栃木、新潟、山梨、長野）

問6 **にきび、吹き出物等の要因と基礎的なケア及び抗菌作用を有する配合成分に関する以下の記述の正誤について、正しい組み合わせはどれか。**

a　バシトラシンは、細菌の細胞壁合成を阻害することにより抗菌作用を示す。
b　フラジオマイシン硫酸塩は、細菌のDNA合成を阻害することにより抗菌作用を示す。
c　皮膚常在菌であるにきび桿菌（アクネ菌）が毛穴から侵入し、皮脂腺、汗腺で増殖して生じた吹き出物を毛嚢炎（疖）という。
d　油分の多い化粧品はにきびを悪化させることがあり、基礎的ケアとしては、水性成分主体のものを選択することが望ましい。

	a	b	c	d
1	正	正	誤	正
2	正	誤	正	誤
3	正	誤	誤	正
4	誤	誤	正	正
5	誤	正	誤	誤

（2023年　北海道、青森、秋田、岩手、宮城、山形、福島）

問7 **みずむし・たむし等及びその治療薬の配合成分に関する記述のうち、正しいものの組み合わせはどれか。**

a　爪白癬は、爪内部に薬剤が浸透しにくいため難治性で、医療機関（皮膚科）における全身的な治療（内服抗真菌薬の処方）を必要とする場合が少なくない。
b　みずむしは、皮膚糸状菌という真菌類の一種が皮膚に寄生することによって起こる深在性真菌感染症である。
c　モクキンピ（アオイ科のムクゲの幹皮を基原とする生薬）のエキスは、皮膚糸状菌の増殖を抑える作用を期待して用いられる。
d　ピロールニトリンは、患部を酸性にすることで、皮膚糸状菌の発育を抑える。

1（a、b）　2（a、c）　3（b、d）　4（c、d）

（2023年　奈良）

問8　皮膚に用いる薬の配合成分に関する以下の記述のうち、誤っているものはどれか。

1　カプサイシンは、皮膚に温感刺激を与え、末梢血管を拡張させて、患部の血行を促す効果が期待されている。

2　酸化亜鉛は、患部が浸潤又は化膿している場合に、皮膚を保護するために用いられる。

3　ヘパリン類似物質は、血液凝固を抑える働きがある。

4　イオウは、皮膚の角質層を構成するケラチンを変質させることにより、角質軟化作用を示す。

（2023年　福岡、大分、宮崎、佐賀、長崎、沖縄、鹿児島、熊本）

問9　毛髪用薬及びその配合成分に関する記述のうち、正しいものの組み合わせはどれか。

a　毛髪用薬のうち、「壮年性脱毛症」等の疾患名を掲げた効能・効果は、医薬品においてのみ認められている。

b　カルプロニウム塩化物は、末梢組織においてコリン作用を示し、発毛効果が期待されるが、コリンエステラーゼによる分解を受けやすいため、作用が持続しない。

c　カシュウは、血行促進、抗炎症などの作用を期待して用いられる。

d　ヒノキチオールは、抗菌、抗炎症などの作用を期待して用いられる。

1（a、b）　2（a、c）　3（a、d）　4（b、c）　5（c、d）

（2023年　岡山、鳥取、島根、広島、山口、香川、愛媛、高知）

問10 点眼薬に関する以下の記述の正誤について、正しい組み合わせはどれか。

a　コンタクトレンズをしたままでの点眼は、ソフトコンタクトレンズ、ハードコンタクトレンズに関わらず、添付文書に使用可能と記載されていない限り行うべきでない。
b　一般的に、点眼薬の１滴の薬液量は、結膜嚢の容積より少ない。
c　薬液を結膜嚢内に行き渡らせるため、点眼直後にまばたきを数回行うと効果的である。
d　容器の先端が眼瞼（まぶた）や睫毛（まつげ）に触れないように点眼する。

	a	b	c	d
1	正	正	正	誤
2	誤	正	誤	正
3	正	誤	正	正
4	誤	誤	正	誤
5	正	誤	誤	正

（2023年　北海道、青森、秋田、岩手、宮城、山形、福島）

問11 眼科用薬の配合成分とその配合目的との関係の正誤について、正しい組み合わせはどれか。

	【配合成分】	【配合目的】
a	ケトチフェンフマル酸塩	―目の痒みを和らげる
b	イプシロン-アミノカプロン酸	―目の炎症を改善する
c	ネオスチグミンメチル硫酸塩	―目の充血を除去する
d	アズレンスルホン酸ナトリウム	―炎症を生じた眼粘膜の組織修復を促す

	a	b	c	d
1	正	正	誤	正
2	正	誤	誤	誤
3	正	正	正	誤
4	誤	誤	正	正
5	誤	正	誤	正

（2023年　群馬、茨城、栃木、新潟、山梨、長野）

問12　点鼻薬の配合成分に関する以下の記述の正誤について、正しい組み合わせはどれか。

a　ナファゾリン塩酸塩は、交感神経系を刺激して鼻粘膜を通っている血管を弛緩させることにより、鼻粘膜の腫れを和らげる。

b　クロモグリク酸ナトリウムは、肥満細胞からのヒスタミンの遊離を促進し、アレルギーの症状を緩和する。

c　ベンザルコニウム塩化物は、陽性界面活性成分で、ウイルスに対する殺菌消毒作用を示す。

d　リドカイン塩酸塩は、局所麻酔成分である。

	a	b	c	d
1	正	正	誤	誤
2	正	誤	正	正
3	正	誤	正	誤
4	誤	正	正	誤
5	誤	誤	誤	正

（2023年　福岡、大分、宮崎、佐賀、長崎、沖縄、鹿児島、熊本）

問13 **歯痛・歯槽膿漏薬の配合成分に関する記述の正誤について、正しい組み合わせはどれか。**

a　カルバゾクロムは、炎症を起こした歯周組織からの出血を抑える作用を期待して配合されている場合がある。
b　ミルラは、歯周組織の血行を促す効果を期待して配合されている場合がある。
c　チモールは、炎症を起こした歯周組織からの出血を抑える作用を期待して配合されている場合がある。
d　カミツレは、抗炎症、抗菌の作用を期待して配合されている場合がある。

	a	b	c	d
1	誤	正	正	誤
2	正	正	誤	誤
3	正	誤	正	正
4	誤	正	正	正
5	正	誤	誤	正

（2023年　奈良）

問14 **口内炎及びその治療に関する記述のうち、正しいものの組み合わせはどれか。**

a　口内炎は、栄養摂取の偏り、ストレスや睡眠不足、唾液分泌の低下、口腔内の不衛生などが要因となって生じることが多いとされ、通常であれば１～２週間で自然寛解する。
b　口内炎が再発を繰り返す場合には、ベーチェット病などの可能性も考えられるので、医療機関を受診するなどの対応が必要である。
c　ステロイド性抗炎症成分であるアズレンスルホン酸ナトリウムは、その含有量によらず長期連用を避ける必要がある。
d　シコンは、ムラサキ科のムラサキの葉を基原とする生薬で、患部からの細菌感染を防止することを期待して口内炎用薬に用いられる。

1（a、b）　2（b、c）　3（c、d）　4（a、d）

（2023年　富山・石川・岐阜・静岡・愛知・三重）

問15　禁煙補助剤及びその配合成分に関する次の記述の正誤について、正しい組み合わせはどれか。

a　咀嚼剤は、菓子のガムのように噛み、口腔内に放出されたニコチンを唾液とともに徐々に飲み込み摂取するものである。

b　禁煙補助剤は、喫煙を完全に止めたうえで使用することとされている。

c　うつ病と診断されたことのある人では、禁煙時の離脱症状により、うつ症状を悪化させることがあるため、禁煙補助剤の使用が効果的である。

d　ニコチンは、アドレナリン作動成分が配合された医薬品との併用により、その作用を減弱させるおそれがある。

	a	b	c	d
1	誤	正	誤	誤
2	誤	正	正	正
3	正	正	誤	誤
4	正	誤	誤	正
5	正	誤	正	誤

（2023年　東京、埼玉、千葉、神奈川）

問16 **一般用検査薬に関する以下の記述の正誤について、正しい組み合わせはどれか。**

a　一般用検査薬の検体は、尿、糞便、鼻汁、唾液、涙液などである。
b　尿タンパクを検査する際の採尿は、激しい運動の直後を避ける必要がある。
c　尿糖検査が陽性であっても、高血糖を伴わない場合がある。
d　一般的な妊娠検査薬は、月経予定日の概ね１週間前の検査が推奨されている。

	a	b	c	d
1	正	正	誤	正
2	正	正	正	誤
3	誤	誤	正	正
4	誤	正	誤	正
5	正	誤	誤	誤

（2023年　北海道、青森、秋田、岩手、宮城、山形、福島）

問17 **尿糖・尿タンパク検査薬に関する記述の正誤について、正しい組み合わせはどれか。**

a　通常、尿は弱アルカリ性であるが、食事その他の影響で中性～弱酸性に傾くと、正確な検査結果が得られなくなることがある。
b　尿タンパク検査の場合、中間尿ではなく出始めの尿を採取して検査することが望ましい。
c　尿タンパク検査の場合、原則として早朝尿（起床直後の尿）を検体とし、激しい運動の直後は避ける必要がある。
d　尿糖検査の結果に異常がある場合、その要因は、腎炎やネフローゼ、尿路感染症、尿路結石等がある。

	a	b	c	d
1	正	誤	正	誤
2	正	誤	誤	正
3	誤	誤	正	誤
4	正	正	誤	誤
5	誤	誤	誤	正

（2023年　滋賀、京都、大阪、兵庫、和歌山、徳島、福井）

問18　**妊娠検査薬に関する以下の記述の正誤について、正しい組み合わせはどれか。**

a　採尿のタイミングとしては、尿中ヒト絨毛性性腺刺激ホルモン（hCG）が検出されやすい夜が向いている。

b　採尿後数時間経過した検体を用いて検査を行っても、検査結果に影響はない。

c　妊娠検査薬による検査結果をもって、妊娠しているか否かを断定することができる。

d　妊娠検査薬は、妊娠が成立してから4週目前後の尿中hCG濃度を検出感度としている。

	a	b	c	d
1	正	正	誤	誤
2	正	誤	正	正
3	正	誤	正	誤
4	誤	正	正	誤
5	誤	誤	誤	正

（2023年　福岡、大分、宮崎、佐賀、長崎、沖縄、鹿児島、熊本）

問19 消毒薬及びその成分に関する記述のうち、正しいものの組み合わせはどれか。

a　消毒薬が誤って皮膚に付着した場合は、流水をかけながら着衣を取り、石けんを用いて流水で皮膚を十分に（15分間以上）水洗し、特にアルカリ性の場合には中和剤を用いる。

b　イソプロパノールは、アルコール分が微生物のタンパク質を変性させることで、真菌類及びウイルスに対する殺菌消毒作用を示すが、結核菌に対する殺菌消毒作用はない。

c　クレゾール石ケン液は、一般細菌類、真菌類に対して比較的広い殺菌消毒作用を示すが、大部分のウイルスに対する殺菌消毒作用はない。

d　有機塩素系殺菌消毒成分であるジクロロイソシアヌル酸ナトリウムは、塩素臭や刺激性、金属腐食性が比較的抑えられているため、プール等の大型設備の殺菌・消毒に用いられる。

1（a、b）　2（a、c）　3（b、c）　4（b、d）　5（c、d）

（2023年　岡山、鳥取、島根、広島、山口、香川、愛媛、高知）

問20 **殺虫剤・忌避剤及びその配合成分に関する以下の記述のうち、誤っているものはどれか。**

1　有機リン系殺虫成分であるジクロルボスは、アセチルコリンエステラーゼと不可逆的に結合し、その働きを阻害することで殺虫作用を示す。

2　シラミの駆除を目的とする製品中のフェノトリンは、殺虫成分で唯一人体に直接適用されるものである。

3　昆虫成長阻害成分であるメトプレンは、幼虫が蛹になるのを妨げるが、蛹にならずに成虫になる不完全変態の昆虫やダニには無効である。

4　ディートを含有する忌避剤（医薬品及び医薬部外品）は、生後６ヶ月未満の乳児については、顔面への使用を避け、１日の使用限度（１日１回）を守って使用する必要がある。

5　スプレー剤となっている忌避剤を顔面に使用する場合は、目や口の粘膜に触れることのないよう、いったん手のひらに噴霧してから塗布する等、直接顔面に噴霧しないようにする必要がある。

（2023年　北海道、青森、秋田、岩手、宮城、山形、福島）

解答

問1 答え：2

a 正しい

b 誤り 殺菌消毒薬のうち、配合成分やその濃度、効能・効果等があらかじめ定められた範囲内である製品については、医薬部外品（きず消毒保護剤等）として製造販売されているが、火傷（熱傷）や化膿した創傷面の消毒、口腔内の殺菌・消毒などを併せて目的とする製品については、医薬品としてのみ認められている。

c 正しい

d 誤り 頻出問題 スプレー剤やエアゾール剤を使用する場合、患部から十分離して噴霧し、連続して噴霧する時間は3秒以内とすることが望ましい。

問2 答え：5

a 誤り 冷感刺激成分が配合された外皮用薬は、打撲や捻挫等の急性の腫れや熱感を伴う症状に対して適している。

b 誤り ウフェナマートは、適用部位でプロスタグランジンの産生を抑えることで、湿疹、皮膚炎、かぶれ、あせも等の皮膚症状の緩和を目的として使用される。（ジフェンヒドラミンは、患部局所におけるヒスタミンの働きを抑えることで、湿疹、皮膚炎、かぶれ、あせも、虫さされ等による一時的かつ部分的な皮膚症状〔ほてり・腫れ・痒み等〕の緩和を目的として使用される。）

c、d 正しい

基本 **問3** 答え：4

a 誤り オキシドールの殺菌消毒作用には持続性は乏しく、組織への浸透性も低い。

b、c 正しい

d 誤り ベンザルコニウム塩化物は、石けんとの混合によって殺菌消毒効果が低下するので、石けんで洗浄した後に使用する場合には、石けんを十分に洗い流す必要がある。

問4 答え：1

a〜c 正しい

d 誤り 温感刺激成分であるニコチン酸ベンジルエステルが配合された貼付剤

は、入浴前後の使用は適当でなく、入浴1時間前には剥がし、入浴後は皮膚のほてりが鎮まってから貼付するべきである。

問5 答え：5

a **誤り** ケトプロフェンには、殺菌作用はないため、皮膚感染症に対しては効果がない。（ケトプロフェンは非ステロイド性抗炎症成分）

b **誤り** 小児への使用については有効性・安全性が確認されておらず、インドメタシンを主薬とする外皮用薬では、11歳未満の小児（インドメタシン含量1％の貼付剤では15歳未満の小児）向けの製品はない。（その他の成分を主薬とする外用鎮痛薬では、15歳未満の小児向けの製品はない。）

c **正しい** **頻出成分**（ピロキシカム）

d **正しい** **頻出問題**

問6 答え：3

a **正しい**

b **誤り** **頻出問題** スルファジアジン、ホモスルファミン、スルフイソキサゾール等のサルファ剤は、細菌のDNA合成を阻害することにより抗菌作用を示す。（フラジオマイシン硫酸塩は、細菌のタンパク質合成を阻害することにより抗菌作用を示す。）

c **誤り** 皮膚常在菌であるにきび桿菌（アクネ菌）でなく、黄色ブドウ球菌などの化膿菌が毛穴から侵入し、皮脂腺、汗腺で増殖して生じた吹き出物を毛嚢炎（疔）という。

d **正しい**

問7 答え：2

a **正しい**

b **誤り** みずむしは、皮膚糸状菌という真菌類の一種が皮膚に寄生することによって起こる表在性真菌感染症である。

c **正しい**

d **誤り** ウンデシレン酸、ウンデシレン酸亜鉛は、患部を酸性にすることで、皮膚糸状菌の発育を抑える。（ピロールニトリンは、菌の呼吸や代謝を妨げることにより、皮膚糸状菌の増殖を抑える。）

問8 答え：2

1 正しい

2 誤り 酸化亜鉛は、患部が浸潤又は化膿している場合、傷が深いときなどには、表面だけを乾燥させてかえって症状を悪化させるおそれがあり、使用を避けることとされている。

3、4 正しい

問9 答え：3

a 正しい

b 誤り カルプロニウム塩化物は、末梢組織においてコリン作用を示し、発毛効果が期待される。コリンエステラーゼによる分解を受けにくく、作用が持続するとされる。

c 誤り チクセツニンジンは、血行促進、抗炎症などの作用を期待して用いられる。（カシュウは、頭皮における脂質代謝を高めて、余分な皮脂を取り除く作用を期待して用いられる。）

d 正しい

問10 答え：5

a 正しい

b 誤り 一般的に、点眼薬の１滴の薬液量は、結膜嚢の容積より多い。

c 誤り 頻出問題 点眼後は、しばらく眼瞼（まぶた）を閉じて、薬液を結膜嚢内に行き渡らせる。その際、目頭を押さえると、薬液が鼻腔内へ流れ込むのを防ぐことができ、効果的とされる。

d 正しい

問11 答え：1

a、b 正しい

c 誤り ネオスチグミンメチル硫酸塩 ― 目の調節機能を改善する。

ナファゾリン硫酸塩、エフェドリン塩酸塩、テトラヒドロゾリン塩酸塩 ― 目の充血を除去する。

d 正しい

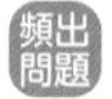

問12 答え：5

a 誤り ナファゾリン塩酸塩は、交感神経系を刺激して鼻粘膜を通っている血管を収縮させることにより、鼻粘膜の腫れを和らげる。

b 誤り クロモグリク酸ナトリウムは、肥満細胞からのヒスタミンの遊離を抑える作用を示し、アレルギーの症状を緩和する。

c 誤り ベンザルコニウム塩化物は、陽性界面活性成分で、黄色ブドウ球菌、溶血性連鎖球菌又はカンジダ等の真菌類に対する殺菌消毒作用を示す。結核菌やウイルスには効果がない。

d 正しい

問13 答え：5

a 正しい

b 誤り ビタミンEは、歯周組織の血行を促す効果を期待して配合されている場合がある。（ミルラは、咽頭粘膜をひきしめる〔収斂〕作用のほか、抗菌作用も期待して用いられる。）

c 誤り カルバゾクロムは、炎症を起こした歯周組織からの出血を抑える作用を期待して配合されている場合がある。（チモールは、歯肉溝での細菌の繁殖を抑えることを目的として配合されている場合がある。）

d 正しい

問14 答え：1

a、b 正しい

c 誤り アズレンスルホン酸ナトリウムは非ステロイド性抗炎症成分。

d 誤り シコンは、ムラサキ科のムラサキの根を基原とする生薬で、組織修復促進、抗菌等の作用を期待して用いられる。（患部からの細菌感染を防止することを期待して口内炎用薬に用いられる成分は、セチルピリジニウム塩化物、クロルヘキシジン塩酸塩、アクリノール、ポビドンヨード等。）

頻出問題

問15 答え：1

a 誤り 咀嚼剤は、菓子のガムのように噛むと唾液が多く分泌され、ニコチンが唾液とともに飲み込まれてしまい、口腔粘膜からの吸収が十分なされず、また、吐きけや腹痛等の副作用が現れやすくなるため、ゆっくりと断続的に噛むこととされている。

b 正しい

c 誤り うつ病と診断されたことのある人では、禁煙時の離脱症状により、うつ症状を悪化させることがあるため、使用を避ける必要がある。

d 誤り ニコチンは、アドレナリン作動成分が配合された医薬品との併用により、その作用を増強させるおそれがある。

問16 答え：2

a〜c 正しい

d 誤り 一般的な妊娠検査薬は、月経予定日が過ぎて概ね１週目以降の検査が推奨されている。

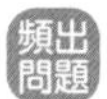

問17 答え：3

a 誤り 通常、尿は弱酸性であるが、食事その他の影響で中性〜弱アルカリ性に傾くと、正確な検査結果が得られなくなることがある。

b 誤り 出始めの尿では、尿道や外陰部等に付着した細菌や分泌物が混入することがあるため、中間尿を採取して検査することが望ましい。

c 正しい

d 誤り 尿糖値に異常を生じる要因は、一般に高血糖と結びつけて捉えられることが多いが、腎性糖尿等のように高血糖を伴わない場合もある。尿中のタンパク値に異常を生じる要因については、腎臓機能障害によるものとして腎炎やネフローゼ、尿路に異常が生じたことによるものとして尿路感染症、尿路結石、膀胱炎等がある。

問18 答え：5

a 誤り 採尿のタイミングとしては、尿中ヒト絨毛性性腺刺激ホルモン（hCG）が検出されやすい早朝尿（起床直後の尿）が向いている。

b 誤り 採取した尿を放置すると、雑菌の繁殖等によって尿中の成分の分解が進み、検査結果に影響を与えるおそれがあるので、なるべく採尿後速やかに検査がなされることが望ましい。

c 誤り 妊娠検査薬による検査結果をもって、妊娠しているか否かを断定することはできない。

d 正しい

問19 答え：5

a 誤り 消毒薬が誤って皮膚に付着した場合は、流水をかけながら着衣を取り、石けんを用いて流水で皮膚を十分に（15分間以上）水洗し、特にアルカリ性の場合には念入りに水洗する。中和剤は用いない。

b 誤り イソプロパノールは、アルコール分が微生物のタンパク質を変性させることで、結核菌を含む一般細菌類、真菌類、ウイルスに対する殺菌消毒作用を示す。

c、d 正しい

問20 答え：4

1～3 正しい

4 誤り 頻出成分 ディートを含有する忌避剤（医薬品及び医薬部外品）は、生後6ヶ月未満の乳児への使用を避けることとされている。（1日の使用限度は6ヶ月以上2歳未満：1日1回、2歳以上12歳未満：1日1～3回とされている。）

5 正しい

第1回　第2回　第3回　第4回　第5回　**第6回**　第7回

薬事関係法規・制度

Ⅰ 薬事関係法規

手引き　第１章　医薬品に共通する特性と基本的な知識
第４章　薬事関係法規・制度

学習のポイント

ここでは医薬品の販売や取り扱いに関する法規や制度について学習します。

医薬品の販売を業とするには許可が必要です。また医薬品の定義と範囲についても、法令で決められています。広告についても「医薬品、医療機器等の品質、有効性及び安全性の確保等に関する法律」（略称：医薬品医療機器等法　等）等で様々な禁止規定があります。

法規に関する文章は、普段なじみがなく覚えにくいものです。同じようでもちょっと違う……どこがどう違うか一字一字声に出して読み、そのポイントをノート等に書きながら覚えるとよいでしょう。

「○○とは……」という定義がたくさん出てきます。理解して、正確に覚えましょう。

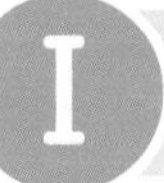

Ⅰ 薬事関係法規

薬事法等の一部を改正する法律（平成25 年11 月27 日公布、平成26 年11 月25 日施行）により、これまで「薬事法」と呼ばれていた法律は、「医薬品、医療機器等の品質、有効性及び安全性の確保等に関する法律」という名称に改められました。「医薬品医療機器等法」「医薬品医療機器法」「薬機法」等と略されることもあります（本書では、「医薬品医療機器等法」の略称を用います）。一般用医薬品の販売に関連する法令の中で最も重要です。

❶医薬品医療機器等法（以下、法）の目的等

基本ポイント

■ 目的：法第１条

この法律は、医薬品、医薬部外品、化粧品、医療機器及び再生医療等製品（以下「医薬品等」という。）の品質、有効性及び安全性の確保並びにこれらの使用による保健衛生上の危害の発生及び拡大の防止のために必要な規制を行うとともに、指定薬物の規制に関する措置を講ずるほか、医療上特にその必要性が高い医薬品、医療機器及び再生医療等製品の研究開発の促進のために必要な措置を講ずることにより、保健衛生の向上を図ることを目的とする。

＊手引きには記載がないが、再生医療等製品には、iPS細胞や、コロナ感染症に用いる細胞製品等がある。法律の対象から「再生医療等製品」が抜けているものが出題されることがあるため、iPS細胞と関連付けて覚えておく。

■ 医薬品等関連事業者等の責務：法第１条の４

医薬品等の製造販売、製造（小分けを含む。以下同じ。）、販売、貸与若しくは修理を業として行う者、第４条第１項の許可を受けた者（以下「薬局開設者」という。）又は病院、診療所若しくは飼育動物診療施設（略）の開設者は、その相互間の情報交換を行うことその他の必要な措置を講ずることにより、医薬品等の品質、有効性及び安全性の確保並びにこれらの使用による保健衛生上の危害の発生及び拡大の防止に努めなければならない。

■ 医薬関係者の責務：法第１条の５第１項

医師、歯科医師、薬剤師、獣医師その他の医薬関係者は、医薬品等の有効性及び安全性その他これらの適正な使用に関する知識と理解を深めるとともに、これらの使用の対象者（略）及びこれらを購入し、又は譲り受けようとする者に対し、これらの適正な使用に関する事項に関する正確かつ適切な情報の提供に努めなければならない。

＊登録販売者は、購入者等に対して正確かつ適切な情報提供が行えるよう、日々最新の情報の入手、自らの研鑽に努める必要がある。

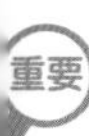

■ 国民の役割：法第１条の６

国民は、医薬品等を適正に使用するとともに、これらの有効性及び安全性に関する知識と理解を深めるよう努めなければならない。

＊登録販売者には、購入者が求める知識や理解に応えることが求められる。
＊薬局開設者、店舗販売業者又は配置販売業者は、業務に従事する登録販売者に対し、厚生労働大臣に届出を行った者（研修実施機関）が行う研修を毎年度受講させなければならない。

基本ポイント

■ 登録販売者と販売従事登録

登録販売者は、一般用医薬品の販売又は授与に従事することができる資格。登録販売者になるためには、都道府県知事が行う試験に合格し、都道府県知事の登録（販売従事登録）を受けなければならない（法第36条の8第2項）。

■実務経験

登録販売者試験の受験資格として、一定の学歴や実務経験が必要であったが、平成27年度以降は、受験資格が撤廃され、管理者又は管理代行者となる登録販売者に一定の実務・業務経験が必要となった。

■ 販売従事登録の申請

販売従事登録を受けようとする者は、申請書に次の書類を添えて医薬品の

販売等に従事する薬局又は医薬品の販売業の店舗の所在地の都道府県知事に提出する。〈提出する書類を覚えておきましょう〉

① 登録販売者試験に合格したことを証する書類
② 戸籍謄本、戸籍抄本、戸籍記載事項証明書又は本籍の記載のある住民票の写し等
③ 申請者が精神の機能の障害により業務を適正に行うに当たって必要な認知、判断及び意思疎通を適切に行うことができないおそれがある者である場合は、当該申請者に係る精神の機能の障害に関する医師の診断書
④ 申請者が薬局開設者又は医薬品の販売業者でないときは、雇用契約書の写し

＊二つ以上の都道府県において販売従事登録を受けようと申請した者は、当該申請を行った都道府県知事のうちいずれか一つの都道府県知事の登録のみを受けることができる。

＊精神の機能の障害により登録販売者の業務を適正に行うに当たって必要な認知、判断及び意思疎通を適切に行うことができない者は、登録を受けることはできない。

出題

■ 都道府県の登録販売者名簿

販売従事登録を行うため、都道府県に**登録販売者名簿**を備え、以下の事項を登録する。

① 登録番号及び登録年月日
② 本籍地都道府県名（日本国籍を有していない者については、その国籍)、氏名、生年月日及び性別
③ 登録販売者試験合格の年月及び試験施行地都道府県名
④ その他、適正に医薬品を販売するに足るものであることを確認するために都道府県知事が必要と認める事項

・都道府県知事は、販売従事登録を行ったときは、登録証を交付しなければならない。
・登録事項に変更を生じたときは、**30日以内**に、変更届に届出の原因たる事実を証する書類を添え、登録を受けた都道府県知事に提出しなければなら

ない。

・登録販売者は、一般用医薬品の販売等に従事しようとしなくなったときは、30日以内に、登録販売者名簿の登録の消除を申請しなければならない。

・登録販売者が死亡又は失踪宣告を受けたときは、戸籍法による死亡又は失踪の届出義務者が、30日以内に、登録販売者名簿の登録の消除を申請しなければならない。

・登録販売者が精神の機能の障害を有する状態となり登録販売者の業務の継続が著しく困難になったときは、遅滞なく、登録を受けた都道府県知事にその旨を届け出ることとされている。

❷医薬品の分類・取扱い

1）医薬品の定義と範囲

基本ポイント

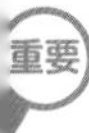

■ 医薬品とは：法第２条第１項

一　日本薬局方に収められている物

二　人又は動物の疾病の診断、治療又は予防に使用されることが目的とされている物であつて、機械器具等（機械器具、歯科材料、医療用品、衛生用品並びにプログラム等〔電子計算機に対する指令であつて、一の結果を得ることができるように組み合わされたものをいう。以下同じ。〕及びこれを記録した記録媒体をいう。以下同じ。）でないもの（**医薬部外品及び再生医療等製品**を除く。）

三　人又は動物の身体の構造又は機能に影響を及ぼすことが目的とされている物であつて、機械器具等でないもの（**医薬部外品、化粧品及び再生医療等製品**を除く。）

＊「二（第２号）」には、人の身体に直接使用されない医薬品（検査薬、殺虫剤、器具用消毒薬等）も医薬品に含まれる。

＊「三（第３号）」には、「やせ薬」を標榜したような「無承認無許可医薬品」も含まれる。

■ 日本薬局方（日局）とは

> **厚生労働大臣**が医薬品の性状及び品質の適正を図るため、**薬事審議会**の意見を聴いて、**保健医療上重要な医薬品**（**有効性及び安全性**に優れ、医療上の必要性が高く、国内外で広く使用されているもの）について、必要な規格・基準及び標準的試験法等を定めたもの

＊日局に収載されている医薬品の中には、一般用医薬品として販売されているもの、一般用医薬品の中に配合されているものがたくさんある。

■ 医薬品の製造と製造販売

> ・医薬品は、**厚生労働大臣**により「**製造業**」の許可を受けた者でなければ製造してはならない。
> ・医薬品は、**厚生労働大臣**により「**製造販売業**」の許可を受けた者でなければ製造販売をしてはならない。

＊製造販売業：製造又は輸入した医薬品を、薬局開設者、医薬品の販売業者等に対して販売等を行う。
＊製造：他に委託して製造する場合を含み、他から委託を受けて製造する場合を含まない。

> 製造販売される医薬品は、**品目ごとに**、品質、**有効性及び安全性**について審査等を受け、その製造販売について**厚生労働大臣**の承認を受けたものでなければならない。

＊必要な承認を受けずに製造販売された医薬品の販売等は禁止。

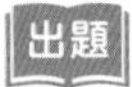

■ 販売、授与、貯蔵、陳列等してはならない不良医薬品

① 日本薬局方に収められている医薬品であって、その性状、品質が日本薬局方で定める基準に適合しないもの
② 体外診断用医薬品であって、その性状、品質又は性能が厚生労働大臣が定めた基準に適合しないもの
③ 承認を受けた医薬品又は体外診断用医薬品であって、その成分、分量、性状、品質、性能が、その承認又は認証の内容と異なるもの
④ 厚生労働大臣が基準を定めて指定した医薬品であって、成分、分量（成

分が不明なものはその本質又は製造方法)、性状、品質、性能がその基準に適合しないもの

⑤ 厚生労働大臣が定めた基準に適合しないもの

⑥ その全部又は一部が不潔な物質、変質した物質、変敗した物質から成っている医薬品

⑦ 異物が混入したり、付着したりしている医薬品

⑧ 病原微生物その他疾病の原因となるものに汚染されている医薬品、又は汚染のおそれがある医薬品

⑨ 着色のみを目的として厚生労働省令で定めるタール色素以外のタール色素を使用している医薬品

＊これらの規定は、製造販売元の製薬企業、製造業者だけでなく、薬局や医薬品の販売業にも適用される。

第6回 薬事関係法規・制度

基本ポイント

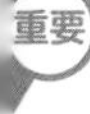

■ 一般用医薬品とは

医薬品のうち、その効能及び効果において人体に対する作用が**著しくない**ものであって、薬剤師その他の**医薬関係者**から提供された情報に基づく**需要者**の選択により使用されることが目的とされているもの（要指導医薬品を除く)。

■ 要指導医薬品とは

（スイッチ直後医薬品、毒薬、劇薬等のうち）その効能及び効果において人体に対する作用が**著しくない**ものであって、薬剤師その他の**医薬関係者**から提供された情報に基づく**需要者**の選択により使用されることが目的とされるものであり、かつ、その適正な使用のために薬剤師の**対面**による情報の提供及び**薬学的知見**に基づく指導が行われることが必要なものとして、**厚生労働大臣**が**薬事審議会**の意見を聴いて指定するもの。

■ 医療用医薬品とは

医師・歯科医師によって使用されるもの、又はこれらの者の**処方箋**や指示によって使用されることを目的として供給されるもの。

■ 医療用医薬品と要指導医薬品・一般用医薬品

	医療用医薬品	要指導医薬品・一般用医薬品
定義	医師・歯科医師によって使用され、又はこれらの者の処方箋若しくは指示によって使用されることを目的として供給されるもの	薬剤師その他の医薬関係者から提供された情報に基づく需要者の選択により使用されることが目的とされているもの
使用方法	注射等の侵襲性の高い使用方法も用いられる。血液を検体とするような検査薬も含まれる	注射等の侵襲性の高い使用方法は用いられない。血液を検体とするような検査薬は含まれない
用量	医師・歯科医師が診察をして患者の容態に合わせて処方量を決めて交付する	あらかじめ定められている用量に基づき、適正使用することによって効果を期待するもの
効能効果の表現	診断疾患名で示される（胃炎、胃・十二指腸潰瘍等）	一般の生活者が判断できる症状で示される（胃痛、胸やけ、むかつき等）
その他		医療機関を受診するほどではない体調不良や疾病の初期段階で使用されるもの。医師の診療によらなければ治癒が期待できない疾患に対する効能効果は認められていない

■ 医薬品の販売における規制の違い

	薬局	店舗販売業	配置販売業	卸売販売業
医療用医薬品	販売可	販売不可	販売不可	販売可 ただし、店舗販売業者に、要指導医薬品及び一般用医薬品以外の医薬品を販売等してはならない
要指導医薬品	販売可	販売可	販売不可	販売可 ただし、配置販売業者に、一般用医薬品以外の医薬品を販売等してはならない

一般用医薬品	販売可	販売可	販売可 ただし、経年変化が起こりにくい等、厚生労働大臣の定める基準に適合するものに限る	販売可

＊卸売販売業者は、業として一般の生活者に対して直接医薬品の販売等を行うことはできない。

基本ポイント

出題

■ 毒薬・劇薬とは

単に毒性、劇性が強いものだけでなく、薬効が期待される摂取量（薬用量）と中毒のおそれがある摂取量（中毒量）が接近しており安全域が狭いため、その取扱いに注意を要するもの。販売は元より、貯蔵及びその取り扱いは、他の医薬品と区別されている。毒薬又は劇薬は、要指導医薬品に該当することはあるが、現状、毒薬又は劇薬で、一般用医薬品のものはない。

＊毒薬・劇薬は、他の物と区別して貯蔵・陳列しなければならない。

＊毒薬を貯蔵・陳列する場所には、**鍵を施さなければならない**。

薬局や要指導医薬品を扱う店舗販売業では、劇薬が店舗にあると思います。携帯電話やスマートフォンで、劇薬の容器・外箱等に記載されている具体的な法的表示内容の写真を撮り、その画面を待ち受けにして毎日見て覚えましょう。

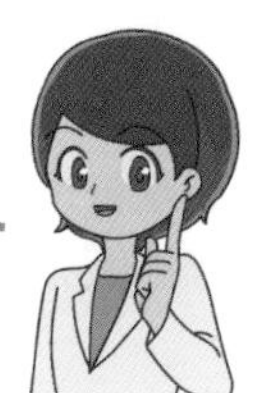

出題

■ 毒薬・劇薬の表示・表記

毒薬	劇薬
黒地	白地
白枠	赤枠
白字	赤字
毒 （品名）	劇 （品名）

第6回 薬事関係法規・制度

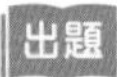

■ 毒薬・劇薬の交付の禁止〈「ドクゲキ重要14歳」と覚えましょう〉

毒薬又は劇薬を、14歳未満の者その他安全な取扱いに不安のある者に交付することは禁止されている。

■ 毒薬・劇薬を販売・譲渡するとき

毒薬・劇薬を販売・譲渡するときには、その医薬品を譲り受ける者から、決められた内容が記載された文書の交付を受けなければならない。

出題

文書に記載されていなければならない内容

① 品名
② 数量
③ 使用目的
④ 譲渡年月日
⑤ 譲受人の氏名
⑥ 譲受人の住所
⑦ 譲受人の職業
⑧ 譲受人の署名又は記名押印

＊一定の条件を満たす電子的ファイルに記録したものによることもできる。

■ 毒薬・劇薬の分割販売

店舗管理者が薬剤師である店舗販売業者及び医薬品営業所管理者が薬剤師である卸売販売業者以外の医薬品の販売業者は、開封して、販売等してはならない。

基本ポイント

■ 生物由来製品とは

人その他の生物（植物を除く）に由来するものを原料又は材料として製造される医薬品、医薬部外品、化粧品又は医療機器のうち、保健衛生上特別の注意を要するものとして、厚生労働大臣が薬事審議会の意見を聴いて指定するもの。製品の使用による感染症の発生リスクに着目して指定される。現在のところ、生物由来製品として指定された一般用医薬品、要指導医薬品、医薬部外品、化粧品はない。

基本ポイント

■ 一般用医薬品のリスク区分

第一類医薬品	第二類医薬品	第三類医薬品
① その副作用等により日常生活に支障を来す程度の健康被害が生ずるおそれがある医薬品のうち、その使用に際し特に注意が必要なものとして**厚生労働大臣**が指定するもの ② 既存の一般用医薬品と有効成分、分量、用法用量、効能効果が明らかに異なるもの（いわゆるスイッチOTC医薬品、ダイレクトOTC医薬品）	その副作用等により日常生活に支障を来す程度の健康被害が生ずるおそれがある医薬品（第一類医薬品を除く）であって、**厚生労働大臣**が指定するもの ＊第二類医薬品のうち、特別の注意を要するものとして厚生労働大臣が指定するもの ＝**指定第二類医薬品**	第一類医薬品、第二類医薬品以外の一般用医薬品 ＊保健衛生上のリスクは比較的低いが、日常生活に支障を来す程度ではないものの、副作用等により、身体の変調・不調が起こるおそれはある

・リスク区分は、安全性に関する新たな知見や副作用の発生状況等を踏まえ、**適宜**見直しが図られている

2）容器・外箱等への記載事項

■ 一般用医薬品の容器・外箱等に記載されていなければならない法定表示事項

① 製造販売業者等の氏名又は名称及び住所〈電話番号は不要なので注意〉
② 名称（日局に収載されている医薬品では日局において定められた名称、また、その他の医薬品で一般的名称があるものではその一般的名称）
③ 製造番号又は製造記号
④ 重量、容量又は個数等の内容量
⑤ 日局に収載されている医薬品については「日本薬局方」の文字等
⑥「要指導医薬品」の文字
⑦ 一般用医薬品のリスク区分を示す字句
⑧ 日局に収載されている医薬品以外の医薬品における有効成分の名称及びその分量
⑨ 誤って人体に散布、噴霧等された場合に健康被害を生じるおそれがある

ものとして厚生労働大臣が指定する医薬品（殺虫剤等）における「注意－人体に使用しないこと」の文字

⑩ 適切な保存条件の下で3年を超えて性状及び品質が安定でない医薬品等、厚生労働大臣の指定する医薬品における使用の期限

⑪ 配置販売品目以外の一般用医薬品にあっては、「店舗専用」の文字

⑫ 指定第二類医薬品にあっては、枠の中に「2」の数字

＊法定表示事項は、見やすい場所に、明瞭に、邦文で記載されなければならない。

＊医薬品の容器等が包装され、透かして容易に見ることができない場合、外箱等にも法定表示事項が記載されていなければならない。

3）医薬部外品、化粧品、保健機能食品等

基本ポイント

■ 医薬部外品と化粧品

	医薬部外品	化粧品
どのようななもの？	① 吐きけその他の不快感又は口臭若しくは体臭の防止、あせも、ただれ等の防止、脱毛の防止、育毛又は除毛に使用され、**機械器具等でないもの** ② 衛生害虫の防除のために使用されるもの ③ 医薬品から医薬部外品に移行されたもの（健胃消化薬、瀉下薬、ビタミン含有保健薬等）	人の身体を清潔にし、美化し、魅力を増し、容貌（ぼう）を変え、又は皮膚若しくは毛髪を健やかに保つために、身体に塗擦、散布その他これらに類似する方法で使用されることが目的とされている物で、人体に対する作用が緩和なもの （化粧品の効能効果の範囲➡p.249）
（直接の容器又は直接の被包への）表示事項	上記①～③の表示事項 ①「医薬部外品」 ②「防除用医薬部外品」 ③「指定医薬部外品」	なし
医薬品的な効能効果の表示・標榜	その効能効果があらかじめ定められた範囲内であって、成分や用法等に照らして人体に対する作用が緩和であることを要件として認められる	一切認められていない（注） ＊医薬品が化粧品的な効能効果を表示・標榜することも、不適正な使用を助長するおそれがあり、承認された効能効果に含まれる場合を除き、適当でないとされる

	医薬部外品	化粧品
製造販売	製造販売業の許可が必要であり、品目ごとに承認を得る必要がある（厚生労働大臣が基準を定めて指定するものを除く）	製造販売業の許可を受けた者が、あらかじめ品目ごとの届出を行う必要がある。厚生労働大臣が指定する成分を含有する化粧品の場合は、品目ごとの承認を得る必要がある
販売（小売）	医薬品のような販売業の許可は必要なく、一般小売店で販売できる	医薬品のような販売業の許可は必要なく、一般小売店で販売できる

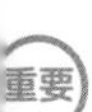
重要

（注）化粧品でも、医薬部外品の枠内で、薬用化粧品類、薬用石けん、薬用歯みがき類として、効能効果を表示できる。

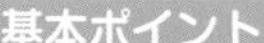

基本ポイント

■「食品」とは

医薬品、**医薬部外品及び再生医療等製品**以外のすべての飲食物を「食品」という。

＊食品として販売等されているものであっても、その成分本質、効能効果の標榜内容等から医薬品とみなされる場合は、「無承認無許可医薬品」として取締りの対象となる。

医薬品の範囲に関する基準

①成分本質（原材料）が、専ら医薬品として使用される成分本質を含むこと（食品添加物と認められる場合を除く）

②医薬品的な**効能効果**が標榜又は暗示されていること（製品表示や添付文書によるほか、チラシ、パンフレット、刊行物、インターネット等の広告宣伝物等による場合も含む）

③アンプル剤や舌下錠、口腔用スプレー剤等、医薬品的な**形状**であること

④服用時期、服用間隔、服用量等の医薬品的な**用法用量**の記載があること（調理のために使用方法、使用量等を定めている場合を除く）

＊錠剤、丸剤、カプセル剤、散剤等については、食品である旨が明記されている場合に限り、その形状のみをもって医薬品への該当性の判断がなされることはない。カプセル、錠剤等の医薬品と類似した形状のものもあり、誤った使用をしないよう注意する。

基本ポイント

■ 健康食品

「薬（医）食同源」という言葉があるように、古くから特定の食品摂取と健康増進の関連は、関心を持たれてきた。

健康増進や維持の助けになることが期待される「いわゆる健康食品」は、あくまで食品であり、医薬品とは法律上区別される。

ただし、健康食品の中でも国が示す要件を満たす食品「保健機能食品」は、一定の基準のもと健康増進の効果等を表示することが許可された健康食品であり、以下の3種類がある。

出題

特定保健用食品	身体の生理機能等に影響を与える保健機能成分を含むもの。個別に（一部は規格基準に従って）特定の保健機能を示す有効性や安全性等に関する国の審査を受け、許可されたもの。
栄養機能食品	身体の健全な成長や発達、健康維持に必要な栄養成分（ビタミン、ミネラル等）の補給を目的としたもの。国が定めた規格基準に適合したものであれば、その栄養成分の健康機能を表示できる。
機能性表示食品	事業者の責任で科学的根拠をもとに疾病に罹患していない者の健康維持及び増進に役立つ機能を商品のパッケージに表示するもの。国に届出された商品であるが、特定保健用食品とは異なり国の個別の許可を受けたものではない。

・「いわゆる健康食品」は、その多くが摂取しやすいように錠剤やカプセル等の医薬品に類似した形状で販売されている。

・健康食品での健康被害も報告されている。医薬品との相互作用で薬物治療の妨げになることもある。

⇒　一般用医薬品の販売時にも健康食品の摂取の有無について確認することが重要。相談者の健康に関する意識を尊重しつつも、必要があればそれらの摂取についての指導も行う。

基本ポイント

■ 保健機能食品等の食品

特定保健用食品、栄養機能食品、機能性表示食品を総称して「**保健機能食品**」という。

■ 保健機能食品等の定義・位置づけ

特定保健用食品	特定の保健の目的で摂取する人に対して、保健の目的が期待できる表示をした食品。個別に生理的機能や特定の保健機能を示す有効性や安全性等に関する審査を受け、許可又は承認を取得することが必要。 特定保健用食品の許可に必要な有効性の科学的根拠のレベルに達してはいないが、一定の有効性が確認されているものは、「条件付き特定保健用食品」として許可。 消費者庁の許可等マークも付されている。 例）おなかの調子を整える食品（オリゴ糖、食物繊維等）、血圧が高めの方の食品（ラクトトリペプチド、サーデンペプチド等）
栄養機能食品	１日当たりの**摂取目安量**に含まれる栄養成分の量が、基準に適合しており、栄養表示しようとする場合には、その栄養成分の機能表示を行わなければならない。栄養成分の機能表示は消費者庁長官の許可を要さないが、その栄養成分を摂取する上での注意事項や、**消費者庁長官**の個別の審査を受けたものではない旨の表示も義務づけられている。 （栄養機能表示等の具体的記載は➡p.250）
機能性表示食品	事業者の責任において、**科学的根拠**に基づいた機能性を表示し、販売前に**安全性**及び**機能性**の根拠に関する情報等が**消費者庁長官**へ届け出られたもの。 特定の保健の目的が期待できるという食品の機能性を表示することはできるが、特定保健用食品とは異なり、**消費者庁長官**の個別の許可を受けたものではない。
特別用途食品（特定保健用食品を除く）	乳児、幼児、妊産婦、病者の発育や健康の保持、回復の用に供することが適当な旨を医学的・栄養学的表現で記載し、かつ、用途を限定したもの。内閣総理大臣の許可又は承認を受けたもので、**消費者庁**の許可等のマークが付されている。 例）病者用食品、妊産婦・授乳用、えん下困難者用食品、乳児用調製粉乳、特定保健用食品等
「いわゆる健康食品」	法令で定義された用語ではなく、一般に用いられている単語。法や食品衛生法等における取扱いは、保健機能食品以外の一般食品と変わるところはない。 特定の保健の用途に適する旨の効果等が表示・標榜され、医薬品の効能効果を暗示するとみなされるもの、製品中に医薬品成分が検出されるもの→無承認無許可医薬品として、取締りの対象に

【保健機能食品等の規制上の関係】

<table>
<tr><td rowspan="3">広義の特別用途食品</td><td colspan="2">狭義の特別用途食品</td><td>・病者用食品
・妊産婦、授乳婦用
・乳児用
・えん下困難者用</td></tr>
<tr><td rowspan="4">保健機能食品</td><td rowspan="2">特定保健用食品[*1]</td><td>特定保健用食品</td></tr>
<tr><td>条件付き特定保健用食品</td></tr>
<tr><td rowspan="2"></td><td colspan="2">栄養機能食品[*2]</td></tr>
<tr><td colspan="2">機能性表示食品[*2]</td></tr>
</table>

＊1　特定保健用食品は、特別用途食品制度と保健機能食品制度の両制度に位置づけられている。

＊2　栄養機能食品及び機能性表示食品は、特別用途食品には含まれない。

❸医薬品の販売業の許可

1）許可の種類と許可行為の範囲

基本ポイント

■ 医薬品の販売業の許可

医薬品を、業として販売等する場合には、**薬局の開設**又は**医薬品の販売業の許可**を受ける必要がある。これらの許可は、6年ごとにその更新を受けなければならない。許可は都道府県知事（その店舗の所在地が保健所を設置する市又は特別区の区域の場合は、市長又は区長）から受ける。

薬局開設者又は店舗販売業者が、配置による方法で医薬品を販売等しようとする場合には、別途、配置販売業の許可を受ける必要がある。

	薬局	医薬品の販売業		
		店舗販売業	配置販売業	卸売販売業
一般の生活者への医薬品の販売	できる	できる	できる	できない
分割販売*	できる	できる	できない	できる
許可を与える者	薬局所在地の都道府県知事（保健所設置市の市長、特別区の区長）（許可申請6年）	店舗所在地の都道府県知事（保健所設置市の市長、特別区の区長）（許可申請6年）	配置しようとする区域の都道府県知事（許可申請6年）	営業所の所在地の都道府県知事

＊　分割販売とは、特定の購入者の求めに応じて医薬品の包装を開封して小分けし、販売すること。分割販売する場合には、容器・添付文書等への記載事項について、販売側の責任において、それぞれ表示又は記載しなければならない。分割販売される医薬品の記載事項には、「分割販売を行う者の氏名又は名称並びに分割販売を行う薬局、店舗又は営業所の名称及び所在地」も含まれる。ただし、医薬品をあらかじめ小分けし、販売する行為は、無許可製造、無許可製造販売に該当するため、認められない。

基本ポイント

■ 薬局と医薬品の販売業

分類	販売等することのできる医薬品
薬局*	医療用医薬品、要指導医薬品、一般用医薬品を販売等することができる ・薬剤師が販売又は授与の目的で調剤の業務並びに薬剤及び医薬品の適正な使用に必要な情報の提供及び薬学的知見に基づく指導の業務を行う場所
店舗販売業	要指導医薬品、一般用医薬品以外の医薬品の販売等は認められていない（要指導医薬品、第一類医薬品は薬剤師が店舗にいるときのみ販売可）

分類	販売等することのできる医薬品
配置販売業	**一般用医薬品**以外の医薬品の販売等は認められていない（第一類医薬品は薬剤師のみ販売可） ・ただし、**経年変化**が起こりにくいことその他の厚生労働大臣の定める基準に適合するものに限る ・「先用後利」使った後で代金請求
卸売販売業	**すべての医薬品**を販売することができる ・ただし、店舗販売業者に対して要指導医薬品、一般用医薬品以外の医薬品を、配置販売業者に対して一般用医薬品以外の医薬品を販売等することはできない

＊　薬局としての開設の許可を受けていないものについては、「薬局」の名称をつけることはできない（病院・診療所の調剤所を除く）。

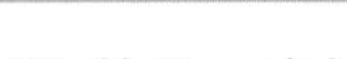

■ 薬局・店舗販売業・配置販売業

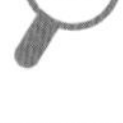

	薬局	店舗販売業	配置販売業＊3
調剤	できる	できない （薬剤師がいてもできない）	できない
管理者	管理薬剤師	店舗管理者	区域管理者
管理者資格	薬剤師	①要指導医薬品・第一類医薬品を販売する店舗＝薬剤師＊1 ②第二類・第三類医薬品を販売する店舗＝薬剤師又は登録販売者＊2	①第一類医薬品を販売する区域＝薬剤師 ②第二類・第三類医薬品を販売する区域＝薬剤師又は登録販売者＊2
管理者の役割と開設者の役割	管理者は、保健衛生上支障を生ずるおそれがないよう、その薬局（店舗・区域）に勤務するその他の従業者を監督する等、薬局（店舗・区域）の業務につき、必要な注意をしなければならず、薬局開設者（店舗販売業者・配置販売業者）に対して必要な意見を**書面により**述べなければならない ⇒管理者の意見を尊重し、法令遵守のために措置を講ずる必要があるときは、当該措置を講じ、かつ、講じた措置の内容(措置を講じない場合にあっては、その旨及びその理由)を**記録**し、これを適切に**保存**しなければならない			
兼務の禁止	所在地の都道府県知事の許可を受けた場合を除き、その薬局（店舗・区域）以外の場所で業として薬局（店舗・区域）の管理その他薬事に関する実務に従事する者であってはならない			

出題

＊1　薬剤師を店舗管理者とすることができない場合、要指導医薬品・第一類医薬品を販売等する薬局や、薬剤師が店舗管理者で要指導医薬品・第一類医薬品を販売等する店舗販売業、薬剤師が区域管理者で第一類医薬品を販売等する配置販売業において、登録販売者として**3年以上**（従事期間が月単位で計算して、1ヶ月に80時間以上従事した月が36月以上、又は、従事期間が通算して3年以上あり、かつ、過去5年間において合計2,880時間以上）業務に従事した者で、その店舗において医薬品の販売等に関する業務に従事する者を店舗管理者にすることができる。ただし、この場合、店舗管理者を補佐する薬剤師を置かなければならない。

出題

＊2　この登録販売者は、薬局、店舗販売業又は配置販売業において①**一般従事者**として薬剤師又は登録販売者の管理及び指導の下に実務に従事した期間、②**登録販売者**として業務（店舗管理者又は区域管理者としての業務を含む）に従事した期間が過去5年間のうち通算して**2年以上**（従事期間が月単位で計算して、1ヶ月に80時間以上従事した月が24月以上、又は、従事期間が通算して2年以上あり、かつ、過去5年間において合計1,920時間以上）、又は、過去5年間のうち通算して1年以上（従事期間が月単位で計算して、1ヶ月に160時間以上従事した月が12月以上、又は、従事期間が通算して1年以上、かつ、過去5年間において合計1,920時間以上）あり、毎年度受講する必要がある**継続研修**に加えて、店舗の管理及び法令遵守に関する**追加的な研修**を修了していることが必要である。ただし、これらの従事期間が通算して1年以上であり、かつ過去に店舗管理者等として業務に従事した経験がある場合も店舗管理者となれることとされている。

変更

出題

＊3　配置販売業者又はその配置員は、医薬品の配置販売に従事しようとするときは、**配置販売業者**の氏名及び住所、**配置販売に従事する者**の氏名及び住所、区域、その期間等を、配置販売に従事しようとする区域の**都道府県知事**にあらかじめ、届け出なければならない。

出題

また配置販売業者又はその配置員は、**その住所地**（当該販売業者又は配置員の住所地）**の都道府県知事**が発行する**身分証明書**の交付を受け、かつ、これを携帯しなければ、医薬品の配置販売に従事してはならない。

基本ポイント

■ 認定薬局・健康サポート薬局

	地域連携薬局	専門医療機関連携薬局	健康サポート薬局
連携	他の医療提供施設（医師若しくは歯科医師又は薬剤師が診療又は調剤に従事する）と連携		―
機能	地域における薬剤及び医薬品の適正な使用の推進及び効率的な提供に必要な情報の提供及び薬学的知見に基づく指導を実施するために一定の必要な機能を有する薬局	薬剤の適正な使用の確保のために専門的な薬学的知見に基づく指導を実施するために必要な機能を有する薬局	患者が継続して利用するために必要な機能及び個人の主体的な健康の保持増進への取組を積極的に支援する機能を有する薬局
許可	その所在地の都道府県知事の認定が必要	傷病の区分ごとに、その所在地の都道府県知事の認定を受けて専門医療機関連携薬局と称することができる	厚生労働大臣が定める基準に適合するもの

基本ポイント

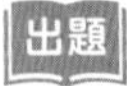

■ 薬剤師不在時間とは

薬局の開店時間のうち調剤に従事する薬剤師が、緊急時の在宅対応や急遽日程の決まった退院時カンファレンス等への参加のため、薬局以外の場所で業務を行うため、やむを得ず、一時的に当薬剤師が不在となる時間のこと。

学校薬剤師の業務やあらかじめ予定されている定期的な業務によって恒常的に薬剤師が不在となる時間は、薬剤師不在時間としては認められない。その場合、当該薬局における調剤応需体制を確保する必要がある。

■ 不在時間内の対応

調剤室を閉鎖し、調剤に従事する薬剤師が不在のため調剤に応じることができない旨等、**薬局内及び薬局の外側の見やすい場所**に掲示しなければならない。また、勤務している従事者と連絡ができる体制を整えていること。また、要指導医薬品陳列区画又は第一類医薬品陳列区画を閉鎖しなければならない（鍵をかけた陳列設備に陳列する場合を除く）。

2）リスク区分に応じた販売従事者、情報提供及び陳列等

基本ポイント

■ リスク区分に応じた販売従事者等

	要指導医薬品	第一類医薬品	第二類医薬品	第三類医薬品
販売等できる専門家	薬剤師	薬剤師	薬剤師又は登録販売者	薬剤師又は登録販売者
書面による販売の記録	品名、数量、販売等を行った日時、販売等を行った薬剤師の氏名、情報提供を行った薬剤師の氏名、医薬品の購入者等が情報提供の内容を理解したことの確認結果を、書面に記載し、2年間保存しなければならない。		品名、数量、販売等を行った日時、販売等を行った薬剤師・登録販売者の氏名、情報提供を行った薬剤師・登録販売者の氏名、医薬品の購入者等が情報提供の内容を理解したことの確認結果を、書面に記載し、保存するように努めなければならない。	
購入者等の連絡先の記録	医薬品を購入等した者の連絡先を書面に記載し、保存するように努めなければならない。			

基本ポイント

■ 要指導医薬品販売時の留意事項

① 要指導医薬品を使用する者以外の者に対しては、正当な理由なく販売してはならない（薬剤師、薬局開設者、医薬品の製造販売業者等に販売する場合を除く）。
② 購入者と使用者が異なる場合は、正当な理由の有無を確認する。
③ 購入者が、他の薬局・店舗販売業者からその要指導医薬品を購入等していないかを確認し、適正な使用のために必要と認められる数量に限って販売する。
④ 情報提供・指導を受けた者が、その内容を理解し、質問がないことを確認した後に販売する。
⑤ 購入者から相談があった場合は、情報提供・指導を行った後に販売する。
⑥ その医薬品を販売等した薬剤師の氏名、薬局・店舗の名称・電話番号等の連絡先を、購入者に伝える。

基本ポイント

■ 第一類医薬品販売時の留意事項

① 情報提供・指導を受けた者が、その内容を理解し、質問がないことを確認した後に販売する。
② 購入者から相談があった場合は、情報提供・指導を行った後に販売する。
③ その医薬品を販売等した薬剤師の氏名、薬局・店舗の名称・電話番号等の連絡先を、購入者に伝える。

基本ポイント

■ 第二類・第三類医薬品販売時の留意事項

① 購入者から相談があった場合は、情報提供・指導を行った後に販売する。
② その医薬品を販売等した薬剤師・登録販売者の氏名、薬局・店舗の名称・電話番号等の連絡先を、購入者に伝える。

基本ポイント

■ リスク区分に応じた情報提供

	要指導医薬品	第一類医薬品	第二類医薬品	第三類医薬品
情報提供を行う専門家	薬剤師	薬剤師	薬剤師又は登録販売者	薬剤師又は登録販売者
対応	対面により必要な情報を提供し、必要な薬学的知見に基づく指導を行わなければならない。	必要な情報を書面を用いて提供しなければならない。	必要な情報を提供するように努めなければならない。	必要な情報を提供することが望ましい。
対面販売	必要	不要	不要	不要
書面を用いた情報提供	必要*1	必要*2	不要	不要

＊1　情報提供や指導ができない等、要指導医薬品の適正な使用を確保することができない場合は、販売等を行ってはならない。

＊2　購入者から説明を要しない旨の意思の表明があり、薬剤師が、その第一類医薬品が適正に使用されると認められると判断した場合には、情報提供を行わなくてもよい。

・購入者側から相談があった場合は、リスク区分によらず、必要な情報を提供しなければならない。
・薬局開設者又は店舗販売業者は、指定第二類医薬品を購入しようとする者等が、禁忌事項を確実に認識できるようにするための必要な措置を講じなければならない。

基本ポイント

出題

■ 情報提供前の確認事項

薬局開設者又は店舗販売業者は、要指導医薬品や一般用医薬品の販売又は授与のため、情報の提供及び指導を行わせるに当たっては、当該薬剤師に、あらかじめ、次に掲げる事項を確認させなければならない。

① 年齢
② 他の薬剤又は医薬品の使用の状況
③ 性別
④ 症状
⑤ ④の症状に関して医師又は歯科医師の診断を受けたか否かの別及び診断を受けたことがある場合にはその診断の内容
⑥ 現にかかっている他の疾病がある場合は、その病名
⑦ 妊娠しているか否か及び妊娠中である場合は妊娠週数
⑧ 授乳しているか否か
⑨ 当該要指導医薬品（第一類医薬品）に係る購入、譲受け又は使用の経験の有無
⑩ 調剤された薬剤又は医薬品の副作用その他の事由によると疑われる疾病にかかったことがあるか否か、かかったことがある場合はその症状、その時期、当該薬剤又は医薬品の名称、有効成分、服用した量及び服用の状況
⑪ その他情報の提供を行うために確認することが必要な事項

基本ポイント

出題

■ 要指導医薬品販売時の情報提供及び指導

情報提供及び指導の方法	情報提供の事項
①当該薬局又は店舗内の情報提供及び指導を行う場所で行う ②当該要指導医薬品の特性、用法、用量、使用上の注意、併用を避けるべき医薬品その他の適正な使用のため必要な情報を、個別に提供させ、必要な指導を行う ③当該要指導医薬品を使用しようとする者がお薬手帳を所持しない場合はその所持を勧奨し、お薬手帳を所持する場合は、必要に応じ、お薬手帳を活用した情報の提供及び指導を行う（お薬手帳には、要指導医薬品についても記録することが重要である） ④当該要指導医薬品の副作用その他の事由によるものと疑われる症状が発生した場合の対応について説明する ⑤情報の提供及び指導を受けた者が当該情報の提供及び指導の内容を理解したこと及び更なる質問の有無について確認する ⑥必要に応じて、当該要指導医薬品に代えて他の医薬品の使用を勧める ⑦必要に応じて、医師又は歯科医師の診断を受けることを勧める ⑧情報の提供及び指導を行った薬剤師の氏名を伝える	①当該要指導医薬品の名称 ②当該要指導医薬品の有効成分の名称及びその分量 ③当該要指導医薬品の用法及び用量 ④当該要指導医薬品の効能又は効果 ⑤当該要指導医薬品に係る使用上注意のうち、保健衛生上の危害の発生を防止するために必要な事項 ⑥その他当該要指導医薬品を販売し、又は授与する薬剤師がその適正な使用のために必要と判断する事項

基本ポイント

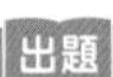

■ リスク区分に応じた陳列

① 医薬品は、他の物品（医薬部外品、化粧品、食品等）と区別して貯蔵・陳列する。

② 要指導医薬品と一般用医薬品が混在しないように陳列する。

③ 第一類・第二類・第三類医薬品が混在しないように陳列する。

④ 要指導医薬品・一般用医薬品を販売等しない時間は、通常、これらの医薬品を陳列・交付している場所を閉鎖する。

⑤　要指導医薬品・第一類医薬品を販売等しない時間は、要指導医薬品陳列区画・第一類医薬品陳列区画を閉鎖する。ただし、鍵をかけた陳列設備に陳列している場合は、この限りではない。

■ 要指導医薬品

・要指導医薬品陳列区画（陳列設備から1.2m以内の範囲に購入者等が立ち入ることができないところ。下図参照）に陳列

・上記区画以外では、鍵をかけたガラスケース等、購入者等が直接手を触れることができない陳列設備に陳列

出題

■ 第一類医薬品

・第一類医薬品陳列区画（陳列設備から1.2m以内に購入者等が立ち入ることができないところ。下図参照）に陳列

・上記区画以外では、鍵をかけたガラスケース等、購入者等が直接手を触れることができない陳列設備に陳列

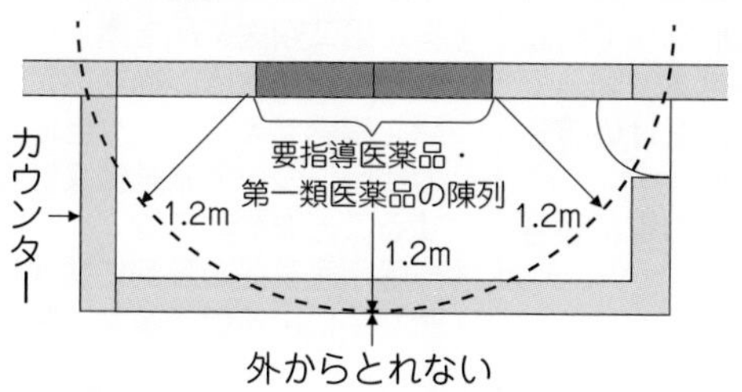

■ 指定第二類医薬品

・情報提供を行うための設備から7m以内の範囲に陳列。ただし、鍵をかけたガラスケース等に陳列されている場合や、指定第二類医薬品の陳列設備から1.2m以内に購入者等が進入できないよう必要な措置が取られている場合を除く

指定第二類医薬品は、鍵をかけたガラスケースに入っていれば、7m以内でなくても8mでも9mでも離れていてOKです！

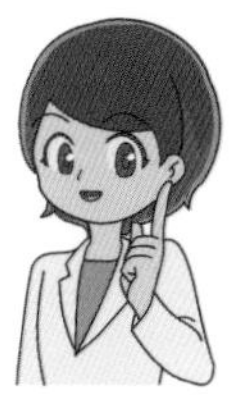

第6回　薬事関係法規・制度

基本ポイント

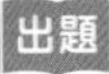

■ 薬局又は店舗における掲示

・リスク区分に応じた情報提供又は相談対応の実効性を高めるため、薬局又は店舗の見やすい位置に掲示。

薬局又は店舗の管理及び運営に関する事項	薬局製造販売医薬品、要指導医薬品及び一般用医薬品の販売制度に関する事項*
①許可区分 ②開設者等の氏名又は名称、許可証の記載事項 ③管理者の氏名 ④勤務する薬剤師又は登録販売者の別、その氏名及び担当業務（写真は必要ありません） ⑤取り扱う要指導医薬品及び一般用医薬品の区分 ⑥薬局、店舗に勤務する者の名札等による区別に関する説明 ⑦営業時間、営業時間外で相談できる時間及び営業時間外で医薬品の購入、譲受けの申込みを受理する時間 ⑧相談時及び緊急時の電話番号その他連絡先	①要指導医薬品、第一類医薬品、第二類医薬品及び第三類医薬品の定義・解説 ②要指導医薬品、第一類医薬品、第二類医薬品及び第三類医薬品の表示に関する解説 ③要指導医薬品、第一類医薬品、第二類医薬品及び第三類医薬品の情報の提供に関する解説 ④薬局製造販売医薬品を調剤室以外の場所に陳列する場合に、薬局製造販売医薬品の定義・解説・表示、情報の提供・陳列に関する解説 ⑤要指導医薬品の陳列に関する解説 ⑥指定第二類医薬品の陳列に関する解説 ⑦指定第二類医薬品を購入し、又は譲り受けようとする場合は、当該指定第二類医薬品の禁忌を確認すること及び当該指定第二類医薬品の使用について薬剤師又は登録販売者に相談することを勧める旨 ⑧一般用医薬品の陳列に関する解説 ⑨医薬品による健康被害の救済制度に関する解説 ⑩個人情報の適正な取扱い確保のための措置 ⑪その他必要な事項

＊　店舗で扱っていないものについてもすべて掲示

・この他、薬局での掲示には薬剤師不在時間がある場合は薬剤師の不在時間について薬局内及び外側の見やすい場所に掲示する必要がある。

■ 配置販売業における掲示

・配置販売業者は必要な情報を記載した書面を添えて配置。

区域の管理及び運営に関する事項	一般用医薬品の販売制度に関する事項*
①許可区分 ②配置販売業者の氏名又は名称、営業の区域その他の許可証の記載事項 ③区域管理者の氏名 ④当該区域に勤務する薬剤師又は登録販売者の別、その氏名及び担当業務 ⑤取り扱う一般用医薬品の区分 ⑥当該区域に勤務する者の名札等による区別に関する説明 ⑦営業時間、営業時間外で相談できる時間及び営業時間外で医薬品の購入、譲受けの申し込みを受理する時間 ⑧相談時及び緊急時の電話番号その他連絡先	①第一類医薬品、第二類医薬品及び第三類医薬品の定義・解説 ②第一類医薬品、第二類医薬品及び第三類医薬品の表示に関する解説 ③第一類医薬品、第二類医薬品及び第三類医薬品の情報の提供に関する解説 ④指定第二類医薬品の定義等に関する解説 ⑤指定第二類医薬品を購入し、又は譲り受けようとする場合は、当該指定第二類医薬品の禁忌を確認すること及び当該指定第二類医薬品の使用について薬剤師又は登録販売者に相談することを勧める旨 ⑥一般用医薬品の陳列に関する解説 ⑦医薬品による健康被害の救済制度に関する解説 ⑧個人情報の適正な取扱い確保のための措置 ⑨その他必要な事項

*　配置は要指導医薬品について含まれない

管理者の住所や、薬剤師や登録販売者の顔写真は法定掲示事項ではありません。

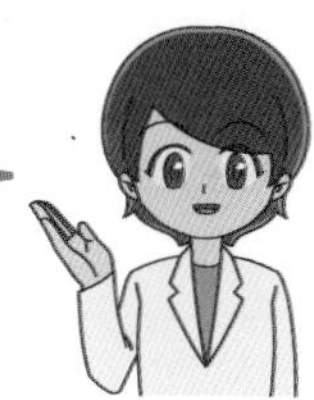

基本ポイント

■ 特定販売とは

その薬局又は店舗において、その薬局又は店舗以外の場所にいる者に対して一般用医薬品又は薬局製造販売医薬品（毒薬及び劇薬であるものを除く）の販売を行うこと。

・その薬局又は店舗に貯蔵・陳列している一般用医薬品又は薬局製造販売医薬品を販売する

・特定販売を行うことについて広告するときは、インターネットを利用する場合はホームページに、その他の広告方法を用いる場合はその広告に、下記の事項を見やすく掲げなければならない

①薬局又は店舗の外観の写真
②薬局製造販売医薬品又は一般用医薬品の陳列の状況を示す写真
③勤務している薬剤師又は法第15条第2項の登録販売者以外の登録販売者*1若しくは同項の登録販売者*2の別及び氏名
④特定販売を行う時間
⑤特定販売を行う医薬品の使用期限

＊1　経験年数が2年以上の登録販売者
＊2　経験年数が2年未満の登録販売者

必要なのは薬局、店舗の外観の写真であって、薬剤師・登録販売者の顔写真は必要ありません。ひっかからないように！

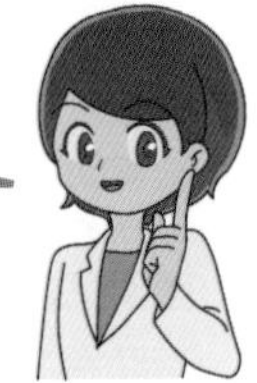

・特定販売を行うことについて、インターネットを利用して広告するときは、都道府県知事及び厚生労働大臣が容易に閲覧することができるホームページで行う
・購入者等から相談があった場合、薬局開設者又は店舗販売業者は、その薬局又は店舗で医薬品の販売等に従事する薬剤師又は登録販売者に、対面又は電話により情報提供を行わせなければならない

基本ポイント

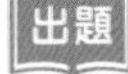

■ 医薬品の購入等に関する記録等

薬局開設者又は店舗販売業者は、医薬品を購入又は譲り受けたとき及び薬局開設者、医薬品の製造販売業者、製造業者、販売業者、病院、診療所、飼育動物診療施設の開設者に販売又は授与したときは、次に掲げる事項を書面に記載しなければならない。

① 品名
② 数量
③ 購入等の年月日
④ 購入者等の氏名又は名称、住所又は所在地及び電話番号その他の連絡先*1
⑤ ④の事項を確認するために提示を受けた資料*2
⑥ 医薬品の取引の任に当たる自然人（注：法人に対して個人を指す法律用語）が、購入者等と雇用関係にあること又は購入者等から医薬品の取引に係る指示を受けたことを示す資料*3

＊1　購入者等が常時取引関係にある場合、氏名又は名称以外の事項の記載は省略できる
＊2　購入者等が常時取引関係にある場合を除く
＊3　購入者等が自然人であり、かつ、購入者等自らが医薬品の取引の任に当たる場合を除く

購入者等の住所又は所在地、電話番号その他の連絡先を確認しなければならない。この確認ができない場合は、医薬品の譲受及び譲渡を行わないこと。

医療用医薬品（体外診断用医薬品を除く）については、①から⑥までの事項に加え、ロット番号（ロットを構成しない医薬品については製造番号又は製造記号）及び使用の期限を記載しなければならない。

店舗販売業者は、ロット番号（ロットを構成しない医薬品については製造番号又は製造記号）及び使用の期限については一般用医薬品等についても、偽造医薬品の流通防止に向けた対策の観点から、併せて記載することが望ましい。

これは偽造医薬品の流通防止対策のものです。上記の下線にあるような薬局や店舗販売業者間などでの売買等についてのものであって、一般の顧客との売買に関するものではありません。

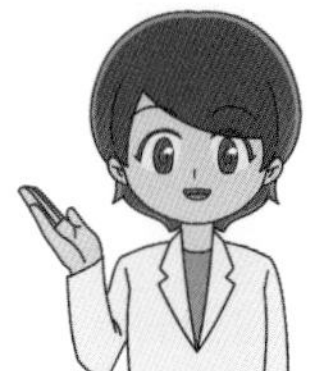

■ 複数の事業所について許可を受けている場合

許可事業者（法に基づく許可を受けて医薬品を業として販売又は授与する者）が複数の事業所について許可を受けている場合、異なる事業所間の医薬品の移転であっても、移転先及び移転元のそれぞれの事業所ごとに、次ページの事項を記録し、**記載の日から3年間**保存しなければならない。

①品名　②ロット番号（医療用医薬品のみ）
③使用の期限（医療用医薬品のみ）　④数量
⑤移転先及び移転元の場所並びに移転の年月日

■ 貯蔵設備を設ける区域

薬局及び店舗販売業の店舗においては、医薬品の貯蔵設備を設ける区域が、他の区域から明確に区別されていなければならない。また、薬局開設者及び店舗販売業者は、医薬品の貯蔵設備を設ける区域に立ち入ることができる者を特定するための措置を講じなければならない。

基本ポイント

■ 名札等

・薬局開設者・店舗販売業者・配置販売業者は、その薬局・店舗・区域に勤務する者に、薬剤師・登録販売者・一般従事者であることが容易に判別できるよう、**名札**＊を付けさせることその他必要な措置を講じなければならない。

変更

・薬局、店舗販売業または配置販売業において、一般従事者として薬剤師または登録販売者の管理及び指導の下に実務に従事した期間および登録販売者として業務（店舗管理者又は区域管理者としての業務を含む）に従事した期間が、過去５年間のうち通算して２年以上（従事期間が月単位で計算して、１ヶ月に80時間以上従事した月が24月以上、又は、従事期間が通算して２年以上、かつ、過去５年間において合計1,920時間以上）ある、又は過去５年間のうち通算して１年以上（従事期間が月単位で計算して、１ヶ月に160時間以上従事した月が12月以上、又は、従事期間が通算して１年以上、かつ、過去５年間において合計1,920時間以上）あり、毎年度受講する必要がある継続研修に加えて、店舗の管理及び法令遵守に関する追加的な研修を修了している登録販売者以外の登録販売者（以下「研修中の登録販売者」という。）である場合は、「登録販売者（研修中）」など、容易に判別できるような表記をする。また、研修中の登録販売者については、薬剤師又は登録販売者（研修中の登録販売者を除く）の管理及び指導の下に実務に従事させなければならない。

＊　個人情報保護の観点から、名札の表記は、氏名以外でも可となった（氏のみ、名のみ、ニックネーム等）。

出題

変更

店頭

基本ポイント

■濫用等のおそれのある医薬品として厚生労働大臣が指定するもの

i）エフェドリン　ii）コデイン
iii）ジヒドロコデイン　iv）ブロモバレリル尿素
v）プソイドエフェドリン　vi）メチルエフェドリン

＊「手引き」の改訂により、薬効成分の「(～に限る)」の部分が削除されて、成分名のみとなった。現在、オーバードーズが社会問題化している。上記の成分が含まれている商品については特に、しっかりと確認しておく必要がある。

■濫用等のおそれのある医薬品を販売等する場合の確認事項

① 購入者等が若年者である場合は、当該者の氏名及び年齢
② 他の薬局等からの当該医薬品及び当該医薬品以外の濫用等のおそれのある医薬品の購入・譲受け状況
③ 適正な使用のために必要と認められる数量を超えて購入しようとする場合は、その理由
④ その他、適正な使用を目的とする購入等であることを確認するために必要な事項

＊確認した事項を勘案し、適正な使用のため必要と認められる数量に限り、販売等を行う。

■その他の遵守事項

① 薬局開設者・店舗販売業者・配置販売業者は、使用の期限を超過した医薬品を、正当な理由なく、販売等してはならない。
② 薬局開設者・店舗販売業者は、医薬品を競売に付してはならない。
③ 薬局開設者・店舗販売業者・配置販売業者は、医薬品の使用が不適正なものとなるおそれのある事項を表示してはならない。

❹医薬品販売に関する法令遵守

1）適正な販売広告

基本ポイント

出題

■ 医薬品の広告とは

次のいずれの要件もすべて満たすもの

① 顧客を誘引する（顧客の購入意欲を昂進させる）意図が明確であること
② 特定の医薬品の商品名（販売名）が明らかにされていること
③ 一般人が認知できる状態であること

■ 誇大広告・承認前医薬品の広告の禁止

法66条
何人も、医薬品、医薬部外品、化粧品、医療機器又は再生医療等製品の名称、製造方法、効能、効果又は性能に関して、明示的であると暗示的であるとを問わず、虚偽又は誇大な記事を広告し、記述し、又は流布してはならない。

法68条
何人も、製造販売の承認を必要とする医薬品若しくは医療機器又は再生医療等製品であって、まだその**承認又は認証を受けていないもの**について、その名称、製造方法、効能、効果又は性能に関する広告をしてはならない。

＊法66条及び法68条の対象は、広告の依頼主だけでなく、**その広告に関与するすべての人**である。一般用医薬品の広告には、マスメディアを通じて行われるもののほか、薬局・店舗販売業・配置販売業において販売促進のために用いられるチラシ、ダイレクトメール（電子メールを含む）、POP広告等も含まれる。

■ 違反広告に係る措置命令等

厚生労働大臣又は都道府県知事は、法66条第1項又は68条の規定に違反して広告等を行った者に対してその行為の中止、再発防止等の措置命令を行うことができる。

■ 課徴金制度

厚生労働大臣が医薬品、医療機器等の名称、製造方法、効能、効果又は性能に関する虚偽・誇大な広告を行った者に対して、違反を行っていた期間中における対象商品の売上額×4.5%の課徴金を納付させる命令を行う課徴金制度がある。

基本ポイント

■ 不適正な広告の例

一般の生活者が事実に反する認識を得るおそれがある広告	・承認の**範囲を超える内容**が表現されているもの ・承認された**内容に合致しない**表現がされているもの ・漢方処方製剤で、**しばり表現を省いて広告**しているもの ・漢方処方製剤を構成する**生薬の作用を個別に挙げて説明**しているもの ・同じ有効成分を含有する**医療用医薬品の効能効果をそのまま標榜**しているもの ・医師による診断・治療によらなければ治癒が期待できない疾患について、**自己治療が可能であるかのような表現**をしたもの ・医薬品の有効性・安全性について、それが確実であることを**保証するような表現**がなされたもの ・**図画や写真**を掲げ効能効果を保証するように表現したもの ・医薬品の効能効果・安全性について、**最大級の表現**をしたもの
過度の消費や乱用を助長するおそれがある広告	・**商品名を連呼**する音声広告 ・**不安を煽って**購入を促す広告 ・医薬品が**不必要**な人にまで使用を促すような広告 ・事実に反する広告（天然成分を使用しているので副作用がない等） ・医薬関係者、医療機関、公的機関等が公認、推薦、選用している旨の広告（事実であったとしても不適当とされる）

＊「承認されている効能効果の一部のみを抽出したもの」は、不適正な広告ではないとされるようになった。
＊医薬品と医薬品以外の物品を、チラシやパンフレット等の同一紙面に掲載することは問題ないが、医薬品でない製品について医薬品的な効能効果があるように見せかけ、生活者に誤認を与えるおそれがある場合は、不適正な広告とみなされることがある。

2）適正な販売方法

基本ポイント

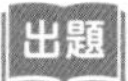

■ 不適正な販売方法

① 医薬品を懸賞や景品として授与することは、原則として認められない。
＊キャラクターグッズ等の景品類を提供して販売することは、不当景品類及び不当表示防止法の限度内であれば認められる。

② 効能効果の重複する組み合わせ、相互作用等により保健衛生上の危害を生じるおそれのある組み合わせは、不適当。
＊組み合わせて販売する場合は、組み合わせた個々の医薬品等の外箱等に記載された事項が、組み合わせ販売のための容器の外から明瞭に見える必要がある。

③ 許可を受けた薬局・店舗以外の場所での医薬品の販売は、店舗による販売に当たらない。

④ 配置販売業において、医薬品を**先用後利**によらず現金売りを行うことは配置による販売行為に当たらない。

⑤ 購入者が、購入した医薬品を業として他者に提供することが推定される場合は、医薬品の無許可販売に便宜を与えることにつながるため、慎重に対処する（事情を尋ねる等、状況によっては販売を差し控えることも必要）。

3）行政庁の監視指導、苦情相談窓口

基本ポイント

■ 薬事監視員

厚生労働大臣、**都道府県知事**、**保健所設置市**の市長及び特別区の区長は、その職員のうちから薬事監視員を命じ、監視指導を行わせる。

■ 立入検査

都道府県知事等は、薬局開設者又は医薬品の販売業者が医薬品医療機器等法の規定やそれに基づく命令を遵守しているかどうかを確かめる必要があると認めたとき、

⇒薬局開設者又は医薬品の販売業者に必要な報告をさせたり、薬事監視員に立ち入り検査（構造設備や帳簿書類の検査、従業員への質問等）をさせたりすることができる。無承認無許可医薬品等の疑いのある物を、試験のために必要な**最少分量**に限り、**収去**させることができる。

■ 罰則

行政庁の監視指導に対して、薬局開設者や医薬品の販売業者が命ぜられた報告を怠ったとき、立入検査や収去を拒んだとき等は、「五十万円以下の罰金に処する」こととされている。登録販売者が虚偽の答弁をしたときも同様。

基本ポイント

■ 改善命令

次のような場合、**都道府県知事**等は薬局開設者又は医薬品の販売業者に対して改善等を命ずることができる。

① その構造設備が基準に適合しないとき、その構造設備によって**不良医薬品**を生じるおそれがあるとき、
⇒その構造設備の改善を命じ、改善がなされるまでの間、その施設の一部又は全部の使用を禁止することができる

② 一般医薬品の販売等を行うための**業務体制**が基準に適合しなくなったとき、
⇒その業務体制の整備を命ずることができる

③　薬局開設者又は医薬品の販売業者に薬事に関する法令に違反する行為があり、保健衛生上の危害の発生や拡大を防止するため必要があると認めるとき、
⇒その業務の運営の改善に必要な措置を採るべきことを命ずることができる

④　薬局の管理者、店舗管理者、区域管理者に薬事に関する法令や処分に違反する行為があったとき、その者が管理者として不適当であると認めるとき、
⇒その**変更**を命ずることができる

■ 業務停止命令

薬局開設者又は医薬品の販売業者に、法若しくはこれに基づく命令又はこれらに基づく処分に違反する行為があったとき、禁錮以上の刑に処せられる等、その許可の基準として求めている事項に反する状態に該当する事項に至ったとき、

⇒都道府県知事等は、その許可を取り消し、又は期間を定めてその業務の全部若しくは一部の停止を命ずることができる。

■ 廃棄・回収命令

厚生労働大臣や都道府県知事等は、医薬品を業務上取り扱う者に対し、不正表示医薬品等について、廃棄、回収等の措置を採るべきことを命ずることができる。

＊この命令に従わないときや緊急の必要があるときは、薬事監視員に、その不正表示医薬品等を廃棄、回収させる等、必要な処分をさせることができる。

■ 化粧品の効能効果の範囲

(1) 頭皮、毛髪を清浄にする。 (2) 香りにより毛髪、頭皮の不快臭を抑える。 (3) 頭皮、毛髪をすこやかに保つ。 (4) 毛髪にはり、こしを与える。 (5) 頭皮、頭髪にうるおいを与える。 (6) 頭皮、毛髪のうるおいを保つ。 (7) 毛髪をしなやかにする。 (8) クシどおりをよくする。 (9) 毛髪のつやを保つ。 (10) 毛髪につやを与える。 (11) フケ、カユミがとれる。 (12) フケ、カユミを抑える。 (13) 毛髪の水分、油分を補い保つ。 (14) 裂毛、切毛、枝毛を防ぐ。 (15) 髪型を整え、保持する。 (16) 毛髪の帯電を防止する。 (17)（汚れをおとすことにより）皮膚を清浄にする。 (18)（洗浄により）ニキビ、アセモを防ぐ（洗顔料）。 (19) 肌を整える。 (20) 肌のキメを整える。 (21) 皮膚をすこやかに保つ。 (22) 肌荒れを防ぐ。 (23) 肌をひきしめる。 (24) 皮膚にうるおいを与える。 (25) 皮膚の水分、油分を補い保つ。 (26) 皮膚の柔軟性を保つ。 (27) 皮膚を保護する。 (28) 皮膚の乾燥を防ぐ。 (29) 肌を柔らげる。	(30) 肌にはりを与える。 (31) 肌にツヤを与える。 (32) 肌を滑らかにする。 (33) ひげを剃りやすくする。 (34) ひげそり後の肌を整える。 (35) あせもを防ぐ（打粉）。 (36) 日やけを防ぐ。 (37) 日やけによるシミ、ソバカスを防ぐ。 (38) 芳香を与える。 (39) 爪を保護する。 (40) 爪をすこやかに保つ。 (41) 爪にうるおいを与える。 (42) 口唇の荒れを防ぐ。 (43) 口唇のキメを整える。 (44) 口唇にうるおいを与える。 (45) 口唇をすこやかにする。 (46) 口唇を保護する。口唇の乾燥を防ぐ。 (47) 口唇の乾燥によるカサツキを防ぐ。 (48) 口唇を滑らかにする。 (49) ムシ歯を防ぐ（使用時にブラッシングを行う歯みがき類）。 (50) 歯を白くする（使用時にブラッシングを行う歯みがき類）。 (51) 歯垢を除去する（使用時にブラッシングを行う歯みがき類）。 (52) 口中を浄化する（歯みがき類）。 (53) 口臭を防ぐ（歯みがき類）。 (54) 歯のやにを取る（使用時にブラッシングを行う歯みがき類）。 (55) 歯石の沈着を防ぐ（使用時にブラッシングを行う歯みがき類）。 (56) 乾燥による小ジワを目立たなくする。

注1）例えば、「補い保つ」は「補う」又は「保つ」との効能でも可とする。
注2）「皮膚」と「肌」の使い分けは可とする。
注3）（　）内は、効能には含めないが、使用形態から考慮して、限定するものである。
注4）(56) については、日本香粧品学会の「化粧品機能評価法ガイドライン」に基づく試験等を行い、その効果を確認した場合に限る。

このほかに、「化粧くずれを防ぐ」、「小じわを目立たなく見せる」、「みずみずしい肌に見せる」等のメーキャップ効果及び「清涼感を与える」、「爽快にする」等の使用感等を表示し、広告することは事実に反しない限り認められている。

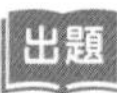

■ 栄養機能食品：栄養機能表示と注意喚起表示

<table>
<tr><th>栄養成分</th><th>栄養機能表示</th><th>注意喚起表示</th></tr>
<tr><td>亜鉛</td><td>亜鉛は、味覚を正常に保つのに必要な栄養素です。
亜鉛は、皮膚や粘膜の健康維持を助ける栄養素です。
亜鉛は、たんぱく質・核酸の代謝に関与して、健康の維持に役立つ栄養素です。</td><td>本品は、多量摂取により疾病が治癒したり、より健康が増進するものではありません。
亜鉛の摂りすぎは、銅の吸収を阻害するおそれがありますので、過剰摂取にならないよう注意してください。1日の摂取の目安を守ってください。
乳幼児・小児は本品の摂取を避けてください。</td></tr>
<tr><td>カルシウム</td><td>カルシウムは、骨や歯の形成に必要な栄養素です。</td><td rowspan="2">本品は、多量摂取により疾病が治癒したり、より健康が増進するものではありません。1日の摂取目安量を守ってください。</td></tr>
<tr><td>鉄</td><td>鉄は、赤血球を作るのに必要な栄養素です。</td></tr>
<tr><td>銅</td><td>銅は、赤血球の形成を助ける栄養素です。
銅は、多くの体内酵素の正常な働きと骨の形成を助ける栄養素です。</td><td>本品は、多量摂取により疾病が治癒したり、より健康が増進するものではありません。1日の摂取目安量を守ってください。
乳幼児・小児は本品の摂取を避けてください。</td></tr>
<tr><td>マグネシウム</td><td>マグネシウムは、骨の形成や歯の形成に必要な栄養素です。
マグネシウムは、多くの体内酵素の正常な働きとエネルギー産生を助けるとともに、血液循環を正常に保つのに必要な栄養素です。</td><td>本品は、多量摂取により疾病が治癒したり、より健康が増進するものではありません。
多量に摂取すると軟便（下痢）になることがあります。1日の摂取目安量を守ってください。
乳幼児・小児は本品の摂取を避けてください。</td></tr>
<tr><td>ナイアシン</td><td>ナイアシンは、皮膚や粘膜の健康維持を助ける栄養素です。</td><td rowspan="3">本品は、多量摂取により疾病が治癒したり、より健康が増進するものではありません。1日の摂取目安量を守ってください。</td></tr>
<tr><td>パントテン酸</td><td>パントテン酸は、皮膚や粘膜の健康維持を助ける栄養素です。</td></tr>
<tr><td>ビオチン</td><td>ビオチンは、皮膚や粘膜の健康維持を助ける栄養素です。</td></tr>
<tr><td>ビタミンA</td><td>ビタミンAは、夜間の視力の維持を助ける栄養素です。
ビタミンAは、皮膚や粘膜の健康維持を助ける栄養素です。</td><td>本品は、多量摂取により疾病が治癒したり、より健康が増進するものではありません。1日の摂取目安量を守ってください。
妊娠３ヶ月以内又は妊娠を希望する女性は過剰摂取にならないよう注意してください。</td></tr>
</table>

栄養成分	栄養機能表示	注意喚起表示
β−カロテン＊（ビタミンAの前駆体）	β－カロテンは、夜間の視力の維持を助ける栄養素です。 β－カロテンは、皮膚や粘膜の健康維持を助ける栄養素です。	本品は、多量摂取により疾病が治癒したり、より健康が増進するものではありません。１日の摂取目安量を守ってください。
ビタミンB_1	ビタミンB_1は、炭水化物からのエネルギー産生と皮膚と粘膜の健康維持を助ける栄養素です。	
ビタミンB_2	ビタミンB_2は、皮膚や粘膜の健康維持を助ける栄養素です。	
ビタミンB_6	ビタミンB_6は、たんぱく質からのエネルギーの産生と皮膚や粘膜の健康維持を助ける栄養素です。	
ビタミンB_{12}	ビタミンB_{12}は、赤血球の形成を助ける栄養素です。	
ビタミンC	ビタミンCは、皮膚や粘膜の健康維持を助けるとともに、抗酸化作用を持つ栄養素です。	
ビタミンD	ビタミンDは、腸管のカルシウムの吸収を促進し、骨の形成を助ける栄養素です。	
ビタミンE	ビタミンEは、抗酸化作用により、体内の脂質を酸化から守り、細胞の健康維持を助ける栄養素です。	
葉酸	葉酸は、赤血球の形成を助ける栄養素です。 葉酸は、胎児の正常な発育に寄与する栄養素です。	本品は、多量摂取により疾病が治癒したり、より健康が増進するものではありません。１日の摂取目安量を守ってください。 本品は、胎児の正常な発育に寄与する栄養素ですが、多量摂取により胎児の発育が良くなるものではありません。

＊ビタミンAの前駆体であるβ－カロテンは、ビタミンA源の栄養機能食品として、ビタミンAと同様に栄養機能表示が認められている。β－カロテンはビタミンAに換算して1/12であるため、「妊娠３ヶ月以内又は妊娠を希望する女性は過剰摂取にならないように注意してください。」旨の注意喚起表示は不要とされている。

過去問に挑戦！

問1　次の記述は、医薬品医療機器等法第１条の条文である。（　　）の中に入れるべき字句の正しい組み合わせはどれか。

第一条　この法律は、医薬品、医薬部外品、化粧品、医療機器及び再生医療等製品（以下「医薬品等」という。）の品質、有効性及び安全性の確保並びにこれらの使用による保健衛生上の危害の発生及び（　a　）のために必要な規制を行うとともに、（　b　）の規制に関する措置を講ずるほか、医療上特にその必要性が高い医薬品、医療機器及び再生医療等製品の研究開発の促進のために必要な措置を講ずることにより、（　c　）を図ることを目的とする。

	a	b	c
1	まん延の予防	指定薬物	保健衛生の向上
2	拡大の防止	指定薬物	健康の保持
3	拡大の防止	麻薬及び向精神薬	保健衛生の向上
4	まん延の予防	麻薬及び向精神薬	健康の保持
5	拡大の防止	指定薬物	保健衛生の向上

（2023年　東京、埼玉、千葉、神奈川）

問2　販売従事登録に関する記述の正誤について、正しい組み合わせはどれか。

a　麻薬、大麻、あへん又は覚醒剤の中毒者は販売従事登録を受けることができない。

b　２以上の都道府県において登録販売者として医薬品の販売に従事しようとする者は、それぞれの都道府県知事の登録を受ける必要がある。

c　都道府県知事は、登録販売者が偽りその他不正の手段により販売従事登録を受けたことが判明したときは、その登録を消除しなければならない。

d　登録販売者は、転居により住所を変更したときは、30日以内に、その旨を登録を受けた都道府県知事に届け出なければならない。

	a	b	c	d
1	正	誤	誤	正
2	誤	誤	正	誤
3	誤	正	誤	正
4	正	誤	正	誤
5	誤	正	誤	誤

（2023年　富山、石川、岐阜、静岡、愛知、三重）

問3　医薬品の定義と範囲に関する次の記述の正誤について、正しい組み合わせはどれか。

a　日本薬局方に収められている物は、すべて医薬品である。

b　日本薬局方に収載されている医薬品は、すべて医療用医薬品であり、一般用医薬品として販売されているものはない。

c　「人又は動物の身体の構造又は機能に影響を及ぼすことが目的とされている物であつて、機械器具等でないもの（医薬部外品、化粧品及び再生医療等製品を除く。）」という医薬品の定義に該当するものとして、無承認無許可医薬品がある。

	a	b	c
1	誤	正	正
2	誤	誤	正
3	正	誤	正
4	正	正	誤

（2023年　群馬、茨城、栃木、新潟、山梨、長野）

問4 **要指導医薬品に関する記述のうち、正しいものの組み合わせはどれか。**

a　その効能及び効果において人体に対する作用が著しくないものであり、効能効果の表現は通常、診断疾患名（例えば、胃炎、胃・十二指腸潰瘍等）で示されている。
b　医師の指示によって使用されることを目的として供給される医薬品である。
c　その適正な使用のために薬剤師の対面による情報の提供及び薬学的知見に基づく指導が行われることを必要とする。
d　あらかじめ定められた用量に基づき、適正使用することによって効果を期待するものである。

1（a、b）　2（a、c）　3（b、d）　4（c、d）

（2023年　奈良）

問5 **一般用医薬品の定義に関する以下の記述について、（　　）の中に入れるべき字句の正しい組み合わせはどれか。**

一般用医薬品は、医薬品医療機器等法第４条第５項第４号において「医薬品のうち、その（　a　）において人体に対する作用が著しくないものであって、（　b　）その他の医薬関係者から提供された情報に基づく需要者の選択により使用されることが目的とされているもの（（　c　）を除く。）」と定義されている。

	a	b	c
1	効能及び効果	登録販売者	要指導医薬品
2	効能及び効果	薬剤師	処方箋医薬品
3	用法及び用量	登録販売者	処方箋医薬品
4	効能及び効果	薬剤師	要指導医薬品
5	用法及び用量	薬剤師	要指導医薬品

（2023年　岡山、鳥取、島根、広島、山口、香川、愛媛、高知）

問6 **毒薬及び劇薬に関する以下の記述のうち、正しいものの組み合わせはどれか。**

a　毒薬又は劇薬を、18歳未満の者その他安全な取扱いに不安のある者に交付することは禁止されている。

b　毒薬又は劇薬を、一般の生活者に対して販売又は譲渡する際には、当該医薬品を譲り受ける者から、品名、数量、使用目的、譲渡年月日、譲受人の氏名、住所及び職業が記入され、署名又は記名押印された文書の交付を受けなければならない。

c　毒薬は、それを収める直接の容器又は被包に、白地に赤枠、赤字をもって、当該医薬品の品名及び「毒」の文字が記載されていなければならない。

d　毒薬を貯蔵、陳列する場所については、鍵を施さなければならない。

1（a、c）　2（a、d）　3（b、c）　4（b、d）

（2023年　福岡、大分、宮崎、佐賀、長崎、沖縄、鹿児島、熊本）

問7 **生物由来製品に関する記述について、[　　]の中に入れるべき字句の正しい組み合わせはどれか。**

生物由来製品は、法第２条第10項において、「人その他の生物（[　a　]を除く。）に由来するものを原料又は材料として製造をされる医薬品、[　b　]のうち、保健衛生上特別の注意を要するものとして、厚生労働大臣が薬事審議会の意見を聴いて指定するもの」と定義されており、現在の科学的知見において、[　c　]の発生リスクの蓋然性が極めて低いものについては、指定の対象とならない。

	a	b	c
1	植物	医薬部外品、化粧品又は医療機器	感染症
2	植物	医薬部外品、化粧品又は医療機器	副作用
3	植物	医薬部外品、又は医療機器	副作用
4	微生物	医薬部外品、化粧品又は医療機器	感染症
5	微生物	医薬部外品、又は医療機器	副作用

（2023年　滋賀、京都、大阪、兵庫、和歌山、徳島、福井）

問8 **一般用医薬品のリスク区分に関する次の記述のうち、正しいものの組み合わせはどれか。**

a　第一類医薬品は、その副作用等により日常生活に支障を来す程度の健康被害が生ずるおそれがある医薬品のうち、その使用に関し特に注意が必要なものとして厚生労働大臣が指定するものが含まれる。

b　第二類医薬品は、その成分や使用目的等から、その副作用等により日常生活に支障を来す程度の健康被害が生ずるおそれがあり、保健衛生上のリスクが比較的高い一般用医薬品である。

c　第三類医薬品は、第一類医薬品及び第二類医薬品以外の一般用医薬品で、副作用等により身体の変調・不調が起こるおそれのないものである。

d　第三類医薬品である医薬品の分類が、第一類医薬品又は第二類医薬品に変更されることはない。

1（a、b）　2（a、c）　3（a、d）　4（b、c）　5（c、d）

（2023年　東京、埼玉、千葉、神奈川）

問9 **法第50条に基づき、一般用医薬品の直接の容器又は直接の被包に記載されていなければならない事項について、正しいものの組み合わせはどれか。ただし、厚生労働省令で定める表示の特例に関する規定は考慮しなくてよい。**

a　重量、容量又は個数等の内容量

b　配置販売品目以外の一般用医薬品にあっては、「店舗専用」の文字

c　用法及び用量

d　製造販売業者等の氏名又は名称及び電話番号

1（a、b）　2（a、c）　3（b、c）　4（b、d）　5（c、d）

（2023年　滋賀、京都、大阪、兵庫、和歌山、徳島、福井）

問10 **医薬部外品に関する記述のうち、正しいものの組み合わせはどれか。**

a　医薬部外品を販売する場合には、店舗の所在地の都道府県知事による販売業の許可が必要である。

b　衛生害虫類（ねずみ、ハエ、蚊、ノミその他これらに類する生物）の防除のため使用される製品群には、直接の容器又は直接の被包に「指定医薬部外品」と記載されていなければならない。

c　医薬部外品は、その効能効果があらかじめ定められた範囲内であって、成分や用法等に照らして人体に対する作用が緩和であることを要件として、医薬品的な効能効果を表示・標榜することが認められている。

d　かつては医薬品であったが医薬部外品へ移行された製品群がある。

1（a、b）　2（a、c）　3（b、d）　4（c、d）

（2023年　富山、石川、岐阜、静岡、愛知、三重）

問11 **化粧品の効能効果として表示・標榜することが認められている範囲に関する記述の正誤について、正しい組み合わせはどれか。**

a　乾燥による小ジワを目立たなくする。

b　日やけによるシミ、ソバカスを防ぐ。

c　脱毛を防止する。

d　芳香を与える。

	a	b	c	d
1	正	正	正	誤
2	正	正	誤	正
3	正	正	誤	誤
4	誤	誤	正	誤
5	誤	正	誤	正

（2023年　滋賀、京都、大阪、兵庫、和歌山、徳島、福井）

問12 食品に関する次の記述のうち、正しいものの組み合わせはどれか。

a　健康食品は、法的にも、安全性や効果を担保する科学的データの面でも医薬品と同等である。

b　「栄養機能食品」は、身体の健全な成長や発達、健康維持に必要な栄養成分（ビタミン、ミネラルなど）の補給を目的としたもので、国が定めた規格基準に適合したものであれば、その栄養成分の健康機能を表示できる。

c　「特定保健用食品」は、事業者の責任で科学的根拠をもとに疾病に罹患していない者の健康維持及び増進に役立つ機能を商品のパッケージに表示するものとして国に届出された商品であるが、「機能性表示食品」とは異なり国の個別の許可を受けたものではない。

d　一般用医薬品の販売時に健康食品の摂取の有無について確認することは重要で、購入者等の健康に関する意識を尊重しつつも、必要があればそれらの摂取についての指導も行うべきである。

1（a、b）　2（a、c）　3（b、d）　4（c、d）

（2023年　群馬、茨城、栃木、新潟、山梨、長野）

問13 次の記述は、店舗販売業に関するものである。正しいものの組み合わせはどれか。

a　店舗販売業の許可は、５年ごとに、その更新を受けなければ、その期間の経過によって、その効力を失う。

b　店舗管理者は、医薬品医療機器等法第29条第２項の規定により、店舗販売業者に対し、必要な意見を口頭により述べなければならない。

c　従事期間が通算して一年以上であって、店舗管理者としての業務の経験がある登録販売者は、第二類医薬品又は第三類医薬品を販売する店舗の店舗管理者になることができる。

d　第一類医薬品を販売する店舗の店舗販売業者は、当該店舗の店舗管理者が薬剤師でない場合には、店舗管理者を補佐する者として薬剤師を置かなければならない。

1（a、b） 2（a、c） 3（b、d） 4（c、d）

（2023年　北海道、青森、秋田、岩手、宮城、山形、福島）

問14 **配置販売業に関する以下の記述のうち、正しいものはどれか。**

1　配置販売業者は、医療用医薬品を配置販売することができる。

2　配置販売業者又はその配置員は、その住所地の都道府県知事が発行する身分証明書の交付を受ける必要があるが、発行された身分証明書は紛失を避けるため、医薬品の配置販売に従事する際は携帯せず、事務所等に保管することが望ましい。

3　薬局開設者が、配置による販売又は授与の方法で医薬品を販売等しようとする場合には、別途、配置販売業の届出をする必要がある。

4　配置販売業では、医薬品を開封して分割販売することは禁止されている。

（2023年　福岡、大分、宮崎、佐賀、長崎、沖縄、鹿児島、熊本）

問15 **薬局に関する記述について、正しいものの組み合わせはどれか。**

a　医療法において、調剤を実施する薬局は、医療提供施設として位置づけられている。

b　薬局では、特定の購入者の求めに応じて医薬品の包装を開封して分割販売することはできるが、医薬品をあらかじめ小分けし、販売することはできない。

c　薬局で薬事に関する実務に従事する薬剤師を管理者とすることができない場合には、その薬局において一般用医薬品の販売又は授与に関する業務に従事する登録販売者を管理者にすることができる。

d　薬剤の適正な使用の確保のため、診療又は調剤に従事する他の医療提供施設と連携することで、専門的な薬学的知見に基づく指導を実施するために必要な機能を備える薬局は、傷病の区分ごとに、その所在地の都道府県知事の認定を受けて地域連携薬局と称することができる。

1（a、b） 2（a、d） 3（b、c） 4（b、d） 5（c、d）

（2023年　滋賀、京都、大阪、兵庫、和歌山、徳島、福井）

問16 **薬局における薬剤師不在時間に関する以下の記述のうち、誤っているものはどれか。**

1 薬剤師不在時間とは、開店時間のうち、当該薬局において調剤に従事する薬剤師が当該薬局以外の場所においてその業務を行うため、やむを得ず、かつ、一時的に当該薬局において薬剤師が不在となる時間をいう。

2 薬剤師不在時間内は、調剤室を閉鎖しなければならない。

3 薬剤師不在時間内に登録販売者が販売できる医薬品は、第二類医薬品又は第三類医薬品である。

4 学校薬剤師の業務やあらかじめ予定されている定期的な業務によって恒常的に薬剤師が不在となる時は、薬剤師不在時間に係る掲示事項を当該薬局内の見やすい場所及び当該薬局の外側の見やすい場所に掲示することで、薬剤師不在時間として認められる。

(2023年　福岡、大分、宮崎、佐賀、長崎、沖縄、鹿児島、熊本)

問17 **一般用医薬品の販売時のコミュニケーションに関する記述の正誤について、正しい組み合わせはどれか。**

a 一般用医薬品では、情報提供を受けた当人のみが医薬品を使用するとして、販売時のコミュニケーションを考える。

b 一般用医薬品の購入者は、使用者の体質や症状等を考慮して製品を事前に調べて選択しているのでなく、宣伝広告や販売価格等に基づき漠然と製品を選択していることがあることにも留意しなければならない。

c 登録販売者は、生活者のセルフメディケーションに対して、第二類医薬品及び第三類医薬品の販売、情報提供等を担う観点から、支援する姿勢が基本となる。

d 登録販売者からの情報提供は、説明内容が購入者等にどう理解されたかなどの実情を把握しながら行う必要はなく、専門用語を分かりやすい平易な表現で説明するだけでよい。

	a	b	c	d
1	正	正	誤	誤
2	誤	正	正	誤
3	誤	誤	正	正
4	誤	誤	誤	正
5	正	誤	誤	誤

（2023年　滋賀、京都、大阪、兵庫、和歌山、徳島、福井）

問18　**医薬品の陳列に関する次の記述の正誤について、正しい組み合わせはどれか。**

a　薬局開設者は、鍵をかけた陳列設備以外の場所に第一類医薬品を陳列してはならない。

b　店舗販売業者は、第一類医薬品、第二類医薬品及び第三類医薬品が混在しないように陳列しなければならない。

c　薬局開設者は、鍵をかけた陳列設備に陳列する場合又は指定第二類医薬品を陳列する陳列設備から1.2メートルの範囲に、医薬品を購入しようとする者が進入することができないよう必要な措置が取られている場合を除き、薬局等構造設備規則に規定する「情報提供を行うための設備」から、7メートル以内の範囲に指定第二類医薬品を陳列しなければならない。

d　店舗販売業者は、医薬品及び化粧品を同一店舗で販売する場合、医薬品と化粧品を区別して陳列しなければならない。

	a	b	c	d
1	正	誤	誤	正
2	誤	正	正	正
3	誤	誤	正	誤
4	誤	正	誤	正
5	正	正	正	誤

（2023年　群馬、茨城、栃木、新潟、山梨、長野）

問19 **以下の事項のうち、医薬品医療機器等法及び医薬品医療機器等法施行規則に基づき、店舗販売業者が店舗の見やすい位置に掲示板で掲示しなければならないものの組み合わせはどれか。**

a　店舗に勤務する者の名札等による区別に関する説明
b　店舗の平面図
c　店舗販売業者の氏名又は名称、許可証の記載事項
d　取り扱う要指導医薬品の品名

1（a、b）　2（a、c）　3（b、d）　4（c、d）

（2023年　福岡、大分、宮崎、佐賀、長崎、沖縄、鹿児島、熊本）

問20 **次の成分（その水和物及びそれらの塩類を含む。）のうち、濫用等のおそれのあるものとして厚生労働大臣が指定する医薬品（平成26年厚生労働省告示第252号）の有効成分として誤っているものはどれか。**

1　コデイン
2　プソイドエフェドリン
3　メタンフェタミン
4　エフェドリン
5　ブロモバレリル尿素

（2023年　富山、石川、岐阜、静岡、愛知、三重）

問21　**医薬品の広告に関する記述の正誤について、正しい組み合わせはどれか。**

a　医薬品の効能、効果等について、医師その他の者がこれを保証したものと誤解されるおそれがある記事を広告し、記述し、又は流布してはならない。

b　医薬品の広告に該当するか否かについては、（1）顧客を誘引する意図が明確であること、（2）特定の医薬品の商品名（販売名）が明らかにされていること、（3）一般人が認知できる状態であることのうち、いずれかの要件を満たす場合、該当するものと判断される。

c　厚生労働大臣が医薬品、医療機器等の名称、製造方法、効能、効果又は性能に関する虚偽・誇大な広告を行った者に対して、違反を行っていた期間中における対象商品の売上額×４.５％の課徴金の納付を命じる「課徴金制度」がある。

d　医薬品の製造販売業者に限っては、承認前の医薬品の名称に関する広告を行うことができる。

	a	b	c	d
1	誤	正	正	誤
2	正	誤	正	正
3	正	正	正	正
4	正	誤	正	誤
5	誤	正	誤	正

（2023年　滋賀、京都、大阪、兵庫、和歌山、徳島、福井）

問22 薬局がインターネットで行う特定販売に関する以下の記述の正誤について、正しい組み合わせはどれか。

a　特定販売を行う場合は、当該薬局以外の場所に貯蔵し、又は陳列している一般用医薬品を販売又は授与することができる。

b　特定販売を行うことについて広告をするときは、医薬品の薬効分類ごとに表示しなければならない。

c　特定販売により一般用医薬品を購入しようとする者から、対面又は電話により相談応需の希望があった場合には、薬局開設者は、その薬局において医薬品の販売又は授与に従事する薬剤師又は登録販売者に、対面又は電話により情報提供を行わせなければならない。

d　薬局製造販売医薬品（毒薬及び劇薬であるものを除く。）は、特定販売の方法により販売することができる。

	a	b	c	d
1	正	誤	正	誤
2	正	正	誤	誤
3	正	誤	誤	正
4	誤	正	誤	誤
5	誤	誤	正	正

（2023年　北海道、青森、秋田、岩手、宮城、山形、福島）

問23 **医薬品の販売方法に関する次の記述の正誤について、正しい組み合わせはどれか。**

a　医薬品を懸賞や景品として授与することは、原則として認められていない。

b　キャラクターグッズ等の景品類を提供して医薬品を販売することは、不当景品類及び不当表示防止法の限度内であれば認められている。

c　購入者の利便性のため異なる複数の医薬品又は医薬品と他の物品を組み合わせて販売又は授与する場合には、組み合わせた医薬品について、購入者等に対して情報提供を十分に行える程度の範囲内であって、かつ、組み合わせることに合理性が認められるものでなければならない。

d　購入者の利便性のため、効能効果が重複する医薬品を組み合わせて販売することが推奨されている。

	a	b	c	d
1	正	正	誤	正
2	誤	正	正	誤
3	正	誤	誤	正
4	正	正	正	誤
5	誤	誤	誤	誤

（2023年　東京、埼玉、千葉、神奈川）

問24 法に基づく行政庁による監視指導及び処分に関する記述の正誤について、正しい組み合わせはどれか。なお、本問において、「都道府県知事」とは、「都道府県知事（薬局又は店舗販売業にあっては、その薬局又は店舗の所在地が保健所設置市又は特別区の区域にある場合においては、市長又は区長。）」とする。

a　薬局開設者や医薬品の販売業者が、薬事監視員による立入検査や収去を拒んだり、妨げたり、忌避した場合の罰則の規定が設けられている。

b　都道府県知事は、店舗販売業において一般用医薬品の販売等を行うための業務体制が基準（体制省令）に適合しなくなった場合、店舗管理者に対して、その業務体制の整備を命ずることができる。

c　都道府県知事は、薬事監視員に、薬局開設者又は医薬品の販売業者が医薬品を業務上取り扱う場所に立ち入らせ、帳簿書類を収去させることができる。

d　厚生労働大臣は、配置販売業の配置員が、その業務に関し、法若しくはこれに基づく命令又はこれらに基づく処分に違反する行為があったときは、その配置販売業者に対して、期間を定めてその配置員による配置販売の業務の停止を命ずることができる。

	a	b	c	d
1	正	正	誤	誤
2	誤	正	正	誤
3	誤	誤	正	正
4	誤	誤	誤	正
5	正	誤	誤	誤

（2023年　滋賀、京都、大阪、兵庫、和歌山、徳島、福井）

解　答

基本 **問1**　答え：5

1〜4 **誤り**

5 **正しい**　（a：拡大の防止　b：指定薬物　c：保健衛生の向上）

第一条　この法律は、医薬品、医薬部外品、化粧品、医療機器及び再生医療等製品（以下「医薬品等」という。）の品質、有効性及び安全性の確保並びにこれらの使用による保健衛生上の危害の発生及び拡大の防止のために必要な規制を行うとともに、指定薬物の規制に関する措置を講ずるほか、医療上特にその必要性が高い医薬品、医療機器及び再生医療等製品の研究開発の促進のために必要な措置を講ずることにより、保健衛生の向上を図ることを目的とする。

頻出問題 **問2**　答え：4

a **正しい**

b **誤り**　2以上の都道府県において登録販売者として医薬品の販売に従事しようとする者は、いずれか1の都道府県知事の登録のみを受けることができる。

c **正しい**

d **誤り**　登録販売者は、転居により本籍地都道府県名を変更したときは、30日以内に、その旨を登録を受けた都道府県知事に届け出なければならない。

基本 **問3**　答え：3

a **正しい**

b **誤り**　日本薬局方（日局）に収載されている医薬品の中には、一般用医薬品として販売されている、又は一般用医薬品の中に配合されているものも少なくない。

c **正しい**

問4　答え：4

a **誤り**　その効能及び効果において人体に対する作用が著しくないものであり、効能効果の表現は、一般の生活者が判断できる症状（例えば、胃痛、胸やけ、むかつき、もたれ等）で示されている。（医療用医薬品では、診断疾患名〔例えば、胃炎、胃・十二指腸潰瘍等〕で示されている。）

b **誤り**　薬剤師その他の医薬関係者から提供された情報に基づく需要者の選択

により使用されることが目的とされているものであり、通常、医療機関を受診するほどではない体調不良や疾病の初期段階において使用されるものである。

c、d 正しい

基本 **問5** 答え：4

1〜3 誤り

4 正しい （a：効能及び効果　b：薬剤師　c：要指導医薬品）

一般用医薬品は、医薬品医療機器等法第４条第５項第４号において「医薬品のうち、その効能及び効果において人体に対する作用が著しくないものであって、薬剤師その他の医薬関係者から提供された情報に基づく需要者の選択により使用されることが目的とされているもの（要指導医薬品を除く。）」と定義されている。

5 誤り

基本 **問6** 答え：4

a 誤り　毒薬又は劇薬を、14歳未満の者その他安全な取扱いに不安のある者に交付することは禁止されている。

b 正しい

c 誤り　毒薬は、それを収める直接の容器又は被包に、黒地に白枠、白字をもって、当該医薬品の品名及び「毒」の文字が記載されていなければならない。

d 正しい

問7 答え：1

1 正しい （a：植物　b：医薬部外品、化粧品又は医療機器　c：感染症）

生物由来製品は、法第２条第10項において、「人その他の生物（植物を除く。）に由来するものを原料又は材料として製造をされる医薬品、医薬部外品、化粧品又は医療機器のうち、保健衛生上特別の注意を要するものとして、厚生労働大臣が薬事審議会の意見を聴いて指定するもの」と定義されており、現在の科学的知見において、感染症の発生リスクの蓋然性が極めて低いものについては、指定の対象とならない。

2〜5 誤り

問8 答え：1

a、b 正しい

c 誤り　第三類医薬品は、第一類医薬品及び第二類医薬品以外の一般用医薬品であるが、副作用等により身体の変調・不調が起こるおそれはある。

d 誤り 頻出問題 第三類医薬品である医薬品の分類が、第一類医薬品又は第二類医薬品に変更されることもある。

問9 答え：1

a、b 正しい

c 誤り

d 誤り 製造販売業者等の氏名又は名称及び住所（電話番号は規定されていない。）

基本 **問10** 答え：4

a 誤り 医薬部外品を販売する場合には、医薬品のような販売業の許可は必要なく、一般小売店において販売等することができる。

b 誤り 衛生害虫類（ねずみ、ハエ、蚊、ノミその他これらに類する生物）の防除のため使用される製品群には、直接の容器又は直接の被包に「防除用医薬部外品」と記載されていなければならない。

c、d 正しい

問11 答え：2

a、b 正しい

c 誤り 医薬部外品の効能効果として表示・標榜することが認められている範囲。

d 正しい

問12 答え：3

a 誤り 健康食品は、法的にも、安全性や効果を担保する科学的データの面でも、医薬品とは異なる。

b 正しい 頻出問題

c 誤り 頻出問題 「機能性表示食品」は、事業者の責任で科学的根拠をもとに疾病に罹患していない者の健康維持及び増進に役立つ機能を商品のパッケージに表示するものとして国に届出された商品であるが、「特定保健用食品」とは異なり国の個別の許可を受けたものではない。

d 正しい

問13 答え：4

a 誤り 店舗販売業の許可は、6年ごとに、その更新を受けなければ、その期間の経過によって、その効力を失う。

b 誤り 店舗管理者は、医薬品医療機器等法第29条第2項の規定により、店舗販売業者に対して必要な意見を書面により述べなければならない。

c、d 正しい

基本 **問14** 答え：4

1 誤り 配置販売業者は、一般用医薬品のうち経年変化が起こりにくいこと等の基準（配置販売品目基準〔平成21年厚生労働省告示第26号〕）に適合するもの以外の医薬品を販売等してはならないこととされている。

2 誤り 配置販売業者又はその配置員は、その住所地の都道府県知事が発行する身分証明書の交付を受け、かつ、これを携帯しなければ、医薬品の配置販売に従事してはならない。

3 誤り 薬局開設者又は店舗販売業者が、配置による販売又は授与の方法で医薬品を販売等しようとする場合には、別途、配置販売業の許可を受ける必要がある。

4 正しい

問15 答え：1

a、b 正しい

c 誤り 薬局開設者は、自らが薬剤師であるときは、その薬局を実地に管理しなければならず、自ら管理しない場合には、その薬局で薬事に関する実務に従事する薬剤師のうちから管理者を指定して実地に管理させなければならないこととされている。（登録販売者を薬局の管理者にすることはできない。）

d 誤り 薬剤の適正な使用の確保のため、診療又は調剤に従事する他の医療提供施設と連携することで、専門的な薬学的知見に基づく指導を実施するために必要な機能を備える薬局は、傷病の区分ごとに、その所在地の都道府県知事の認定を受けて専門医療機関連携薬局と称することができる。

頻出問題 **問16** 答え：4

1〜3 正しい

4 誤り 緊急時の在宅対応や急遽日程の決まった退院時カンファレンスへの参加のため、一時的に当該薬局において薬剤師が不在となる時間が該当するものであり、学校薬剤師の業務やあらかじめ予定されている定期的な業務によって恒常的に薬剤師が不在となる時間は認められず、従来どおり、当該薬局における調剤応需体制を確保する必要がある。

問17 答え：2

a 誤り 一般用医薬品の場合、必ずしも情報提供を受けた当人が医薬品を使用するとは限らないことを踏まえ、販売時のコミュニケーションを考える必要がある。

b、c 正しい

d 誤り 登録販売者からの情報提供は、単に専門用語を分かりやすい平易な表現で説明するだけでなく、説明した内容が購入者等にどう理解され、行動に反映されているか、などの実情を把握しながら行うことにより、その実効性が高まるものである。

基本 **問18** 答え：2

a 誤り 第一類医薬品は、第一類医薬品陳列区画（構造設備規則に規定する第一類医薬品陳列区画をいう。）の内部の陳列設備に陳列しなければならない。（規則第218条の4第1項第1号、構造設備規則第1条第1項第12号、第2条第11号）ただし、次の場合を除く。

i）鍵をかけた陳列設備に陳列する場合

ii）第一類医薬品を購入しようとする者等が直接手の触れられない陳列設備に陳列する場合

b～d 正しい

問19 答え：2

a 正しい

b 誤り

c 正しい

d 誤り 取り扱う要指導医薬品及び一般用医薬品の区分

頻出問題 **問20** 答え：3

1 正しい 濫用等のおそれのあるものとして厚生労働大臣が指定する医薬品の有効成分は、エフェドリン、コデイン、ジヒドロコデイン、ブロモバレリル尿素、プソイドエフェドリン、メチルエフェドリンである。

2 正しい

3 誤り 記載なし

4、5 正しい

問21 答え：4

a 正しい

b 誤り 医薬品の広告に該当するか否かについては、（1）顧客を誘引する意図が明確であること、（2）特定の医薬品の商品名（販売名）が明らかにされていること、（3）一般人が認知できる状態であることのうち、いずれの要件も満たす場合、該当するものと判断される。

c 正しい

d 誤り 未承認の医薬品の名称、製造方法、効能、効果又は性能に関する広告は禁止されている。

頻出問題 **問22** 答え：5

a 誤り 特定販売を行う場合は、当該薬局又は店舗に貯蔵し、又は陳列している一般用医薬品又は薬局製造販売医薬品を販売し、又は授与することとされている。

b 誤り 特定販売を行うことについて広告をするときは、第一類医薬品、指定第二類医薬品、第二類医薬品、第三類医薬品及び薬局製造販売医薬品の区分ごとに表示することとされている。

c、d 正しい

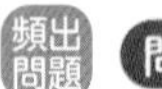

問23 答え：4

a〜c 正しい

d 誤り 効能効果が重複する組み合わせや、相互作用等により保健衛生上の危害を生じるおそれのある組み合わせは不適当である。

問24 答え：5

a 正しい

b 誤り 都道府県知事は、店舗販売業において一般用医薬品の販売等を行うための業務体制が基準（体制省令）に適合しなくなった場合、店舗販売業者に対して、その業務体制の整備を命ずることができる。

c 誤り 都道府県知事は、必要があると認めるときは、薬事監視員に、薬局開設者又は医薬品の販売業者が医薬品を業務上取り扱う場所に立ち入らせ、帳簿書類を検査させ、従業員その他の関係者に質問させ、無承認無許可医薬品、不良医薬品又は不正表示医薬品等の疑いのある物を、試験のため必要な最少分量に限り、収去させることができる。

d **誤り** 都道府県知事は、配置販売業の配置員が、その業務に関し、法若しくはこれに基づく命令又はこれらに基づく処分に違反する行為があったときは、その配置販売業者に対して、期間を定めてその配置員による配置販売の業務の停止を命ずることができる。

第1回　第2回　第3回　第4回　第5回　第6回　**第7回**

医薬品の適正使用・安全対策

Ⅰ　医薬品の適正使用情報
Ⅱ　医薬品の安全対策
Ⅲ　医薬品の副作用等による健康被害の救済
Ⅳ　一般用医薬品に関する主な安全対策
Ⅴ　医薬品の適正使用のための啓発活動

手引き　第5章　医薬品の適正使用・安全対策

学習のポイント

ここでは、医薬品の適正使用と安全対策について学びます。

医薬品の効果を引き出し、副作用を防いで適正に使用するには、必要な情報を知ることが不可欠です。

添付文書には、どのような情報が記載されているのか実際の添付文書を一枚用意して、本書の項目を確認しながら覚えましょう。

医薬品が販売された後の安全性を確保する対策として、副作用情報の収集、評価等に関する制度があります。また副作用による健康被害が生じた場合には、社会的な救済制度があります。

医薬品副作用被害救済制度に関しては、給付の種類や請求の期限等をしっかり覚えておきましょう。

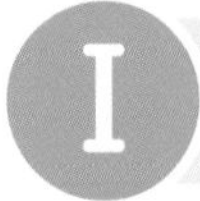

Ⅰ 医薬品の適正使用情報

医薬品の効果を引き出し、副作用を防ぐためには、効能・効果、用法・用量、副作用等の情報（適正使用情報）を知り、正しく使用することが不可欠です。

一般用医薬品の場合、それらを記載した添付文書は一般の生活者に理解しやすい平易な表現でなされていますが、その内容は一般的・網羅的なものとならざるをえません。

医薬品の専門家の役割は、必要な情報を購入者にわかりやすく伝え、医薬品の適切な選択、使用に役立ててもらうことです。

❶添付文書の読み方

要指導医薬品、一般用医薬品及び薬局製造販売医薬品には、添付文書又はその容器若しくは被包に、「用法、用量その他使用及び取扱い上の必要な注意」等の記載が義務づけられています。

基本ポイント

■ 添付文書の記載事項

改訂年月	添付文書は必要に応じて**随時改訂** 重要な内容が変更された場合、**改訂年月**を記載し、**改訂箇所を明示**
添付文書の必読・保管	使用の際は必ず読む。必要なときに取り出して読めるように保管
販売名	承認を受けた販売名
薬効名	**販売名に薬効名が含まれている場合は、省略できる** ＊人体に直接使用しない検査薬では「**使用目的**」として記載
リスク区分	保健衛生上のリスクに応じての区分
製品の特徴	**製品の概要**を知るために必要な内容を記載
使用上の注意 ⚠	枠囲い、文字の色やポイントを変える等で、目立つように記載 「**してはいけないこと**」「**相談すること**」「**その他の注意**」からなり、適正使用のために重要な項目は前段に記載されている。「**その他の注意**」以外は例示された標識的マークが付されていることが多い

一般用医薬品と検査薬では、項目が違うことを覚えておきましょう。

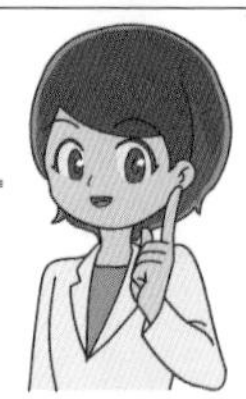

してはいけないこと ⊗	守らないと、症状が悪化する事項、副作用や事故が起こりやすくなる事項。一般用検査薬についても、検査結果だけで判断するのではなく、医師の診断を受ける旨が記載されている ① 次の人は使用（服用）しないこと（➡p.332） ② 次の部位には使用しないこと（➡p.338） ③ 本剤を使用（服用）している間は次の医薬品を使用（服用）しないこと（➡p.337） ④ その他「してはいけないこと」（➡p.335-p.337） 1）服用後、乗物または機械類の運転操作をしないこと 2）授乳中の人は本剤を服用しないか、本剤を服用する場合は授乳を避けること 3）服用前後は飲酒しないこと 4）長期連用しないこと　等 **＊小児では当てはまらない内容もあるが、小児に使用される医薬品にも、一般的な注意事項として記載される** ＊一般用黄体形成ホルモンキット（排卵日予測検査キット）では、検査結果が陰性であっても、確実に避妊できるものではないので、避妊目的で使用できないことを購入者に伝える（周知徹底する）よう通知が出されている
相談すること	**その医薬品を使用する前に**、その適否について専門家に相談した上で適切な判断がなされるべきである場合 ① 医師（又は歯科医師）の治療を受けている人 ② 妊婦又は妊娠していると思われる人（➡p.339） ③ 授乳中の人（➡p.339） ④ 高齢者（➡p.340） ⑤ 薬などによりアレルギー症状を起こしたことがある人（➡p.340） ⑥ 次の症状がある人（例：高熱、排尿困難）（➡p.340） ⑦ 次の診断を受けた人（例：高血圧、心臓病）（➡p.341）
副作用と考えられる症状を生じた場合の記載	① **一般的な副作用**について**関係部位別に症状**が記載 ② **まれに発生する重篤な副作用**について**副作用名ごとに症状**が記載 ＊順番は、試験に頻出なので注意（最初に一般的な副作用、次に重篤な副作用）出題
	薬理作用等から発現が予測される軽微な症状がみられた場合に関する記載
	一定期間または一定回数使用したあとに、症状の改善がみられない場合に関する記載（漢方処方製剤を長期連用する場合は専門家に相談等）
その他の注意	容認される軽微なものについては、「次の症状が現れることがある」として記載
効能・効果（適応症）	一般用検査薬では「使用目的」

用法・用量	一般用検査薬では「使用方法」
成分・分量	一般用検査薬では「キットの内容及び成分・分量」
病気の予防・症状の改善につながる事項（養生訓） ＊必須記載事項ではない 例：「便秘薬に頼りすぎず、食事に気をつけましょう」等	
保管及び取扱い上の注意	①直射日光の当たらない涼しい場所に保管 ②小児の手の届かないところに保管 ③他の容器に入れ替えないこと ④他の人と共用しないこと　等 出題 **＊錠剤・カプセル剤・散剤は、冷蔵庫内での保管は不適当。取り出したときに室温との温度差で、湿気を帯びるおそれあり**
消費者相談窓口	製造販売業者が購入者からの相談を受ける窓口担当部門の名称、電話番号、受付時間等
製造販売業者の名称・所在地	製造販売業の許可を受け、その医薬品について製造責任を有する製薬企業の名称・所在地

（下線）必須記載事項以外の事項、（波下線）検査薬での記載事項

❷製品表示の読み方

製品表示とは、製品の容器、パッケージ（外箱等）に記載されている表示のことをいいます。医薬品の使用にあたり、添付文書の中から特に必要な情報が記載されています。その他副作用や事故等を回避するためにしてはいけないこと、添付文書の必読、医薬品の保管に関する事項等も記載されています。

製品表示の情報は、購入前の選択に活用されます。

基本ポイント

■ 製品表示（外箱等への記載）

・毒薬、劇薬の表示
・リスク区分の識別表示
・用法・用量その他使用及び取扱い上必要な注意

副作用や事故を回避するための記載	① 次の人は使用（服用）しないこと ② 次の部位には使用しないこと ③ 服用後、乗物または機械類の運転操作をしないこと等 ＊1回服用量中0.1mLを超えるアルコールを含有する内服液剤には、アルコールを含有する旨及びその分量が記載されている
添付文書の必読に関する事項	包装中に封入されている医薬品だけが取り出され、添付文書が読まれないことがないように記載されている

専門家への相談勧奨に関する事項	症状、体質、年齢等からみて、一般使用者の判断のみで使用することが不適当な場合について記載されている
医薬品の保管に関する事項	開封せずにそのまま保管する場合、添付文書を見なくても、適切な保管がなされるように記載されている
使用期限 配置販売される医薬品では「配置期限」とされる場合がある	未開封**状態で保管された場合に品質が保持される期限**を記載 便宜上、外箱に記載されるのが通常となっている ＊適切な保存条件の下で製造後３年を超えて性状及び品質が安定であることが確認されている医薬品において法的な表示義務はない（「４～５年以上、性状及び品質が安定であることが確認されている医薬品なので記載しなかった」という場合は問題ないので注意）
医薬品医療機器等法以外の法令に基づく記載事項	**可燃性ガスを噴射剤とするエアゾール製品や消毒用アルコール等** ：**消防法**（「火気厳禁」等）
	エアゾール製品 ：**高圧ガス保安法**（「**高温に注意**」、使用ガスの名称等）
	資源の有効な利用の促進に関する法律：容器包装の識別表示

❸安全性情報、その他の情報

医薬品の製造販売業者等は、医薬品の有効性及び安全性に関する事項その他医薬品の適正な使用のために必要な情報を収集、検討し、薬局開設者、店舗販売業者、配置販売業者及びそこに従事する薬剤師や登録販売者に対して、提供するよう努めなければならないこととされています。

基本ポイント

以下の３つの違いを覚えておきましょう。

	緊急安全性情報 （イエローレター）	安全性速報 （ブルーレター）	医薬品・医療機器等安全性情報
特徴	医薬品、医療機器又は再生医療等製品について緊急かつ重大な注意喚起や使用制限に係る対策が必要な状況にある場合に作成 A４サイズ、黄色地の印刷物	医薬品、医療機器又は再生医療等製品について使用上の注意の改訂情報よりも迅速な注意喚起や適正使用のための対応の注意喚起が必要な状況にある場合に作成 A４サイズ、青色地の印刷物	医薬品（一般用医薬品を含む）、医療機器等による重要な副作用、不具合等に関する情報を取りまとめ、医療関係者向けに情報提供を行っている

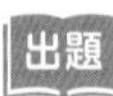

	緊急安全性情報* （イエローレター）	安全性速報 （ブルーレター）	医薬品・医療機器等 安全性情報
作成	厚生労働省からの命令、指示、製造販売業者の自主決定等に基づいて作成		厚生労働省が作成
発行頻度	不定期。ただし1ヶ月以内に情報伝達		規定なし
伝達方法	製造販売業者及び行政当局による報道発表、総合機構による医薬品医療機器情報配信サービスによる配信（PMDAメディナビ）、製造販売業者からの直接配布、ダイレクトメール、ファクシミリ、電子メール等	総合機構による医薬品医療機器情報配信サービスによる配信（PMDAメディナビ）、製造販売業者からの直接配布、ダイレクトメール、ファクシミリ、電子メール等	各都道府県、保健所設置市及び特別区、関係学会等への送付、厚生労働省のホームページへの掲載、総合機構のホームページへの掲載、医学・薬学関係の専門誌等への転載等

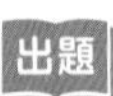

＊　緊急安全性情報は、医療用医薬品等の情報伝達が多いが、一般用医薬品にも関係する情報が発出されたことがある（➡p.289）。

基本ポイント

■ 総合機構ホームページ

管理・運営は、（独）医薬品医療機器総合機構（略称：総合機構、PMDA）。以下の情報が掲載されている。

① 厚生労働省が製造販売業者等に指示した緊急安全性情報、「使用上の注意」の改訂情報
② 製造販売業者等や医療機関等から報告された、医薬品による副作用が疑われる症例情報
③ 医薬品の承認情報
④ 医薬品等の製品回収に関する情報
⑤ 一般用医薬品・要指導医薬品の添付文書情報
⑥ 患者向医薬品ガイド
⑦ その他、厚生労働省が医薬品等の安全性について発表した資料

総合機構のホームページには、重要な情報が掲載されています。実際に見て、確認しておきましょう。

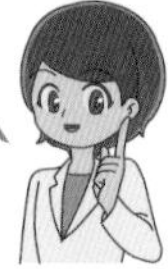

＊医薬品医療機器情報配信サービス（PMDA メディナビ）
医薬品・医療機器の安全性に関する特に重要な情報が発出されたときには、上記のホームページに掲載するとともに、その情報を電子メールでタイムリーに配信するサービスも行っている。

❹購入者等に対する情報提供への活用

医薬品の販売に従事する薬剤師や登録販売者は、医薬品の適正な使用を確保するため、製造販売業者等から提供される情報の活用その他必要な情報の収集、検討及び利用を行うことに努めなければならないとされています。

基本ポイント

■ 添付文書情報の活用

・医療用医薬品の添付文書
令和３年８月１日から、医療用医薬品への紙の添付文書の同梱が廃止され、注意事項等情報は電子的な方法により提供されることとなった。医薬品の容器又被包に記載された符号（バーコード又は二次元コード）をスマートフォン等で読み取ることで、総合機構のホームページで公表されている最新の添付文書等の情報にアクセスすることが可能である。
・一般用医薬品の添付文書
消費者が直接購入する一般用医薬品等の製品は、使用時に添付文書情報の内容を直ちに確認できるように、引き続き紙の添付文書が同梱されている。
・医薬品の販売等に従事する専門家は、総合機構に掲載されている最新の添付文書情報等から、医薬品の適切な選択、適正な使用が図られるよう、購入者等に対して情報提供を行うことが可能である。

第7回 医薬品の適正使用・安全対策

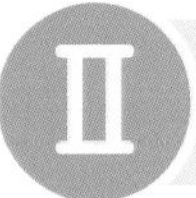

医薬品の安全対策

現在、医薬品が発売された後の安全性を確保する対策として、副作用情報の収集制度や収集された副作用情報を評価し、対応するための制度があります。

❶医薬品の副作用情報等の収集、評価及び措置

基本ポイント

■ 医薬品・医療機器等安全性情報報告制度

① 薬局開設者、病院、診療所若しくは飼育動物診療施設の開設者又は医師、歯科医師、薬剤師、登録販売者、獣医師その他の医薬関係者は、医薬品の副作用等によるものと疑われる健康被害の発生を知った場合において、保健衛生上の危害の発生又は拡大を防止するため必要があると認めるとき⇒その旨を、**厚生労働大臣**に報告しなければならない。

② 1967年３月：「**医薬品副作用モニター制度**」としてスタート。約3,000の医療機関をモニター施設に指定。厚生省（当時）が直接副作用報告を受ける。

③ 1978年８月：約3,000のモニター薬局で把握した副作用事例等について、定期的に報告が行われるようになった。

④ 1997年７月：「**医薬品等安全性情報報告制度**」として拡充。

⑤ 2002年７月：薬事法（現・医薬品医療機器等法）改正により、医薬関係者による副作用等の報告を義務化。

⑥ 2006年６月：薬事法（現・医薬品医療機器等法）改正による**登録販売者**制度の導入に伴い、**登録販売者**も本制度に基づく報告を行う医薬関係者として位置づけ。

報告制度がどのように変化してきたのかを、覚えておきましょう。

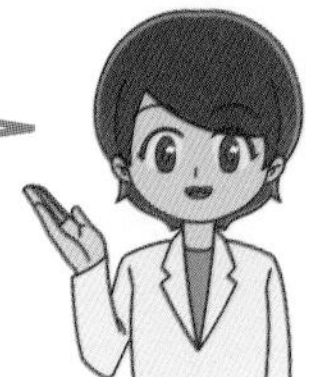

基本ポイント

■ 企業からの報告

① 製造販売業者等は、製造販売をし、承認を受けた医薬品について、副作用等によると疑われる健康被害、感染症の発生等を知ったときは、定められた期限までに、**厚生労働大臣**に報告することが義務づけられている。実務上は報告書を総合機構に提出することとされている。

② 承認後の使用成績に関する調査

	既存の医薬品と明らかに異なる有効成分が配合されたもの	医療用医薬品で使用されていた有効成分を一般用医薬品で初めて配合されたもの
調査期間	10年を超えない範囲で厚生労働大臣が承認時に定める一定期間（概ね**８年**）	承認後の一定期間（概ね**３年**）
内容	承認後の使用成績を、製造販売元の製薬企業が集積し、**厚生労働省**へ提出（**再審査制度**）	安全性に関する使用成績の調査及び調査結果の報告

＊薬局開設者、医療施設の開設者、医薬品の販売業者又は医師、歯科医師、薬剤師その他の医薬関係者（登録販売者を含む）は、製造販売業者等が行う情報収集に協力するよう努めなければならない。

■ 企業からの副作用等の報告〈報告期限は重要〉

<table>
<tr><th colspan="3">○ 副作用症例報告</th><th colspan="2">報告期限</th></tr>
<tr><th colspan="2"></th><th>重篤性</th><th>国内事例</th><th>外国事例</th></tr>
<tr><td rowspan="9">医薬品によるものと疑われる副作用症例の発生</td><td rowspan="3">使用上の注意から予測できないもの</td><td>死亡</td><td colspan="2">15日以内</td></tr>
<tr><td>重篤（死亡を除く）</td><td colspan="2">15日以内</td></tr>
<tr><td>非重篤</td><td>定期報告</td><td></td></tr>
<tr><td rowspan="5">使用上の注意から予測できるもの</td><td>死亡</td><td>15日以内</td><td></td></tr>
<tr><td>重篤（死亡を除く）：新有効成分含有医薬品として承認後２年以内</td><td>15日以内</td><td></td></tr>
<tr><td>市販直後調査等によって得られたもの</td><td>15日以内</td><td></td></tr>
<tr><td>重篤（死亡を除く）：上記以外</td><td>30日以内</td><td></td></tr>
<tr><td>非重篤</td><td></td><td></td></tr>
<tr><td>発生傾向が使用上の注意等から予測することができないもの</td><td>重篤（死亡含む）</td><td colspan="2">15日以内</td></tr>
</table>

○ 副作用症例報告			報告期限
医薬品によるものと疑われる副作用症例の発生	発生傾向の変化が保健衛生上の危害の発生又は拡大のおそれを示すもの	重篤（死亡含む）	15日以内

○ 感染症症例報告			報告期限	
		重篤性	国内事例	外国事例
医薬品によるものと疑われる感染症症例の発生	使用上の注意から予測できないもの	重篤（死亡を含む）	15日以内	
		非重篤	15日以内	／
	使用上の注意から予測できるもの	重篤（死亡を含む）	15日以内	
		非重篤	／	／

○ 外国での措置報告	報告期限	
外国における製造、輸入又は販売の中止、回収、廃棄その他の保健衛生上の危害の発生又は拡大を防止するための措置の実施	／	15日以内

○ 研究報告	報告期限
副作用・感染症により、癌その他の重大な疾病、障害若しくは死亡が発生するおそれがあることを示す研究報告	30日以内
副作用症例・感染症の発生傾向が著しく変化したことを示す研究報告	30日以内
承認を受けた効能若しくは効果を有しないことを示す研究報告	30日以内

❷医薬品による副作用等が疑われる場合の報告の仕方

基本ポイント

■ 副作用情報等の評価及び措置

・収集された副作用等の情報は、製造販売業者等により評価・検討され、必要な安全対策が図られる

・各制度により集められた副作用情報は、総合機構において専門委員の意見を聞き、調査検討が行われる

⇒その結果に基づき厚生労働大臣は、薬事審議会の意見を聴き、添付文書の使用上の注意の改訂、効能・効果や用法・用量の変更、製造・販売の中止、製品の回収等を指示

基本ポイント

■ 副作用等報告の仕方

① 保健衛生上の危害の発生・拡大を防止するために、医薬品等によるものと疑われる身体の変調・不調、日常生活に支障を来す程度の健康被害についての報告が求められる

② 使用上の注意に記載されている副作用に**限らない**

③ 医薬品との因果関係が必ずしも明確でない場合も報告の対象

④ 医薬品の過量使用・誤用による健康被害も報告（安全対策上必要があるとき）

⑤ 報告様式（総合機構のホームページから入手可能）の**記入欄すべてに記入する必要はない**

⑥ 購入者等（本人に限らない）から把握可能な範囲で報告

⑦ 健康被害の情報に直接接した専門家1名が報告

⑧ **登録販売者も報告者として位置づけ**られている

⑨ 報告書は、郵送、ファクシミリ、電子メールにより、総合機構へ送付する
⇒令和3年４月からウェブサイトに直接入力することによる電子的な報告が可能となった

⑩ 医薬部外品、化粧品による健康被害についても、自主的な情報協力が要請されている。無承認無許可医薬品又は健康食品によると疑われる健康被害については、最寄りの保健所に連絡

⑪ 報告期限は特に定められていないが、報告の必要性を認めた場合は、適宜速やかに報告する。報告者に対しては、安全性情報受領確認書が交付される

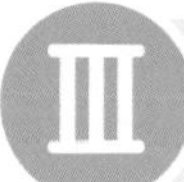

Ⅲ 医薬品の副作用等による健康被害の救済

■ 医薬品副作用被害救済制度

医薬品副作用被害救済制度は、医薬品の副作用による被害者救済のための制度です。**製薬企業**の**社会的責任**に基づく**公的制度**として運営されています。

医薬品を添付文書に従って**適正に使用したにもかかわらず**、副作用によって**一定以上の健康被害**を生じた場合に、医療費等を給付するものです。医療機関での治療を要さずに寛解したような軽度のものは、給付対象にはなりません。

基本ポイント

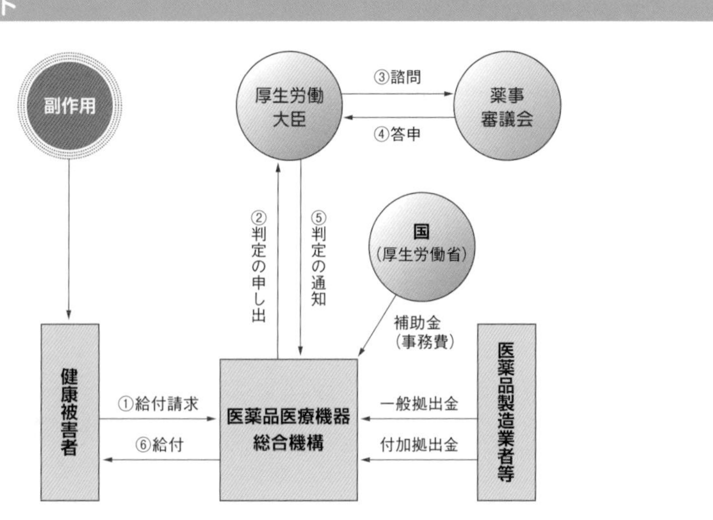

■ 請求から給付までの流れ

① 副作用による被害者（本人又は家族）が**総合機構**に給付請求
② **厚生労働大臣**へ判定の申し出
③ **薬事審議会**へ諮問（健康被害が医薬品の副作用によるものかどうか等を判断）
④ **薬事審議会**から答申
⑤ **厚生労働大臣**が判定し、通知
⑥ 判定結果に基づいて、総合機構から給付

出題

＊給付費：製造販売業者**から年度ごとに納付される拠出金が充てられる**（総合機構法に基づく）
＊事務費：**2分の1相当額は**、国庫補助

基本ポイント

重要

■ 給付の種類（7種類）

給付の種類・内容			請求の期限
①医療費	医薬品の副作用による疾病の治療に要した費用（健康保険等による給付の額を差し引いた自己負担分）を補償する	**実費補償**	医療費の支給の対象となる費用の支払いが行われたときから5年以内
②医療手当	医薬品の副作用による疾病の治療に伴う医療費以外の費用の負担に着目して給付されるもの	定額	請求に係る医療が行われた日の属する翌月の初日から5年以内
③障害年金	医薬品の副作用により一定程度の障害の状態にある**18歳以上の人の生活補償等を目的**として給付されるもの	定額	期限なし
④障害児養育年金	医薬品の副作用により一定程度の障害の状態にある**18歳未満の人を養育する人に対して**給付されるもの	定額	期限なし
⑤遺族年金	**生計維持者が**医薬品の副作用により死亡した場合に、その遺族の生活の立て直し等を目的として給付されるもの	定額10年間を限度	死亡のときから5年以内。遺族年金を受けることができる先順位者が死亡した場合には、その死亡のときから2年以内
⑥遺族一時金	**生計維持者以外の人が**医薬品の副作用により死亡した場合に、その遺族に対する見舞等を目的として給付されるもの	定額	
⑦葬祭料	医薬品の副作用により死亡した人の葬祭を行うことに伴う出費に着目して給付されるもの	定額	

請求に期限があるものとないもの、定額が支払われるもの、実費補償のもの等整理して覚えましょう。

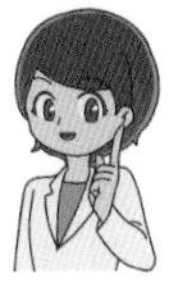

■ 救済給付の請求にあたって必要な書類

・医師の診断書
・要した医療費を証明する書類（受診証明書）
・その医薬品を販売等した薬局開設者等が作成した販売証明書等

第7回 医薬品の適正使用・安全対策

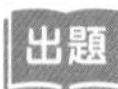

■ 救済給付の対象となるものとならないもの

対象になるもの	対象にならないもの
・添付文書に従って適正使用 ・入院を必要とする程度の重篤な副作用（入院しないで自宅療養を行った場合でも対象になる） ・重い後遺障害	・添付文書に従わない不適正な使用 ・一般的な副作用（軽度な副作用） ・殺虫剤・殺鼠剤 ・殺菌消毒剤（人体に直接使用するものを除く） ・一般用検査薬 ・一部の日局収載医薬品（精製水、ワセリン等） ・製品不良（製薬企業に賠償責任がある場合） ・無承認無許可医薬品（個人輸入により入手した医薬品等） ・健康食品

＊生物由来製品については「生物由来製品感染等被害救済制度」で、予防接種に伴う被害は「予防接種健康被害救済制度」で救済される。

基本ポイント

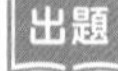

■ 医薬品PLセンター

① 医薬品副作用被害救済制度**の対象にならないケースのうち**、製薬企業に**損害賠償責任**がある場合（製品不良等）、ここへの相談が推奨されます。

② **医薬品または医薬部外品に関する苦情**（健康被害以外の損害も含む）を受け付けます。

③ 製造販売元の企業と交渉するにあたって、**公平・中立な立場で**申立ての相談を受け付けます。

④ 交渉の仲介や調整・あっせんを行い、**裁判によらずに**、迅速な解決に導くことを目的としています。

＊PL法の施行と同時に、**日本製薬団体連合会**において開設された。

＊PL法は、製造物の欠陥により、被害が生じた場合の製造業者等の損害賠償の責任について定められたもので、一般用医薬品もPL法の対象となり得る。（➡p.70）

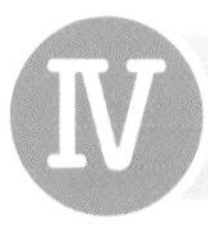

一般用医薬品に関する主な安全対策

一般用医薬品での副作用発生事例を知ることで、安全対策の重要性を知っておきましょう。

基本ポイント

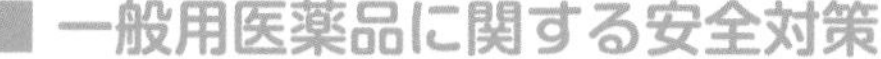

■ 一般用医薬品に関する安全対策

	事例	対応
アンプル入りかぜ薬	**解熱鎮痛成分として**アミノピリン、スルピリンが配合されたアンプル入りかぜ薬での重篤な副作用（ショック）で38名の死亡者 ⇒他の剤形に比べ血中濃度が急速に高値に達するため、副作用が起こりやすいことが明らかに	アンプル入りかぜ薬の回収が要請された アンプル剤以外の一般用かぜ薬についても承認基準が制定された
小柴胡湯（しょうさいことう）による間質性肺炎	**小柴胡湯と**インターフェロン**製剤の併用による**間質性肺炎が報告された	併用禁忌に 緊急安全性情報も発出
一般用かぜ薬による間質性肺炎	**一般用かぜ薬の使用によると思われる**間質性肺炎が26例報告	間質性肺炎**の初期症状は、かぜの諸症状と区別が難しい** ⇒5～6回服用しても良くならないとき、症状が悪化したときは、服用を中止し、受診するように注意喚起（「使用上の注意」の改訂を指示）
塩酸フェニルプロパノールアミン（PPA）含有医薬品	PPAはかぜ薬、鼻炎用内服薬、鎮咳去痰薬に配合されていたが、脳出血**等の副作用例が報告**された。それらの多くが用法・用量の範囲を超えた使用（米国では、食欲抑制剤として使用）や、禁忌とされている高血圧症患者の使用によるものであった	使用上の注意の改訂 プソイドエフェドリン塩酸塩（PSE）への切り替えが指示された

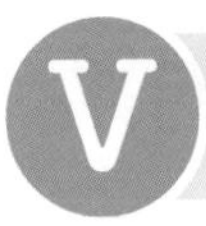

医薬品の適正使用のための啓発活動

副作用被害を防ぎ、安全性を高める観点から、医薬品の適正使用を啓発するための活動が行われています。登録販売者は、適切なセルフメディケーションの普及定着、医薬品の適正使用の推進のため、以下の啓発活動に積極的に参加、協力することが期待されています。

基本ポイント

薬と健康の週間	10月17～23日	医薬品についての正しい知識を生活者に広く浸透させ、保健衛生の維持・向上に貢献
「ダメ。ゼッタイ。」普及運動	6月20～7月19日 6・26国際麻薬乱用撲滅デー	薬物乱用の危険性、医薬品の適正使用の重要性を啓発

- 薬物乱用は一般用医薬品で生じることもあり、社会的な弊害を生じるおそれが大きい（濫用等のおそれのある医薬品 ➡p.243参照）。
- 医薬品の適正使用の重要性等に関して、小中学生のうちから啓発を行うことが大切。

過去問に挑戦！

問1　一般用医薬品（人体に直接使用しない検査薬を除く。）の添付文書に関する記述の正誤について、正しい組み合わせはどれか。

a　病気の予防・症状の改善につながる事項（いわゆる「養生訓」）は、症状の予防・改善につながる事項について一般の生活者に分かりやすく示すために、必ず記載しなければならない。

b　添付文書の内容は、医薬品の有効性・安全性等に係る新たな知見、使用に係る情報に基づき、３年に１回定期的に改訂がなされる。

c　要指導医薬品の添付文書や製品表示に記載されている適正使用情報は、その適切な選択、適正な使用を図る上で特に重要であるため、医師、薬剤師、登録販売者等の専門家だけが理解できるような表現で記載されている。

d　副作用については、まず、まれに発生する重篤な副作用について副作用名ごとに症状が記載され、そのあとに続けて、一般的な副作用について関係部位別に症状が記載されている。

	a	b	c	d
1	正	誤	正	誤
2	誤	誤	誤	誤
3	正	正	誤	正
4	誤	誤	誤	正
5	正	正	正	正

（2023年　奈良）

問2 **一般用医薬品の製品表示に関する記述について、正しいものの組み合わせはどれか。**

a　使用期限の表示については、適切な保存条件下で製造後１年を超えて性状及び品質が安定であることが確認されている医薬品において、法的な表示義務はない。

b　滋養強壮を目的とする内服液剤で、１回服用量中０.１mLを超えるアルコールを含有するものについては、アルコールを含有する旨及びその分量が記載されている。

c　配置販売される医薬品の使用期限は、「配置期限」として記載される場合がある。

d　可燃性ガスを噴射剤としているエアゾール製品では、添付文書等の「保管及び取扱い上の注意」に消防法に基づく注意事項が記載されているが、その容器への表示は義務づけられていない。

1（a、b）　2（a、d）　3（b、c）　4（b、d）　5（c、d）

（2023年　滋賀、京都、大阪、兵庫、和歌山、徳島、福井）

問3 **緊急安全性情報に関する以下の記述について、（　　）の中に入れるべき字句の正しい組み合わせはどれか。**

医薬品、医療機器又は再生医療等製品について緊急かつ重大な注意喚起や使用制限に係る対策が必要な状況にある場合に、（　a　）からの命令、指示、製造販売業者の自主決定等に基づいて作成される。製造販売業者及び行政当局による報道発表、独立行政法人医薬品医療機器総合機構による医薬品医療機器情報配信サービスによる配信（ＰＭＤＡメディナビ）、製造販売業者から医療機関や薬局等への直接配布、ダイレクトメール、ファックス、電子メール等による情報提供（（　b　）以内）等により情報伝達されるものである。Ａ４サイズの印刷物で、（　c　）とも呼ばれる。

	a	b	c
1	厚生労働省	3ヶ月	ブルーレター
2	各都道府県	3ヶ月	ブルーレター
3	厚生労働省	1ヶ月	イエローレター
4	各都道府県	1ヶ月	イエローレター
5	厚生労働省	1ヶ月	ブルーレター

（2023年　北海道、青森、秋田、岩手、宮城、山形、福島）

問4　医薬品・医療機器等の情報提供に関する以下の記述のうち、正しいものの組み合わせはどれか。

a　独立行政法人医薬品医療機器総合機構では、医薬品、医療機器等による重要な副作用、不具合等に関する情報をとりまとめ、「医薬品・医療機器等安全性情報」を発行している。

b　「医薬品・医療機器等安全性情報」は、厚生労働省及び独立行政法人医薬品医療機器総合機構のホームページに掲載されている。

c　独立行政法人医薬品医療機器総合機構では、医薬品・医療機器の安全性に関する特に重要な情報を電子メールで配信する医薬品医療機器情報配信サービス（PMDAメディナビ）を行っている。

d　医薬品医療機器情報配信サービス（PMDAメディナビ）を利用するには、医師、歯科医師又は薬剤師その他の医薬関係者（登録販売者を含む。）の資格が必要である。

1（a、b）　2（a、d）　3（b、c）　4（c、d）

（2023年　福岡、大分、宮崎、佐賀、長崎、沖縄、鹿児島、熊本）

問5 次の記述は、一般用医薬品の添付文書に関するものである。正しいものの組み合わせはどれか。

a　販売名に薬効名が含まれているような場合には、薬効名の記載が省略されることがある。
b　「してはいけないこと」の項には、守らないと症状が悪化する事項、副作用又は事故等が起こりやすくなる事項について記載されている。
c　治療のために処方された医薬品の使用を自己判断で控えることは適当でないため、「医師（又は歯科医師）の治療を受けている人」は、「次の人は使用（服用）しないこと」の項に記載されている。
d　薬理作用等から発現が予測される軽微な症状がみられた場合に関する記載として、症状の持続又は増強がみられた場合には、使用を自己判断で中止することなく、専門家に相談する旨が記載されている。

1（a、b）　2（a、c）　3（b、c）　4（b、d）　5（c、d）

（2023年　北海道、青森、秋田、岩手、宮城、山形、福島）

問6 医薬品の副作用等の報告に関する以下の記述の正誤について、正しい組み合わせはどれか。

a　登録販売者は、医薬品の副作用等によるものと疑われる健康被害の発生を知った場合において、保健衛生上の危害の発生又は拡大を防止するため必要があると認めるときは、その旨を都道府県知事に報告しなければならない。
b　身体に変調を来すが入院治療を必要としない程度の健康被害については、報告の対象とならない。
c　健康被害と医薬品との因果関係が明確でない場合は、報告の対象とならない。
d　安全対策上必要があると認めるときは、医薬品の過量使用や誤用等によるものと思われる健康被害についても報告がなされる必要がある。

	a	b	c	d
1	正	正	正	正
2	正	正	誤	誤
3	正	誤	正	正
4	誤	正	正	誤
5	誤	誤	誤	正

（2023年　福岡、大分、宮崎、佐賀、長崎、沖縄、鹿児島、熊本）

問7　医薬品医療機器等法第68条の10第２項の規定に基づく医薬品の副作用等報告に関する以下の記述の正誤について、正しい組み合わせはどれか。

a　報告様式は、独立行政法人医薬品医療機器総合機構ホームページから入手でき、医学・薬学関係の専門誌等にも掲載されている。

b　報告様式の記入欄すべてに記入がなされる必要はなく、医薬品の販売等に従事する専門家においては、購入者等（健康被害を生じた本人に限らない）から把握可能な範囲で報告がなされればよい。

c　複数の専門家が医薬品の販売等に携わっている場合であっても、当該薬局又は医薬品の販売業において、販売等された医薬品の副作用等によると疑われる健康被害の情報に直接接した専門家１名から、報告書が提出されれば十分である。

d　報告書の送付は、郵送のみが認められており、ファクシミリ又は電子メールは認められていない。

	a	b	c	d
1	正	正	正	正
2	誤	正	正	正
3	正	誤	正	正
4	正	正	誤	正
5	正	正	正	誤

（2023年　北海道、青森、秋田、岩手、宮城、山形、福島）

問8 次の表は、企業からの副作用の報告に関するものである。（　　）にあてはまる字句として、正しいものの組み合わせはどれか。

<table>
<tr><td colspan="3">○企業からの副作用症例報告</td><td colspan="2">報告期限</td></tr>
<tr><td colspan="2"></td><td>重篤性</td><td>国内事例</td><td>外国事例</td></tr>
<tr><td rowspan="7">医薬品によるものと疑われる副作用症例の発生</td><td rowspan="3">使用上の注意から予測できないもの</td><td>死亡</td><td>（　a　）</td><td></td></tr>
<tr><td>重篤（死亡を除く）</td><td>15日以内</td><td></td></tr>
<tr><td>非重篤</td><td>（　b　）</td><td></td></tr>
<tr><td rowspan="4">使用上の注意から予測できるもの</td><td>死亡</td><td>15日以内</td><td></td></tr>
<tr><td>重篤（死亡を除く）：新有効成分含有医薬品として承認後２年以内</td><td>15日以内</td><td></td></tr>
<tr><td>市販直後調査などによって得られたもの</td><td>（　c　）</td><td></td></tr>
<tr><td>重篤（死亡を除く）：上記以外</td><td>30日以内</td><td></td></tr>
<tr><td></td><td></td><td>非重篤</td><td></td><td></td></tr>
</table>

	a	b	c
1	7日以内	30日以内	15日以内
2	7日以内	定期報告	30日以内
3	15日以内	30日以内	15日以内
4	15日以内	定期報告	15日以内
5	15日以内	定期報告	30日以内

（2023年　奈良）

問9 **医薬品副作用被害救済制度に関する記述の正誤について、正しい組み合わせはどれか。**

a　医薬品の副作用による疾病のため、入院治療が必要と認められるが、やむをえず自宅療養を行った場合は、給付の対象とならない。
b　製薬企業に損害賠償責任がある場合にも、救済制度の対象となる。
c　健康被害が医薬品の副作用によると診断した医師が、PMDAに対して給付請求を行うこととされている。
d　救済給付業務に必要な費用のうち、事務費はすべて国庫補助により賄われている。

	a	b	c	d
1	誤	正	正	誤
2	正	誤	正	誤
3	正	正	誤	正
4	正	誤	誤	誤
5	誤	誤	誤	誤

（2023年　滋賀、京都、大阪、兵庫、和歌山、徳島、福井）

問10 医薬品ＰＬセンターに関する記述について、（　　）の中に入れるべき字句の正しい組み合わせはどれか。

医薬品副作用被害救済制度の対象とならないケースのうち、製品不良など、製薬企業に損害賠償責任がある場合には、「医薬品ＰＬセンター」への相談が推奨される。

消費者が、（　a　）に関する苦情（健康被害以外の損害も含まれる）について製造販売元の企業と交渉するに当たって、（　b　）立場で申立ての相談を受け付け、交渉の仲介や調整・あっせんを行い、（　c　）迅速な解決に導くことを目的としている。

	a	b	c
1	医薬品又は医薬部外品	消費者側の	裁判によらずに
2	医薬品、医薬部外品又は化粧品	公平・中立な	裁判によらずに
3	医薬品又は医療機器	消費者側の	裁判により
4	医薬品又は医療機器	公平・中立な	裁判により
5	医薬品又は医薬部外品	公平・中立な	裁判によらずに

（2023年　富山、石川、岐阜、静岡、愛知、三重）

問11 **一般用医薬品の安全対策に関する以下の記述の正誤について、正しい組み合わせはどれか。**

a　一般用かぜ薬の使用によると疑われる間質性肺炎の発生事例が、2003年5月までに26例報告されたことを受け、厚生労働省は、一般用かぜ薬全般につき使用上の注意の改訂を指示した。

b　アミノピリンは、鼻炎用内服薬、鎮咳去痰薬、かぜ薬等に配合されていたが、2003年8月までに間質性肺炎の副作用症例が複数報告されたことから、プソイドエフェドリン塩酸塩等への切替えが行われた。

c　解熱鎮痛成分として塩酸フェニルプロパノールアミンが配合されたかぜ薬の使用による重篤な副作用（ショック）で死亡例が発生し、1965年、厚生省（当時）は関係製薬企業に対し、製品の回収を要請した。

d　小柴胡湯については、インターフェロン製剤との併用例による間質性肺炎が報告されたことから、1994年1月、インターフェロン製剤との併用を禁忌とする旨の使用上の注意の改訂がなされた。

	a	b	c	d
1	正	正	正	誤
2	正	誤	誤	正
3	誤	正	正	正
4	誤	正	誤	誤
5	誤	誤	正	正

（2023年　福岡、大分、宮崎、佐賀、長崎、沖縄、鹿児島、熊本）

問12 **医薬品の適正使用のための啓発活動等に関する次の記述の正誤について、正しい組み合わせはどれか。**

a　医薬品の持つ特質及びその使用・取扱い等について正しい知識を広く生活者に浸透させることにより、保健衛生の維持向上に貢献することを目的とし、毎年10月17日～23日の１週間を「薬と健康の週間」としている。

b　薬物乱用や薬物依存は、違法薬物（麻薬、覚醒剤、大麻等）により生じるものであり、一般用医薬品によって生じることはない。

c　薬物乱用防止を一層推進するため、「ダメ。ゼッタイ。」普及運動が毎年６月20日～７月19日までの１ヶ月間実施されている。

d　違法な薬物の乱用は、乱用者自身の健康を害するが、社会的な弊害を生じることはない。

	a	b	c	d
1	誤	正	正	誤
2	正	誤	正	誤
3	正	誤	誤	誤
4	正	正	誤	正

（2023年　群馬、茨城、栃木、新潟、山梨、長野）

解　答

基本 **問1** 答え：2

a 誤り　病気の予防・症状の改善につながる事項（いわゆる「養生訓」）は、症状の予防・改善につながる事項について一般の生活者に分かりやすく記載されていることがあるが、必須記載ではない。

b 誤り　添付文書の内容は、医薬品の有効性・安全性等に係る新たな知見、使用に係る情報に基づき、必要に応じて随時改訂がなされる。

c 誤り　要指導医薬品の添付文書や製品表示に記載されている適正使用情報は、その適切な選択、適正な使用を図る上で特に重要であるため、一般の生活者に理解しやすい平易な表現でなされている。

d 誤り　副作用については、まず、一般的な副作用について関係部位別に症状が記載され、そのあとに続けて、まれに発生する重篤な副作用について副作用名ごとに症状が記載されている。

頻出問題 **問2** 答え：3

a 誤り　使用期限の表示については、適切な保存条件下で製造後３年を超えて性状及び品質が安定であることが確認されている医薬品において、法的な表示義務はない。

b、c 正しい

d 誤り　可燃性ガスを噴射剤としているエアゾール製品では、添付文書等の「保管及び取扱い上の注意」に消防法に基づく注意事項が記載されているが、その容器への表示も義務づけられている。

問3 答え：3

頻出問題 （イエローレター、ブルーレター）

1、2 誤り

3 正しい （a：厚生労働省　b：1ヶ月　c：イエローレター）

医薬品、医療機器又は再生医療等製品について緊急かつ重大な注意喚起や使用制限に係る対策が必要な状況にある場合に、厚生労働省からの命令、指示、製造販売業者の自主決定等に基づいて作成される。製造販売業者及び行政当局による報道発表、独立行政法人医薬品医療機器総合機構による医薬品医療機器情報配信サービスによる配信（PMDAメディナビ）、製造販売業者から医療機関や薬局等への直接配布、ダイレクトメール、ファックス、電子メール等による情報提供（1ヶ月以内）等により情報伝達されるものである。A4サイズの印刷物で、イエローレターとも呼ばれる。

4、5 **誤り**

問4 答え：3

a **誤り** 厚生労働省においては、医薬品（一般用医薬品を含む)、医療機器等による重要な副作用、不具合等に関する情報をとりまとめ、「医薬品・医療機器等安全性情報」として、広く医薬関係者向けに情報提供を行っている。

b、c **正しい**

d **誤り** 総合機構では、医薬品・医療機器の安全性に関する特に重要な情報が発出されたときに、ホームページに掲載するとともに、その情報を電子メールによりタイムリーに配信する医薬品医療機器情報配信サービス（PMDAメディナビ）を行っている。このサービスは誰でも利用可能であり、最新の情報を入手することができる。

問5 答え：1

a、b **正しい**

c **誤り** 治療のために処方された医薬品の使用を自己判断で控えることは適当でないため、「医師（又は歯科医師）の治療を受けている人」は、「相談すること」の項に記載されている。

d **誤り** 薬理作用等から発現が予測される軽微な症状がみられた場合に関する記載として、症状の持続又は増強がみられた場合には、いったん使用を中止した上で専門家に相談する旨が記載されている。

問6 答え：5

a **誤り** 登録販売者は、医薬品の副作用等によるものと疑われる健康被害の発生を知った場合において、保健衛生上の危害の発生又は拡大を防止するため必要があると認めるときは、その旨を厚生労働大臣に報告しなければならない。

b **誤り** 身体の変調・不調、日常生活に支障を来す程度の健康被害（死亡を含む。）について報告が求められている。

c **誤り** 医薬品との因果関係が必ずしも明確でない場合であっても報告の対象となり得る。

d **正しい**

問7 答え：5

a～c 正しい

d 誤り 報告書は、郵送、ファクシミリ又は電子メールにより送付することとされている。

基本 **問8** 答え：4

1～3 誤り

4 正しい

5 誤り

問9 答え：5

a 誤り 必ずしも入院治療が行われた場合に限らず、入院治療が必要と認められる場合であって、やむをえず自宅療養を行った場合も含まれる。

b 誤り 製薬企業に損害賠償責任がある場合には、救済制度の対象とならない。

c 誤り 健康被害を受けた本人（又は家族）が給付請求を行う。

d 誤り 救済給付業務に必要な費用のうち、事務費はその２分の１相当額は国庫補助により賄われている。

問10 答え：5

1～4 誤り

5 正しい （a：医薬品又は医薬部外品　b：公平・中立な　c：裁判によらずに）

医薬品副作用被害救済制度の対象とならないケースのうち、製品不良など、製薬企業に損害賠償責任がある場合には、「医薬品PLセンター」への相談が推奨される。

消費者が、医薬品又は医薬部外品に関する苦情（健康被害以外の損害も含まれる）について製造販売元の企業と交渉するに当たって、公平・中立な立場で申立ての相談を受け付け、交渉の仲介や調整・あっせんを行い、裁判によらずに迅速な解決に導くことを目的としている。

頻出問題 **問11** 答え：2

a 正しい

b 誤り 塩酸フェニルプロパノールアミン（PPA）は、鼻炎用内服薬、鎮咳去

第7回 医薬品の適正使用・安全対策

痰薬、かぜ薬等に配合されていたが、2003年8月までに脳出血等の副作用症例が複数報告されたことから、プソイドエフェドリン塩酸塩等への切替えが行われた。

c **誤り** 解熱鎮痛成分としてアミノピリン、スルピリンが配合されたかぜ薬の使用による重篤な副作用（ショック）で死亡例が発生し、1965年、厚生省（当時）は関係製薬企業に対し、製品の回収を要請した。

d **正しい**

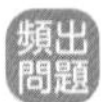

問12 答え：2

a **正しい**

b **誤り** 薬物乱用や薬物依存は、違法薬物（麻薬、覚醒剤、大麻等）により生じるものばかりでなく、一般用医薬品によっても生じ得る。

c **正しい**

d **誤り** 違法な薬物の乱用は、乱用者自身の健康を害するだけでなく、社会的な弊害を生じるおそれが大きい。

APPENDIX

● 生薬成分と漢方処方　「手引き」▶ 第3章 主な医薬品とその作用

● 別表：主な使用上の注意の記載とその対象成分・薬効群等　「手引き」▶ 第5章 医薬品の適正使用・安全対策

「生薬成分と漢方処方」と「別表（主な使用上の注意）」をまとめて掲載しました。よく出題されるところですので、試験前には必ず目を通しておきましょう。

特に色文字や太字等で強調されているポイントについては、自分でゴロ合わせをする等して覚えましょう。インターネット上でもゴロ合わせで覚え方を紹介しているところがあります。それらも参考にするとよいでしょう。

生薬成分と漢方処方

❶生薬成分

■ チェックしておきたい生薬成分

生薬とは、動植物の薬用とする部分や鉱物等をいい、それらを組み合わせて配合したものが生薬製剤です。生薬成分には、医薬品的な効能効果が標榜又は暗示されていなければ、食品（ハーブ等）として流通することが可能なものもあります。

赤字になっている生薬は優先して覚えましょう。また、過去３年の出題頻度を、色分けして示しました。四角の中の数字は、各年の出題数です。出題頻度が高いものは、必ず暗記してください。

配合生薬は、含まれる薬効群で分類しています。

1…2021年出題数　1…2022年出題数　1…2023年出題数

	生薬名	薬効群	覚えておきたいこと
重要 1	ジリュウ（地竜）	解熱鎮痛薬、かぜ薬	・フトミミズ科の*Pheretima aspergillum Perrier* 又はその近縁動物の内部を除いたものを基原とする生薬 ・古くから「熱さまし」として用いられてきた ・ジリュウエキスを製剤化した製品の効能・効果は、「感冒時の解熱」となっている
重要 3 2 5	シャクヤク（芍薬）	解熱鎮痛薬、胃腸鎮痛鎮痙薬、婦人薬	・ボタン科のシャクヤクの根を基原とする生薬 ・鎮痛鎮痙作用、鎮静作用 ・内臓の痛みにも用いられる
2 1	ボタンピ（牡丹皮）	解熱鎮痛薬、内用痔疾用薬、婦人薬	・ボタン科のボタンの根皮を基原とする生薬 ・鎮痛鎮痙作用、鎮静作用 ・痔の症状の緩和
重要 3 3	ボウイ（防已）	解熱鎮痛薬	・ツヅラフジ科のオオツヅラフジの蔓（つる）性の茎及び根茎を、通例、横切したものを基原とする生薬 ・鎮痛作用、尿量増加（利尿）の作用 ・日本薬局方収載のボウイは、煎薬として筋肉痛、神経痛、関節痛に用いられる

	生薬名	薬効群	覚えておきたいこと	
11	チョウトウコウ（釣藤鈎）	催眠鎮静薬	・アカネ科のカギカズラ、*Uncaria sinensis Haviland*又は*Uncaria macrophylla* Wallichの通例、とげを基原とする生薬	・神経の興奮や緊張を和らげる ・生薬のみからなる鎮静薬であっても長期連用や併用は避ける
1	サンソウニン（酸棗仁）		・クロウメモドキ科のサネブトナツメの種子を基原とする生薬 ・婦人薬にも配合	
11	カノコソウ（キッソウコン）（鹿子草）		・オミナエシ科のカノコソウの根及び根茎を基原とする生薬 ・婦人薬、解熱鎮痛薬にも配合	
1	チャボトケイソウ（パッシフローラ）		・南米原産のトケイソウ科の植物で、その開花期における茎及び葉が薬用部位となる	
1	ホップ		・ヨーロッパ南部から西アジアを原産とするアサ科のホップ*Humulus lupulus* L.の成熟した球果状の果穂が薬用部位となる	
重要 54	ジャコウ（麝香）	小児鎮静薬、強心薬	・シカ科のジャコウジカの雄の麝香腺分泌物を基原とする生薬 ・緊張や興奮を鎮める。血液の循環を促す ・強心作用、呼吸中枢刺激作用、意識をはっきりさせる作用	
重要 66	ゴオウ（牛黄）	小児鎮静薬、強心薬、滋養強壮保健薬	・ウシ科のウシの胆嚢中に生じた結石を基原とする生薬 ・緊張や興奮を鎮める。血液の循環を促す ・強心作用、血管拡張による血圧降下作用 ・解熱作用を期待してかぜ薬にも配合	
21	レイヨウカク（羚羊角）	小児鎮静薬、強心薬	・ウシ科のサイカレイヨウ（高鼻レイヨウ）等の角を基原とする生薬 ・緊張や興奮を鎮める	
12	ジンコウ（沈香）	小児鎮静薬、強心薬	・ジンチョウゲ科のジンコウ、その他同属植物の材、特にその辺材の材質中に黒色の樹脂が沈着した部分を採取したものを基原とする生薬 ・鎮静作用、健胃作用、強壮作用	
重要 63	リュウノウ（竜脳）	小児鎮静薬、強心薬	・ボルネオールを含む ・中枢神経系の刺激作用による気つけの効果	

	生薬名	薬効群	覚えておきたいこと	
重要 7 10 11	マオウ （麻黄）	かぜ薬、 鎮咳去痰（ちんがいきょたん）薬、 鼻炎用内服薬	・マオウ科の*Ephedra sinica* Stapf、*Ephedra intermedia* Schrenk et C. A. Meyer 又は *Ephedra equisetina* Bungeの地上茎を基原とする生薬 ・**アドレナリン作動成分** ・交感神経刺激による気管支拡張作用 ・発汗促進、尿量増加（利尿）の作用も ・**依存性**に注意 ・**心臓病・高血圧・糖尿病・甲状腺機能障害の人、高齢者は注意** ・主に女性に用いられる漢方薬にもマオウを含むものがある（五積散等）	
重要 16 16 9	カンゾウ （甘草）	かぜ薬、 鎮咳去痰薬、 鼻炎用内服薬、胃腸薬等 漢方薬、甘味料としても多用	・マメ科の*Glycyrrhiza uralensis* Fischer 又は *Glycyrrhiza glabra* Linnéの根及びストロンで、ときには周皮を除いたもの（皮去りカンゾウ）を基原とする生薬 ・カンゾウに含まれるグリチルリチン酸が、ステロイドと類似の骨格⇒抗炎症作用 ・大量摂取や連用で、偽アルドステロン症 ・**むくみのある人、高齢者、心臓病・腎臓病・高血圧の人は特に注意**	
重要 2 3 1	**キョウニン** （杏仁）	鎮咳去痰薬	・バラ科のホンアンズ、アンズ等の種子を基原とする生薬 ・代謝物の一部が延髄の呼吸中枢・咳嗽中枢を鎮静	・鎮咳作用
1 1	ナンテンジツ （南天実）		・メギ科のシロミナンテン（シロナンテン）又はナンテンの果実を基原とする生薬 ・知覚神経・末梢運動神経に作用して咳止めに効果	
重要 1 1 3	**ゴミシ** （五味子）	鎮咳去痰薬、 滋養強壮保健薬	・マツブサ科のチョウセンゴミシの果実を基原とする生薬	
	シャゼンソウ （車前草）	鎮咳去痰薬	・オオバコ科のオオバコの花期の全草を基原とする生薬 ・日本薬局方収載のシャゼンソウは、煎薬として咳に対して用いられる	・去痰作用
1 1 1	オウヒ （桜皮）		・バラ科のヤマザクラ又は、カスミザクラの樹皮を基原とする生薬	
3 2	**キキョウ** （桔梗）		・キキョウ科のキキョウの根を基原とする生薬	・去痰作用 ・鎮咳作用

<table>
<tr><th></th><th>生薬名</th><th>薬効群</th><th colspan="2">覚えておきたいこと</th></tr>
<tr><td>1 1</td><td>セネガ</td><td rowspan="5">鎮咳去痰薬</td><td>・ヒメハギ科のセネガ又はヒロハセネガの根を基原とする生薬</td><td rowspan="2">・去痰作用
・糖尿病の検査値に影響</td></tr>
<tr><td>1</td><td>オンジ
（遠志）</td><td>・ヒメハギ科のイトヒメハギの根及び根皮を基原とする生薬</td></tr>
<tr><td>1 1</td><td>セキサン
（石蒜）</td><td>・ヒガンバナ科のヒガンバナ鱗茎を基原とする生薬
・セキサンのエキスは、別名を白色濃厚セキサノールとも呼ばれる</td><td>・去痰作用</td></tr>
<tr><td>1 1</td><td>バクモンドウ
（麦門冬）</td><td colspan="2">・ユリ科のジャノヒゲの根の膨大部を基原とする生薬
・鎮咳作用、去痰作用、滋養強壮等</td></tr>
<tr><td>2 1</td><td>ハンゲ
（半夏）</td><td colspan="2">・サトイモ科のカラスビシャクのコルク層を除いた塊茎を基原とする生薬
・中枢性の鎮咳作用</td></tr>
<tr><td>重要
2 5</td><td>オウバク
（黄柏）</td><td rowspan="4">胃腸薬
（健胃）
胃腸薬
（健胃）</td><td>・ミカン科のキハダ又は Phellodendron chinense Schneiderの周皮を除いた樹皮を基原とする生薬
・水で練って打ち身・捻挫に用いられることもある
・成分としてベルベリンを含む
・末は止瀉（ししゃ）薬にも用いられる</td><td rowspan="4">・苦味により、反射的に唾液や胃液の分泌を促す
・オブラートでの服用は避ける</td></tr>
<tr><td>2 2</td><td>オウレン
（黄連）</td><td>・キンポウゲ科のオウレン、Coptis chinensis Franchet、Coptis deltoidea C.Y. Cheng et Hsiao又は Coptis teeta Wallichの根をほとんど除いた根茎を基原とする生薬
・成分としてベルベリンを含む
・末は止瀉薬にも用いられる</td></tr>
<tr><td>3 1</td><td>センブリ
（千振）</td><td>・リンドウ科のセンブリの開花期の全草を基原とする生薬
・日本薬局方収載のセンブリ末は、健胃薬のほか止瀉薬としても用いられる</td></tr>
<tr><td>1</td><td>ゲンチアナ</td><td>・リンドウ科の Gentiana lutea Linnéの根及び根茎を基原とする生薬</td></tr>
</table>

APPENDIX

	生薬名	薬効群	覚えておきたいこと	
21	リュウタン (竜胆)	胃腸薬 (健胃)	・リンドウ科のトウリンドウ等の根及び根茎を基原とする生薬	・芳香により、反射的に唾液や胃液の分泌を促す ・オブラートでの服用は避ける
重要 241	**ユウタン** (熊胆)	胃腸薬 (健胃)、 小児鎮静薬、 強心薬	・クマ科の*Ursus arctos* Linné 又はその他近縁動物の胆汁を乾燥したものを基原とする生薬 ・消化補助成分として配合される場合も	
12	**ケイヒ** (桂皮)	胃腸薬 (健胃)	・クスノキ科の*Cinnamomum cassia* J. Preslの樹皮又は周皮の一部を除いた樹皮を基原とする生薬 ・発汗を促し解熱作用を助ける ・かぜ薬にも配合	
	コウボク (厚朴)		・モクレン科のホオノキ、*Magnolia officinalis* Rehder et Wilson 又は *Magnolia officinalis* Rehder et Wilson var. *biloba* Rehder et Wilsonの樹皮を基原とする生薬	
	ショウキョウ (生姜)		・ショウガ科のショウガの根茎を基原とする生薬 ・発汗を促し解熱作用を助ける ・かぜ薬にも配合	
112	**チョウジ** (丁子)		・フトモモ科のチョウジの蕾を基原とする生薬 ・小児鎮静薬にも配合 ・外用で、歯槽膿漏薬、口腔咽喉薬・うがい薬にも用いられる	
1	チンピ (陳皮)		・ミカン科のウンシュウミカンの成熟した果皮を基原とする生薬	
2	ソウジュツ (蒼朮)		・キク科のホソバオケラ、シナオケラ、又はそれらの種間雑種の根茎を基原とする生薬	
1	ビャクジュツ (白朮)		・キク科のオケラの根茎（和ビャクジュツ)又はオオバナオケラの根茎（唐ビャクジュツ）を基原とする生薬	
変更	ボレイ (牡蠣)	胃腸薬 (制酸)	・イボタガキ科のカキの貝殻を基原とする生薬 ・ボレイに含まれる炭酸カルシウムによる制酸作用	

<table>
<tr><th></th><th>生薬名</th><th>薬効群</th><th colspan="2">覚えておきたいこと</th></tr>
<tr><td>2 1</td><td>ケツメイシ</td><td rowspan="2">胃腸薬
（整腸）</td><td colspan="2">・マメ科のエビスグサ又はCassia tora Linnéの種子を基原とする生薬
・日本薬局方収載のケツメイシは、煎薬として整腸、腹部膨満感等に用いられる</td></tr>
<tr><td>1</td><td>ゲンノショウコ</td><td colspan="2">・フウロソウ科のゲンノショウコの地上部を基原とする生薬
・日本薬局方収載のゲンノショウコは、煎薬として整腸、腹部膨満感等に用いられる</td></tr>
<tr><td>1</td><td>アセンヤク</td><td>胃腸薬
（整腸）</td><td colspan="2">・アカネ科のUncaria gambir Roxburghの葉及び若枝から得た水製乾燥エキスを基原とする生薬</td></tr>
<tr><td>重要
3 3</td><td>センナ</td><td>瀉下薬、
痔疾用薬
（内用）</td><td colspan="2">・マメ科のCassia angustifolia Vahl 又は Cassia acutifolia Delileの小葉を基原とする生薬
・大腸刺激性瀉下成分のセンノシドを含む
・妊婦、授乳婦は服用を避ける</td></tr>
<tr><td>重要
5 6</td><td>ダイオウ
（大黄）</td><td>瀉下薬、
痔疾用薬
（内用）、
漢方薬にも
多く配合</td><td colspan="2">・タデ科のRheum palmatum Linné、Rheum tanguticum Maximowicz、Rheum officinale Baillon、Rheum coreanum Nakai 又はそれらの種間雑種の、通例、根茎を基原とする生薬
・大腸刺激性瀉下成分のセンノシドを含む
・妊婦、授乳婦は服用を避ける
・瀉下を主な目的としない漢方薬（催眠鎮静薬、口腔咽喉薬、循環器用薬、婦人薬等）にも配合されていることも多い⇒瀉下作用は副作用となる</td></tr>
<tr><td></td><td>アロエ</td><td rowspan="3">瀉下薬</td><td>・ユリ科のAloe ferox Miller又はこれとAloe africana Miller 又は Aloe spicata Baker との種間雑種の葉から得た液汁を乾燥したものを基原とする生薬</td><td rowspan="3">・大腸刺激による瀉下作用</td></tr>
<tr><td>1 1</td><td>ジュウヤク
（十薬）</td><td>・ドクダミ科のドクダミの花期の地上部を基原とする生薬</td></tr>
<tr><td>1</td><td>ケンゴシ
（牽牛子）</td><td>・ヒルガオ科のアサガオの種子を基原とする生薬</td></tr>
<tr><td>重要
7</td><td>ロートコン
（ロートエキス）</td><td>胃腸鎮痛鎮痙薬、鎮暈薬</td><td colspan="2">・ナス科のハシリドコロ、Scopolia carniolica Jacquin 又は Scopolia parviflora Nakai の根茎及び根を基原とする生薬
・ロートコンの抽出物（ロートエキス）は、抗コリン作用による、鎮痛鎮痙、胃酸抑制を示す</td></tr>
<tr><td>2</td><td>エンゴサク
（延胡索）</td><td>胃腸鎮痛鎮痙薬</td><td colspan="2">・ケシ科のCorydalis turtschaninovii Besser forma yanhusuo Y. H. Chou et C. C. Hsuの塊茎を、通例、湯通ししたものを基原とする生薬
・鎮痛鎮痙作用</td></tr>
</table>

<table>
<tr><th></th><th>生薬名</th><th>薬効群</th><th colspan="2">覚えておきたいこと</th></tr>
<tr><td>重要
587</td><td>センソ
（蟾酥）</td><td>強心薬</td><td colspan="2">・ヒキガエル科のアジアヒキガエル等の耳腺の分泌物を集めたものを基原とする生薬
・微量で強い強心作用⇒1日5mgを超えて含有するものは劇薬
・局所麻酔作用⇒丸薬や錠剤は噛まない（舌が麻痺する）</td></tr>
<tr><td>重要
345</td><td>ロクジョウ
（鹿茸）</td><td>強心薬、
滋養強壮保健薬</td><td colspan="2">・シカ科のCervus nippon Temminck、Cervus elaphus Linné、Cervus canadensis Erxleben 又はその他同属動物の雄鹿の角化していない幼角を基原とする生薬
・強心作用、強壮作用、血行促進作用</td></tr>
<tr><td>重要
123</td><td>シンジュ
（真珠）</td><td>強心薬</td><td colspan="2">・ウグイスガイ科のアコヤガイ、シンジュガイ又はクロチョウガイ等の外套膜組成中に病的に形成された顆粒状物質を基原とする生薬
・鎮静作用</td></tr>
<tr><td>重要
431</td><td>コウカ
（紅花）</td><td>循環器用薬</td><td colspan="2">・キク科のベニバナの管状花をそのまま又は黄色色素の大部分を除いたもので、ときに圧搾して板状としたものを基原とする生薬
・末梢の血行を促してうっ血を除く
・日本薬局方収載のコウカを煎じて服用する製品は、冷え症及び血色不良に用いられる</td></tr>
<tr><td>121</td><td>シコン
（紫根）</td><td>痔疾用薬
（外用）、
口内炎用薬
（外用）</td><td colspan="2">・ムラサキ科のムラサキの根を基原とする生薬
・痔疾用薬：新陳代謝促進、殺菌作用、抗炎症作用
・口内炎用薬：組織修復促進、抗菌作用</td></tr>
<tr><td>11</td><td>オウゴン
（黄芩）</td><td>痔疾用薬
（内用）、
胃腸薬
（健胃）</td><td colspan="2">・シソ科のコガネバナの周皮を除いた根を基原とする生薬
・痔疾用薬：抗炎症作用
・胃腸薬：芳香による健胃作用</td></tr>
<tr><td>121</td><td>セイヨウトチノミ</td><td>痔疾用薬
（外用、内用）</td><td colspan="2">・トチノキ科のセイヨウトチノキ（マロニエ）の種子を基原とする生薬
・血行促進作用、抗炎症作用</td></tr>
<tr><td>11</td><td>カイカ
（槐花）</td><td rowspan="2">痔疾用薬
（内用）</td><td>・マメ科のエンジュの蕾を基原とする生薬</td><td rowspan="2">・止血効果</td></tr>
<tr><td>211</td><td>カイカク
（槐角）</td><td>・マメ科のエンジュの成熟果実を基原とする生薬</td></tr>
<tr><td>重要
321</td><td>ウワウルシ</td><td>泌尿器用薬</td><td colspan="2">・ツツジ科のクマコケモモの葉を基原とする生薬
・利尿作用のほか、経口摂取後、尿中に排出される分解代謝物が抗菌作用を示す⇒尿路の殺菌消毒</td></tr>
</table>

	生薬名	薬効群	覚えておきたいこと	
2 2	カゴソウ （夏枯草）		・シソ科のウツボグサの花穂を基原とする生薬 ・煎薬として残尿感、排尿時の不快感に用いられる	
1	キササゲ （木大角豆）		・ノウゼンカズラ科のキササゲ等の果実を基原とする生薬	
2	サンキライ （山帰来）	泌尿器用薬	・ユリ科の*Smilax glabra* Roxburghの塊茎を基原とする生薬 ・日本薬局方収載のサンキライは、煎薬として尿量減少に用いられる	・利尿作用
1 1	ソウハクヒ （桑白皮）		・クワ科のマグワの根皮を基原とする生薬 ・日本薬局方収載のソウハクヒは、煎薬として尿量減少に用いられる	
3 1	モクツウ （木通）		・アケビ科のアケビ又はミツバアケビの蔓性の茎を、通例、横切りしたものを基原とする生薬	
重要 4 2	ブクリョウ （茯苓）	泌尿器用薬、 婦人薬	・サルノコシカケ科のマツホドの菌核で、通例、外層をほとんど除いたものを基原とする生薬 ・利尿作用、鎮静作用、健胃作用	
1 3	サフラン	婦人薬、 強心薬、 小児鎮静薬	・アヤメ科のサフランの柱頭を基原とする生薬 ・鎮静作用、鎮痛作用 ・女性の滞っている月経を促す ・日本薬局方収載のサフランを煎じて服用する製品は、冷え症及び血色不良に用いられる	
3	コウブシ （香附子）	婦人薬、 解熱鎮痛薬、 かぜ薬	・カヤツリグサ科のハマスゲの根茎を基原とする生薬 ・鎮静作用、鎮痛作用 ・女性の滞っている月経を促す	
2 2	センキュウ （川芎）	婦人薬、 解熱鎮痛薬、 滋養強壮保健薬、 かぜ薬	・セリ科のセンキュウの根茎を、通例、湯通ししたものを基原とする生薬 ・血行を改善し、血色不良や冷えの症状を緩和 ・強壮作用、鎮静作用、鎮痛作用等	
1 1	トウキ （当帰）	婦人薬、 痔疾用薬（内用）、 滋養強壮保健薬	・セリ科のトウキ又はホッカイトウキの根を、通例、湯通ししたものを基原とする生薬 ・血行を改善し、血色不良や冷えの症状を緩和 ・強壮作用、鎮静作用、鎮痛作用等 ・痔に伴う症状の緩和	

APPENDIX

	生薬名	薬効群	覚えておきたいこと
122	**ジオウ** (地黄)	婦人薬、 滋養強壮保健薬	・ゴマノハグサ科のアカヤジオウ等の根又はそれを蒸したものを基原とする生薬 ・血行を改善し、血色不良や冷えの症状を緩和 ・強壮作用、鎮静作用、鎮痛作用等
422	ベラドンナ	鼻炎用内服薬、 かぜ薬	・ナス科の草本。その葉や根に副交感神経系の働きを抑える作用を示すアルカロイドを豊富に含む ・抗コリン作用によって鼻汁分泌やくしゃみを抑える
2	シンイ (辛夷)		・モクレン科の*Magnolia biondii* Pampanini、ハクモクレン、*Magnolia sprengeri* Pampanini、タムシバ又はコブシの蕾を基原とする生薬 ・鎮静作用、鎮痛作用
21	サイシン (細辛)	鼻炎用内服薬	・ウマノスズクサ科のケイリンサイシン又はウスバサイシンの根及び根茎を基原とする生薬 ・鎮痛作用、鎮咳作用、利尿作用等 ・鼻閉（鼻づまり）への効果を期待して使用される
	ケイガイ (荊芥)		・シソ科のケイガイの花穂を基原とする生薬 ・発汗作用、解熱作用、鎮痛作用 ・鼻閉への効果を期待して使用される
	アルニカ	外皮用薬	・キク科のアルニカを基原とする生薬 ・抗炎症作用、血行促進等
1	モクキンピ	外皮用薬	・アオイ科のムクゲの幹皮を基原とする生薬で、皮膚糸状菌の増殖を抑える ・みずむし、たむし用薬
21	サンシシ (山梔子)	外皮用薬、 歯痛用薬	・アカネ科のクチナシの果実で、ときには湯通し又は蒸したものを基原とする生薬 ・抗炎症作用、血行促進等
重要 243	**カシュウ** (何首烏)	毛髪用薬(外用)、 滋養強壮保健薬	・タデ科のツルドクダミの塊根を基原とする生薬 ・毛髪用薬：頭皮における脂質代謝を高めて、余分な皮脂を取り除く ・滋養強壮保健薬：強壮作用
211	チクセツニンジン (竹節人参)	毛髪用薬(外用)、 解熱鎮痛薬	・ウコギ科のトチバニンジンの根茎を、通例、湯通ししたものを基原とする生薬 ・毛髪用薬：血行促進、抗炎症作用等 ・解熱鎮痛薬：強壮作用等
重要 123	**ヒノキチオール**	毛髪用薬(外用)、 歯槽膿漏(しそうのうろう)薬(外用)	・ヒノキ科のタイワンヒノキ、ヒバ等から得られた精油成分 ・抗菌作用、抗炎症作用

	生薬名	薬効群	覚えておきたいこと
2 1	**カミツレ**	うがい薬（含嗽薬）、歯槽膿漏薬	・キク科のカミツレの頭花を基原とする生薬 ・抗炎症作用、抗菌作用 ・発汗、抗炎症を目的としてかぜ薬にも配合
1	ラタニア	口腔咽喉薬、うがい薬（含嗽薬）、歯槽膿漏薬（外用）	・クラメリア科のクラメリア・トリアンドラ及びその同属植物の根を基原とする生薬 ・咽頭粘膜をひきしめる（収斂）作用により、炎症の寛解を促す
2 1	ミルラ（没薬）		・カンラン科のミルラノキ等の植物の皮部の傷口から流出して凝固した樹脂を基原とする生薬 ・収斂作用、抗菌作用
1	ウイキョウ（茴香）	口腔咽喉薬、うがい薬（含嗽薬）、胃腸薬（健胃）	・セリ科のウイキョウの果実を基原とする生薬 ・口腔咽喉薬やうがい薬：芳香による清涼感等を目的とする ・胃腸薬：芳香による健胃作用
1 1	ニンジン（人参）	滋養強壮保健薬、解熱鎮痛薬、小児鎮静薬、強心薬	・ウコギ科のオタネニンジンの細根を除いた根又はこれを軽く湯通ししたものを基原とする生薬。オタネニンジンの根を蒸したものを基原とする生薬をコウジンということもある ・強壮作用等 ・神経系の興奮や副腎皮質の機能亢進等の作用により、外界からのストレス刺激に対する抵抗力や新陳代謝を高める
1 1	インヨウカク（淫羊藿）	滋養強壮保健薬、強心薬	・メギ科のキバナイカリソウ、イカリソウ、*Epimedium brevicornu* Maximowicz、*Epimedium wushanense* T. S. Ying、ホザキイカリソウ又はトキワイカリソウの地上部を基原とする生薬 ・強壮作用、血行促進、強精（性機能の亢進）作用
1 2	ハンピ（反鼻）	滋養強壮保健薬	・ニホンマムシ等の皮及び内臓を取り除いたものを基原とする生薬 ・強壮作用、血行促進、強精（性機能の亢進）作用
1 1	ヨクイニン（薏苡仁）	滋養強壮保健薬、瀉下薬	・イネ科のハトムギの種皮を除いた種子を基原とする生薬 ・**肌荒れやいぼ**に用いられる ・ビタミンB_2主薬製剤やビタミンB_6主薬製剤、瀉下薬に補助成分として配合される
1	タイソウ（大棗）	滋養強壮保健薬	・クロウメモドキ科のナツメの果実を基原とする生薬 ・強壮作用等

APPENDIX

<table>
<tr><th></th><th>生薬名</th><th>薬効群</th><th colspan="2">覚えておきたいこと</th></tr>
<tr><td></td><td>サンシュユ
（山茱萸）</td><td rowspan="3">滋養強壮保健薬</td><td>・ミズキ科のサンシュユの偽果の果肉を基原とする生薬</td><td rowspan="3">・強壮作用等</td></tr>
<tr><td></td><td>サンヤク
（山薬）</td><td>・ヤマノイモ科のヤマノイモ又はナガイモの周皮を除いた根茎（担根体）を基原とする生薬</td></tr>
<tr><td></td><td>オウギ
（黄耆）</td><td>・マメ科のキバナオウギ又はAstragalus mongholicus Bungeの根を基原とする生薬</td></tr>
<tr><td>重要
342</td><td>ブシ
（附子）</td><td>強心薬</td><td colspan="2">・キンポウゲ科のハナトリカブト又はオクトリカブトの塊根を減毒加工して製したものを基原とする生薬
・心筋の収縮力を高めて血液循環を改善。利尿作用、鎮痛作用も示す。プロスタグランジンの産生は抑えない
・そのままでは毒性が強い⇒毒性を減らし有用な作用を保持する処理をして用いられる</td></tr>
<tr><td>422</td><td>カッコン
（葛根）</td><td>解熱鎮痛薬、かぜ薬</td><td colspan="2">・マメ科のクズの周皮を除いた根を基原とする生薬
・解熱作用、鎮痙作用等</td></tr>
<tr><td>重要
323</td><td>サイコ
（柴胡）</td><td>解熱鎮痛薬、痔疾用薬（内用）、かぜ薬</td><td colspan="2">・セリ科のミシマサイコの根を基原とする生薬
・抗炎症作用、解熱作用、鎮痛作用等
・痔に伴う症状の緩和</td></tr>
<tr><td>21</td><td>ボウフウ
（防風）</td><td rowspan="2">解熱鎮痛薬、かぜ薬</td><td colspan="2">・セリ科のSaposhnikovia divaricata Schischkinの根及び根茎を基原とする生薬
・発汗作用、解熱作用、鎮痛作用、鎮痙作用</td></tr>
<tr><td>211</td><td>ショウマ
（升麻）</td><td colspan="2">・キンポウゲ科のCimicifuga dahurica Maximowicz、Cimicifuga heracleifolia Komarov、Cimicifuga foetida Linné 又はサラシナショウマの根茎を基原とする生薬
・発汗作用、解熱作用、解毒作用、消炎作用等</td></tr>
<tr><td>111</td><td>レンギョウ
（連翹）</td><td>その他</td><td colspan="2">・モクセイ科のレンギョウの果実を基原とする生薬
・鎮痛、抗菌作用</td></tr>
<tr><td>重要
152</td><td>サンザシ
（山査子）</td><td>その他</td><td colspan="2">・バラ科のサンザシ又はオオミサンザシの偽果をそのまま、又は縦切若しくは横切したものを基原とする生薬
・健胃、消化促進作用
＊同属植物であるセイヨウサンザシの葉は、血行促進、強心等の作用を期待して用いられる</td></tr>
</table>

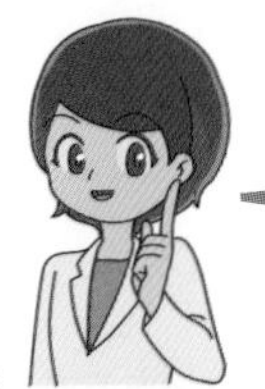

ゴオウとレイヨウカクの違いなど、小児鎮静薬（➡ p.307）は、どの成分も頻出です。自分でゴロを作るなどして覚えましょう（例：「ゴオ レイ ジャー は、ジンコウ の リュウ をやっつけた！」）。

❷漢方処方製剤

基本ポイント

出題

■ 漢方薬とは

・漢方医学（古来中国から伝わり、日本で発展してきた日本の伝統医学）で用いる薬剤全体を概念的に広く表現する時に用いる言葉です。
・漢方医学の考え方に沿うように、生薬を組み合わせて構成された漢方処方に基づく漢方処方製剤として存在します。
・現代中国で利用されている中医学に基づく薬剤（中薬）とは別物です。
・漢方処方は、その性質からみて処方自体が一つの有効成分として独立したものという見方をすべきもので、使用する人の体質や症状等に適した処方を、既成の処方の中から選択して用いられます。
・漢方処方製剤は、症状の原因となる体質の改善を主眼としているため、比較的長期間（1ヶ月位）継続して服用されることがあります。

■ 漢方薬は「証」に基づいて用いる

・「証」は、漢方独自の病態認識。虚実、陰陽、気血水、五臓等があります。
・一般用の漢方処方では、「証」という言葉を使わずに「しばり」（使用制限）として記載します。

「実」の病態が適応となるもの⇒**体力が充実して**
「虚実」の中間の病態が適応となるもの⇒**体力中等度で**
「虚」の病態が適応となるもの⇒**体力虚弱で**
「虚実」に関わらず幅広く用いられるもの⇒**体力に関わらず**
「陽」の病態を適応とするもの⇒「**のぼせぎみで顔色が赤く**」等
「陰」の病態を適応とするもの⇒「**疲れやすく冷えやすいもの**」等

・「証」に合わないものが選択されると、効果が得られないばかりでなく、副作用を招きやすくなります。使用する人の体質と症状を十分に踏まえ、処方を選択することが重要となります。
・一般用医薬品として用いることができる漢方処方は現在300処方程度です。

■ 漢方薬を用いるときの注意

①副作用：「漢方薬は副作用が少ない」と思っている人がいますが、漢方薬でも間質性肺炎や肝機能障害のような重篤な副作用が起きることがあります。

②用法用量：適用年齢の下限が設けられていない場合であっても、**生後3ヶ月未満**の乳児には使用しないこととされています。
③同じ生薬を含む漢方処方製剤の併用には、気をつけましょう。

APPENDIX

■ チェックしておきたい漢方処方

薬効ごとに漢方処方をまとめてあります。その漢方薬が、どんな症状の改善に用いられるか、またどのように使い分けられるのか比較しながら見ていってください。まずは、漢方名とワンポイントを覚えてください。

漢方名の欄にあるアイコンは、構成生薬のうちカンゾウ、マオウ、ダイオウが含まれているものを示します。この３つの生薬を含むかどうかは頻繁に出題されるので、覚えておきましょう。その他、過去３年の出題頻度を、色分けして示しました。出題頻度が高いものは、必ず暗記してください。

例えば、「カンゾウ、マオウ、ダイオウがすべて配合されているものは？」という問題や、「痛みの改善を期待して用いられる漢方処方製剤のうち、カンゾウを含まないものは？」のような問題です。特に同じ効能を期待されるグループでの構成生薬の有無はよく出題されますので、アイコンは要チェックです！

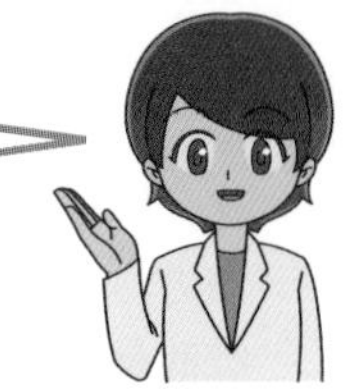

ただし、漢方名とすべての構成生薬を関連づけて暗記する必要はありません。また、構成生薬のうち「なくても可」とされているものについては、（　　）で入れてあります。試験では、適応の全文と漢方名を問う問題が多く出題されますが、下表の「適応」の赤字については、キーとなる言葉なので覚えておきましょう。

1…2021年出題数　1…2022年出題数　1…2023年出題数

カ…カンゾウ、マ…マオウ、ダ…ダイオウ

出題	かぜの諸症状の改善		
	漢方名（ワンポイント）	適応	構成生薬
4 6 4	葛根湯（かっこんとう） カ マ ひき始めのかぜ、肩こりに。発汗傾向の著しい人は不向き。	体力中等度以上のものの感冒の初期（汗をかいていないもの）、鼻かぜ、鼻炎、頭痛、肩こり、筋肉痛、手や肩の痛みに適すとされるが、体の虚弱な人（体力の衰えている人、体の弱い人）、胃腸の弱い人、発汗傾向の著しい人では、悪心、胃部不快感等の副作用が現れやすい等、不向きとされる。 まれに重篤な副作用として肝機能障害、偽アルドステロン症を生じることが知られている。	カッコン、マオウ、ショウキョウ、タイソウ、ケイヒ、シャクヤク、カンゾウ
3 2 1	桂枝湯（けいしとう） カ 汗が出るかぜのひき始めに。	体力虚弱で、汗が出るもののかぜの初期に適すとされる。	ケイヒ、シャクヤク、タイソウ、ショウキョウ、カンゾウ
2 4 2	香蘇散（こうそさん） カ かぜのひき始めに。胃腸虚弱で神経過敏な人に。	体力虚弱で、神経過敏で気分がすぐれず胃腸の弱いもののかぜの初期、血の道症に適すとされる。	コウブシ、ソヨウ、チンピ、カンゾウ、ショウキョウ

漢方名（ワンポイント）	適応	構成生薬
出題 6 5 **柴胡桂枝湯** カ かぜの中期から後期の症状に。腹痛を伴う胃腸炎にも。	体力中等度又はやや虚弱で、多くは腹痛を伴い、ときに微熱・寒気・頭痛・吐きけ等のあるものの胃腸炎、かぜの中期から後期の症状に適すとされる。 まれに重篤な副作用として間質性肺炎、肝機能障害を生じることが知られており、その他の副作用として、膀胱炎様症状（頻尿、排尿痛、血尿、残尿感）が現れることもある。	サイコ、ハンゲ、ケイヒ、シャクヤク、オウゴン、ニンジン、タイソウ、カンゾウ、ショウキョウ
出題 12 6 **小柴胡湯** カ 少し長引いているかぜに。間質性肺炎のおそれあり。インターフェロン製剤との併用は禁忌。	体力中等度で、ときに脇腹（腹）からみぞおちあたりにかけて苦しく、食欲不振や口の苦味があり、舌に白苔がつくものの食欲不振、吐きけ、胃炎、胃痛、胃腸虚弱、疲労感、かぜの後期の諸症状に適すとされ、また、胃腸虚弱、胃炎のような消化器症状にも用いられるが、体の虚弱な人（体力の衰えている人、体の弱い人）には不向きとされる。 まれに重篤な副作用として間質性肺炎、肝機能障害を生じることが知られており、その他の副作用として、膀胱炎様症状（頻尿、排尿痛、血尿、残尿感）が現れることもある。 インターフェロン製剤で治療を受けている人では、間質性肺炎の副作用が現れるおそれが高まるため、使用を避ける必要がある。また、肝臓病自体が、間質性肺炎を起こす要因のひとつとされており、肝臓病の診断を受けた人では、治療を行っている医師又は処方薬の調剤を行った薬剤師に相談する等の対応が必要である。	サイコ、ハンゲ、オウゴン、ニンジン、タイソウ、ショウキョウ、カンゾウ
出題 6 5 **小青竜湯** カ マ くしゃみ・うすい水様の痰・鼻汁等の鼻炎症状に。	体力中等度又はやや虚弱で、うすい水様の痰を伴う咳や鼻水が出るものの気管支炎、気管支喘息、鼻炎、アレルギー性鼻炎、むくみ、感冒、花粉症に適すとされるが、体の虚弱な人（体力の衰えている人、体の弱い人）、胃腸の弱い人、発汗傾向の著しい人では、悪心、胃部不快感等の副作用が現れやすい等、不向きとされる。 まれに重篤な副作用として、肝機能障害、間質性肺炎、偽アルドステロン症を生じることが知られている。	マオウ、シャクヤク、カンキョウ、カンゾウ、ケイヒ、サイシン、ゴミシ、ハンゲ
出題 5 2 **麻黄湯** カ マ ひき始めのかぜに。身体のふしぶしが痛い場合に適す。発汗傾向の著しい人には不向き。	体力充実して、かぜのひきはじめで、寒気がして発熱、頭痛があり、咳が出て身体のふしぶしが痛く汗が出ていないものの感冒、鼻かぜ、気管支炎、鼻づまりに適すとされるが、胃腸の弱い人、発汗傾向の著しい人では、悪心、胃部不快感、発汗過多、全身脱力感等の副作用が現れやすい等、不向きとされる。 漢方処方製剤としての麻黄湯では、マオウの含有量が多くなるため、体の虚弱な人（体力の衰えている人、体の弱い人）は使用を避ける必要がある。	マオウ、キョウニン、ケイヒ、カンゾウ

＊麦門冬湯、半夏厚朴湯が用いられることもある（➡p.322）

痛みの改善		
漢方名（ワンポイント）	適応	構成生薬
1 2 **桂枝加朮附湯** カ 関節痛、神経痛に。	体力虚弱で、汗が出、手足が冷えてこわばり、ときに尿量が少ないものの関節痛、神経痛に適すとされるが、動悸、のぼせ、ほてり等の副作用が現れやすい等の理由で、のぼせが強く赤ら顔で体力が充実している人には不向きとされる。	ケイヒ、シャクヤク、タイソウ、ショウキョウ、カンゾウ、ビャクジュツ、加工ブシ
桂枝加苓朮附湯 カ 関節痛、神経痛に。	体力虚弱で、手足が冷えてこわばり、尿量が少なく、ときに動悸、めまい、筋肉のぴくつきがあるものの関節痛、神経痛に適すとされるが、動悸、のぼせ、ほてり等の副作用が現れやすい等の理由で、のぼせが強く赤ら顔で体力が充実している人には不向きとされる。	ケイヒ、シャクヤク、タイソウ、ショウキョウ、カンゾウ、ビャクジュツ、加工ブシ、ブクリョウ

APPENDIX

出題	漢方名（ワンポイント）	適応	構成生薬
2	**呉茱萸湯** 頭痛、しゃっくりに。 ❗カンゾウを含まない	体力中等度以下で、手足が冷えて肩がこり、ときにみぞおちが膨満するものの頭痛、頭痛に伴う吐きけ・嘔吐、しゃっくりに適すとされる。	ゴシュユ、ニンジン、タイソウ、ショウキョウ
774	**芍薬甘草湯** カ 下肢の痙攣性疼痛（こむらがえり）、急な腹痛や胃痙攣の痛みに。心臓病の診断を受けた人は使用を避ける。	体力に関わらず使用でき、筋肉の急激な痙攣を伴う痛みのあるもののこむらがえり、筋肉の痙攣、腹痛、腰痛に適すとされる。ただし、症状があるときのみの服用にとどめ、連用は避ける。まれに重篤な副作用として、肝機能障害のほか、間質性肺炎、うっ血性心不全や心室頻拍を生じることが知られており、心臓病の診断を受けた人では使用を避ける必要がある。	シャクヤク、カンゾウ
221	**疎経活血湯** カ しびれがあるものの関節痛、神経痛に。	体力中等度で、痛みがあり、ときにしびれがあるものの関節痛、神経痛、腰痛、筋肉痛に適すとされるが、消化器系の副作用（食欲不振、胃部不快感等）が現れやすい等の理由で、胃腸が弱く下痢しやすい人には不向きとされる。	トウキ、ジオウ、センキュウ、ビャクジュツ、ブクリョウ、トウニン、シャクヤク、ゴシツ、ボウイ、ボウフウ、リュウタン、ショウキョウ、チンピ、ビャクシ、カンゾウ、イレイセン、キョウカツ
121	**釣藤散** カ 血圧が高めの人の、慢性の頭痛に。	体力中等度で、慢性に経過する頭痛、めまい、肩こり等があるものの慢性頭痛、神経症、高血圧の傾向のあるものに適すとされるが、消化器系の副作用（食欲不振、胃部不快感等）が現れやすい等の理由で、胃腸虚弱で冷え症の人には不向きとされる。	チョウトウコウ、キッピ、キクカ、ボウフウ、ハンゲ、バクモンドウ、ブクリョウ、ニンジン、ショウキョウ、カンゾウ、セッコウ
1	**当帰四逆加呉茱萸生姜湯** カ 冷えがある人の腰痛、下腹部痛に。	体力中等度以下で、手足の冷えを感じ、下肢の冷えが強く、下肢又は下腹部が痛くなりやすいものの冷え症、しもやけ、頭痛、下腹部痛、腰痛、下痢、月経痛に適すとされるが、胃腸の弱い人には不向きとされる。 「冷え」が文章中に三つもあります。「冬期（当帰）ショウガ（生姜）は冷えに効く」と覚えましょう。	トウキ、ケイヒ、シャクヤク、モクツウ、サイシン、カンゾウ、タイソウ、ゴシュユ、ショウキョウ
1	**麻杏薏甘湯** カ マ 関節痛、神経痛に。	体力中等度なものの関節痛、神経痛、筋肉痛、いぼ、手足のあれ（手足の湿疹・皮膚炎）に適すとされるが、悪心・嘔吐、胃部不快感等の副作用が現れやすい等の理由で、体の虚弱な人（体力の衰えている人、体の弱い人）、胃腸の弱い人、発汗傾向の著しい人には不向きとされる。	マオウ、キョウニン、ヨクイニン、カンゾウ
212	**薏苡仁湯** カ マ 関節痛、筋肉痛に。	体力中等度で、関節や筋肉のはれがあるものの関節痛、筋肉痛、神経痛に適すとされるが、悪心・嘔吐、胃部不快感等の副作用が現れやすい等の理由で、体の虚弱な人（体力の衰えている人、体の弱い人）、胃腸の弱い人、発汗傾向の著しい人には不向きとされる。	マオウ、トウキ、ビャクジュツ、ヨクイニン、ケイヒ、シャクヤク、カンゾウ

	神経質、精神不安、不眠等の改善		
	漢方名（ワンポイント）	適応	構成生薬
22	**加味帰脾湯**（かみきひとう） (カ) 不眠症、神経症に。	体力中等度以下で、心身が疲れ、血色が悪く、ときに熱感を伴うものの貧血、不眠症、精神不安、神経症に適すとされる。 ❗体質の改善を主眼とし比較的長期間（1ヶ月位）服用されることが多い	ニンジン、ブクリョウ、リュウガンニク、トウキ、サイコ、カンゾウ、タイソウ、ショウキョウ、ビャクジュツ（またはソウジュツ）、サンソウニン、オウギ、オンジ、サンシシ、モッコウ、（ボタンピ）
11	**桂枝加竜骨牡蛎湯**（けいしかりゅうこつぼれいとう） (カ) 神経質、不眠症、小児夜泣き、小児夜尿症に。	体力中等度以下で、疲れやすく、神経過敏で、興奮しやすいものの神経質、不眠症、小児夜泣き、夜尿症、眼精疲労、神経症に適すとされる。	ケイヒ、シャクヤク、タイソウ、ショウキョウ、カンゾウ、リュウコツ、ボレイ
出題 25	**柴胡加竜骨牡蛎湯**（さいこかりゅうこつぼれいとう） (カ)(タ) 精神不安がある人の動悸、不安、不眠に。 ❗ダイオウのないものも可とされているが、手引きには「ダイオウを含む」と記載されているので注意！	体力中等度以上で、精神不安があって、動悸、不眠、便秘等を伴う高血圧の随伴症状（動悸、不安、不眠）、神経症、更年期神経症、小児夜泣き、便秘に適すとされるが、体の虚弱な人（体力の衰えている人、体の弱い人）、胃腸が弱く下痢しやすい人、瀉下薬（下剤）を服用している人では、腹痛、激しい腹痛を伴う下痢の副作用が現れやすい等、不向きとされている。 重篤な副作用として、まれに肝機能障害、間質性肺炎を生じることが知られている。	サイコ、ハンゲ、ブクリョウ、ケイヒ、タイソウ、ニンジン、リュウコツ、ボレイ、ショウキョウ、（ダイオウ）、（オウゴン）、（カンゾウ）
出題 22	**酸棗仁湯**（さんそうにんとう） (カ) 心身が疲れ弱って眠れないときに。	体力中等度以下で、心身が疲れ、精神不安、不眠等があるものの不眠症、神経症に適すとされるが、胃腸が弱い人、下痢又は下痢傾向のある人では、消化器系の副作用（悪心、食欲不振、胃部不快感等）が現れやすい等、不向きとされる。	サンソウニン、チモ、センキュウ、ブクリョウ、カンゾウ
出題 22	**抑肝散**（よくかんさん） (カ) 神経症、不眠症に。	体力中等度をめやすとして、神経がたかぶり、怒りやすい、イライラ等があるものの神経症、不眠症、小児夜泣き、小児疳症（神経過敏）、歯ぎしり、更年期障害、血の道症に適すとされる。心不全を引き起こす可能性があるため、動くと息が苦しい、疲れやすい、足がむくむ、急に体重が増えた場合は直ちに医師の診療を受けるべきである。 ❗小児夜泣きに用いる場合、1週間位服用しても改善がみられないときは、相談。	トウキ、センキュウ、ブクリョウ、ビャクジュツ、サイコ、カンゾウ、チョウトウコウ
3	**抑肝散加陳皮半夏**（よくかんさんかちんぴはんげ） (カ) 神経症、不眠症に。	体力中等度をめやすとして、やや消化器が弱く、神経がたかぶり、怒りやすい、イライラ等があるものの神経症、不眠症、小児夜泣き、小児疳症（神経過敏）、更年期障害、血の道症、歯ぎしりに適すとされる。 ❗小児夜泣きに用いる場合、1週間位服用しても改善がみられないときは、相談。	トウキ、センキュウ、ブクリョウ、ビャクジュツ、サイコ、ハンゲ、カンゾウ、チンピ、チョウトウコウ

APPENDIX

小児の疳の改善

	漢方名（ワンポイント）	適応	構成生薬
出題 5 1 2	**小建中湯** カ 小児虚弱体質、小児夜尿症、夜泣きに。	体力虚弱で、疲労しやすく腹痛があり、血色がすぐれず、ときに動悸、手足のほてり、冷え、寝汗、鼻血、頻尿及び多尿等を伴うものの小児虚弱体質、疲労倦怠、慢性胃腸炎、腹痛、神経質、小児夜尿症、夜泣きに適すとされる。構成生薬としてカンゾウを含むが、乳幼児に使用される場合は体格の個人差から体重当たりのグリチルリチン酸の摂取量が多くなることがあることに加え、小建中湯は比較的長期間（1ヶ月位）服用することがあるので、特に留意される必要がある。	ケイヒ、タイソウ、シャクヤク、カンゾウ、ショウキョウ、膠飴

＊桂枝加竜骨牡蛎湯、柴胡加竜骨牡蛎湯、抑肝散、抑肝散加陳皮半夏が用いられることもある（➡p.321）

咳・痰の改善

	漢方名（ワンポイント）	適応	構成生薬
2 1	**甘草湯** カ 激しい咳、のどの痛みに。	体力に関わらず使用でき、激しい咳、咽喉痛、口内炎、しわがれ声に、外用では痔・脱肛の痛みに用いられる。短期間の服用に止め、連用しない。	カンゾウ ❗カンゾウのみの単味処方
1 2 1	**五虎湯** カ マ 咳、喘息に。	体力中等度以上で、咳が強くでるものの咳、気管支喘息、気管支炎、小児喘息、感冒、痔の痛みに用いられるが、胃腸の弱い人、発汗傾向の著しい人等には不向きとされる。	マオウ、キョウニン、セッコウ、カンゾウ、ソウハクヒ
1 1	**柴朴湯（小柴胡合半夏厚朴湯）** カ 小児喘息、気管支喘息、気管支炎、咳、不安神経症に。	体力中等度で、気分がふさいで、咽喉、食道部に異物感があり、かぜをひきやすく、ときに動悸、めまい、嘔気等を伴うものの小児喘息、気管支喘息、気管支炎、咳、不安神経症、虚弱体質に適すとされる。むくみの症状のある人等には不向きとされる。 まれに重篤な副作用として間質性肺炎、肝機能障害を生じることが知られている。また、その他の副作用として、頻尿、排尿痛、血尿、残尿感等の膀胱炎様症状が現れることがある。	サイコ、ハンゲ、ショウキョウ、オウゴン、タイソウ、ニンジン、カンゾウ、ブクリョウ、コウボク、ソヨウ
1	**神秘湯** カ マ 咳、喘息に。	体力中等度で、咳、喘鳴、息苦しさがあり、痰が少ないものの小児喘息、気管支喘息、気管支炎に用いられるが、胃腸の弱い人、発汗傾向の著しい人等には不向きとされる。	マオウ、キョウニン、コウボク、チンピ、カンゾウ、サイコ、ソヨウ
出題 3 6 4	**麦門冬湯** カ 痰の切れにくい咳、気管支炎、気管支喘息に。	体力中等度以下で、痰が切れにくく、ときに強く咳こみ、又は咽頭の乾燥感があるもののから咳、気管支炎、気管支喘息、咽頭炎、しわがれ声に適すとされるが、水様痰の多い人には不向きとされる。 まれに重篤な副作用として間質性肺炎、肝機能障害を生じることが知られている。	バクモンドウ、ハンゲ、タイソウ、ニンジン、カンゾウ、コウベイ
出題 4 5 3	**半夏厚朴湯** のどのつかえ感、咳、しわがれ声、神経性胃炎に。 ❗カンゾウを含まない。	体力中等度をめやすとして、気分がふさいで、咽喉・食道部に異物感があり、ときに動悸、めまい、嘔気等を伴う不安神経症、神経性胃炎、つわり、咳、しわがれ声、のどのつかえ感に適すとされる。	ハンゲ、ブクリョウ、コウボク、ソヨウ、ショウキョウ

	漢方名（ワンポイント）	適応	構成生薬
33	麻杏甘石湯 カ マ 咳、喘息に。	体力中等度以上で、咳が出て、ときにのどが渇くものの咳、小児喘息、気管支喘息、気管支炎、感冒、痔の痛みに用いられるが、胃腸の弱い人、発汗傾向の著しい人等には不向きとされる。	マオウ、キョウニン、カンゾウ、セッコウ

のどの痛みの改善（咳や痰に対する効果を標榜しないもの）

	漢方名（ワンポイント）	適応	構成生薬
21	桔梗湯 カ のどの痛みに。	体力に関わらず使用でき、のどが腫れて痛み、ときに咳がでるものの扁桃炎、扁桃周囲炎に適すとされるが、胃腸が弱く下痢しやすい人では、食欲不振、胃部不快感等の副作用が現れやすい等、不向きとされる。	キキョウ、カンゾウ
12	響声破笛丸 カ（ダ） しわがれ声、のどの不快感に。	体力に関わらず使用できる。しわがれ声、咽喉不快に適すとされるが、胃腸が弱く下痢しやすい人では、食欲不振、胃部不快感等の副作用が現れやすい等、不向きとされる。	レンギョウ、カンゾウ、キキョウ、ハッカ、アセンヤク、シュクシャ、センキュウ、カシ、（ダイオウ）
11	駆風解毒散 カ のどの痛みに。	体力に関わらず使用でき、のどが腫れて痛む扁桃炎、扁桃周囲炎に適すとされるが、体の虚弱な人（体力の衰えている人、体の弱い人）、胃腸が弱く下痢しやすい人では、食欲不振、胃部不快感等の副作用が現れやすい等、不向きとされる。	ボウフウ、ゴボウシ、レンギョウ、ケイガイ、キョウカツ、カンゾウ、キキョウ、セッコウ
11	駆風解毒湯 カ のどの痛みに。	体力に関わらず使用でき、のどが腫れて痛む扁桃炎、扁桃周囲炎に適すとされるが、体の虚弱な人（体力の衰えている人、体の弱い人）、胃腸が弱く下痢しやすい人では、食欲不振、胃部不快感等の副作用が現れやすい等、不向きとされる。	ボウフウ、ゴボウシ、レンギョウ、ケイガイ、キョウカツ、カンゾウ、キキョウ、セッコウ
11	白虎加人参湯 カ のどの渇きに。	体力中等度以上で、熱感と口渇が強いもののどの渇き、ほてり、湿疹・皮膚炎、皮膚のかゆみに適すとされるが、体の虚弱な人（体力の衰えている人、体の弱い人）、胃腸虚弱で冷え症の人では、食欲不振、胃部不快感等の副作用が現れやすい等、不向きとされる。比較的長期間（1ヶ月位）服用されることがある。	チモ、セッコウ、カンゾウ、ニンジン、コウベイ

胃の不調の改善

	漢方名（ワンポイント）	適応	構成生薬
出題 42	安中散 カ 神経性胃炎、慢性胃炎、胃腸虚弱に。	体力中等度以下で、腹部は力がなくて、胃痛又は腹痛があって、ときに胸やけや、げっぷ、胃もたれ、食欲不振、吐きけ、嘔吐等を伴うものの神経性胃炎、慢性胃炎、胃腸虚弱に適するとされる。	ケイヒ、ボレイ、シュクシャ、エンゴサク、ウイキョウ、カンゾウ、リョウキョウ
出題 31	人参湯（理中丸）カ 手足が冷えやすい人の、胃腸虚弱、胃痛、下痢、嘔吐に。	体力虚弱で、疲れやすくて手足等が冷えやすいものの胃腸虚弱、下痢、嘔吐、胃痛、腹痛、急・慢性胃炎に適すとされる。下痢又は嘔吐に用いる場合には、漫然と長期の使用は避け、1週間位使用しても症状の改善がみられないときは、いったん使用を中止して専門家に相談がなされるべきである。	ニンジン、カンゾウ、ビャクジュツ、カンキョウ

APPENDIX

	漢方名 （ワンポイント）	適応	構成生薬
221	へいいさん **平胃散** カ 胃もたれ、消化不良に。	体力中等度以上で、胃がもたれて消化が悪く、ときに吐きけ、食後に腹が鳴って下痢の傾向のあるものの食べすぎによる胃のもたれ、急・慢性胃炎、消化不良、食欲不振に適すとされる。急性胃炎に用いる場合には、漫然と長期の使用は避け、5～6回使用しても症状の改善がみられないときは、いったん使用を中止して専門家に相談がなされる等の対応が必要である。	ソウジュツ、コウボク、チンピ、タイソウ、カンゾウ、ショウキョウ
出題 444	りっくんしとう **六君子湯** カ 胃炎、胃腸虚弱に。	体力中等度以下で、胃腸が弱く、食欲がなく、みぞおちがつかえ、疲れやすく、貧血性で手足が冷えやすいものの胃炎、胃腸虚弱、胃下垂、消化不良、食欲不振、胃痛、嘔吐に適すとされる。まれに重篤な副作用として、肝機能障害を生じることが知られている。	ニンジン、ビャクジュツ、ブクリョウ、ハンゲ、チンピ、タイソウ、カンゾウ、ショウキョウ

	腸の不調の改善（主に便秘）		
	漢方名 （ワンポイント）	適応	構成生薬
出題 422	けいしかしゃくやくとう **桂枝加芍薬湯** カ しぶり腹、腹痛に。	体力中等度以下で、腹部膨満感のあるもののしぶり腹、腹痛、下痢、便秘に適すとされる。	ケイヒ、タイソウ、ショウキョウ、シャクヤク、カンゾウ
出題 432	だいおうかんぞうとう **大黄甘草湯** カ ダ 便秘に。	体力に関わらず使用できる。便秘、便秘に伴う頭重、のぼせ、湿疹・皮膚炎、ふきでもの（にきび）、食欲不振（食欲減退）、腹部膨満、腸内異常発酵、痔等の症状の緩和に適すとされるが、体の虚弱な人（体力の衰えている人、体の弱い人）、胃腸が弱く下痢しやすい人では、激しい腹痛を伴う下痢等の副作用が現れやすい等、不向きとされる。また、本剤を使用している間は、他の瀉下薬の使用を避ける必要がある。	ダイオウ、カンゾウ
41	だいおうぼたんぴとう **大黄牡丹皮湯** ダ 便秘、月経不順、月経困難に。	体力中等度以上で、下腹部痛があって、便秘しがちなものの月経不順、月経困難、月経痛、便秘、痔疾に適すとされるが、体の虚弱な人（体力の衰えている人、体の弱い人）、胃腸が弱く下痢しやすい人では、激しい腹痛を伴う下痢等の副作用が現れやすい等、不向きとされる。 また、本剤を使用している間は、他の瀉下薬の使用を避ける必要がある。便秘、痔疾に対して用いる場合には、1週間位服用しても症状の改善がみられないときは、いったん使用を中止して専門家に相談がなされるべきである。月経不順、月経困難に対して用いる場合には、比較的長期間（1ヶ月位）服用されることがある。	ダイオウ、ボタンピ、トウニン、ボウショウ、トウガシ
出題 344	ましにんがん **麻子仁丸** ダ 便秘に。	体力中等度以下で、ときに便が硬く塊状（かいじょう：固まっているもの）なものの便秘、便秘に伴う頭重、のぼせ、湿疹・皮膚炎、ふきでもの（にきび）、食欲不振（食欲減退）、腹部膨満、腸内異常発酵、痔等の症状の緩和に適すとされるが、胃腸が弱く下痢しやすい人では、激しい腹痛を伴う下痢等の副作用が現れやすい等、不向きとされる。	マシニン、シャクヤク、キジツ、コウボク、ダイオウ、キョウニン

動悸・息切れ等の改善		
漢方名 （ワンポイント）	適応	構成生薬
出題 3 4 りょうけいじゅつかんとう **苓桂朮甘湯** カ 神経質、神経症、めまい、動悸、息切れ、頭痛に。	体力中等度以下で、めまい、ふらつきがあり、ときにのぼせや動悸があるものの立ちくらみ、めまい、頭痛、耳鳴り、動悸、息切れ、神経症、神経過敏に適すとされる。強心作用が期待される生薬は含まれず、主に利尿作用により、水毒（漢方の考え方で、体の水分が停滞したり偏在して、その循環が悪いことを意味する）の排出を促すことを主眼とする。 なお、高血圧、心臓病、腎臓病の診断を受けた人では、カンゾウ中のグリチルリチン酸による偽アルドステロン症を生じやすく、また、動悸や息切れの症状は、それら基礎疾患によっても起こることがある。 ❗比較的長期間（1ヶ月位）服用されることもある。	ブクリョウ、ケイヒ、カンゾウ、ビャクジュツ

高血圧の随伴症状等の改善		
漢方名 （ワンポイント）	適応	構成生薬
出題 2 3 さんおうしゃしんとう **三黄瀉心湯** ダ 高血圧に伴う諸症状、鼻血、痔出血、便秘に。 ❗ダイオウを含むことに注意！	体力中等度以上で、のぼせ気味で顔面紅潮し、精神不安、みぞおちのつかえ、便秘傾向等のあるものの高血圧の随伴症状（のぼせ、肩こり、耳鳴り、頭重、不眠、不安）、鼻血、痔出血、便秘、更年期障害、血の道症に適すとされるが、体の虚弱な人（体力の衰えている人、体の弱い人）、胃腸が弱く下痢しやすい人、だらだら出血が長引いている人では、激しい腹痛を伴う下痢等の副作用が現れやすい等、不向きとされる。 本剤を使用している間は、瀉下薬の使用を避ける必要がある。	ダイオウ、オウゴン、オウレン
3 2 しちもつこうかとう **七物降下湯** 高血圧に伴う諸症状に。	体力中等度以下で、顔色が悪くて疲れやすく、胃腸障害のないものの高血圧に伴う随伴症状（のぼせ、肩こり、耳鳴り、頭重）に適すとされるが、胃腸が弱く下痢しやすい人では、胃部不快感等の副作用が現れやすい等、不向きとされる。また、小児向けの漢方処方ではなく、15歳未満の小児への使用は避ける必要がある。	トウキ、シャクヤク、センキュウ、ジオウ、オウギ、オウバク、チョウトウコウ

痔の改善		
漢方名 （ワンポイント）	適応	構成生薬
3 1 おつじとう **乙字湯** カ ダ 痔核、切れ痔、便秘に。	体力中等度以上で、大便がかたく、便秘傾向のあるものの痔核（いぼ痔）、切れ痔、便秘、軽度の脱肛に適すとされるが、体の虚弱な人（体力の衰えている人、体の弱い人）、胃腸が弱く下痢しやすい人では、悪心・嘔吐、激しい腹痛を伴う下痢等の副作用が現れやすい等、不向きとされる。 まれに重篤な副作用として、肝機能障害、間質性肺炎を生じることが知られている。	トウキ、サイコ、オウゴン、カンゾウ、ダイオウ、ショウマ
2 1 きゅうききょうがいとう **芎帰膠艾湯** カ 痔出血に。	体力中等度以下で、冷え症で、出血傾向があり胃腸障害のないものの痔出血、貧血、月経異常・月経過多・不正出血、皮下出血に適すとされるが、胃腸が弱く下痢しやすい人では、胃部不快感、腹痛、下痢等の副作用が現れやすい等、不向きとされる。	センキュウ、カンゾウ、トウキ、シャクヤク、ジオウ、ガイヨウ、アキョウ

APPENDIX

	排尿異常の改善		
	漢方名 （ワンポイント）	適応	構成生薬
出題 2 1 4	ごしゃじんきがん **牛車腎気丸** 排尿困難、頻尿に。	体力中等度以下で、疲れやすくて、四肢が冷えやすく尿量減少し、むくみがあり、ときに口渇があるものの下肢痛、腰痛、しびれ、高齢者のかすみ目、かゆみ、排尿困難、頻尿、むくみ、高血圧に伴う随伴症状の改善（肩こり、頭重、耳鳴り）に適すとされるが、胃腸が弱く下痢しやすい人、のぼせが強く赤ら顔で体力の充実している人では、胃部不快感、腹痛、のぼせ、動悸等の副作用が現れやすい等、不向きとされる。 まれに重篤な副作用として、肝機能障害、間質性肺炎を生じることが知られている。	ジオウ、サンシュユ、サンヤク、タクシャ、ブクリョウ、ボタンピ、ケイヒ、ゴシツ、シャゼンシ、加工ブシ
出題 4 4	ちょれいとう **猪苓湯** 排尿痛、残尿感に。	体力に関わらず使用でき、排尿異常があり、ときに口が渇くものの排尿困難、排尿痛、残尿感、頻尿、むくみに適すとされる。	チョレイ、ブクリョウ、タクシャ、カッセキ、アキョウ
出題 3 2 2	はちみじおうがん **八味地黄丸** 疲れやすく、冷えやすい人の排尿困難、頻尿に。	体力中等度以下で、疲れやすくて、四肢が冷えやすく、尿量減少又は多尿でときに口渇があるものの下肢痛、腰痛、しびれ、高齢者のかすみ目、かゆみ、排尿困難、残尿感、夜間尿、頻尿、むくみ、高血圧に伴う随伴症状の改善（肩こり、頭重、耳鳴り）、軽い尿漏れに適すとされるが、胃腸の弱い人、下痢しやすい人では、食欲不振、胃部不快感、腹痛、下痢の副作用が現れるおそれがあるため使用を避ける必要があり、また、のぼせが強く赤ら顔で体力の充実している人では、のぼせ、動悸等の副作用が現れやすい等、不向きとされる。	ジオウ、サンシュユ、サンヤク、タクシャ、ブクリョウ、ボタンピ、ケイヒ、加工ブシ
出題 3 2 4	りゅうたんしゃかんとう **竜胆瀉肝湯** カ 排尿痛、残尿感、尿の濁り、こしけ（おりもの）に。	体力中等度以上で、下腹部に熱感や痛みがあるものの排尿痛、残尿感、尿の濁り、こしけ（おりもの）、頻尿に適すとされるが、胃腸が弱く下痢しやすい人では、胃部不快感、下痢等の副作用が現れやすい等、不向きとされる。	トウキ、ジオウ、モクツウ、オウゴン、タクシャ、シャゼンシ、リュウタン、サンシシ、カンゾウ
2	ろくみがん **六味丸** ほてりのある人の排尿困難、頻尿に。	体力中等度以下で、疲れやすくて尿量減少又は多尿で、ときに手足のほてり、口渇があるものの排尿困難、残尿感、頻尿、むくみ、かゆみ、夜尿症、しびれに適すとされるが、胃腸が弱く下痢しやすい人では、胃部不快感、腹痛、下痢等の副作用が現れやすい等、不向きとされる。	ブクリョウ、タクシャ、サンヤク、ボタンピ、ジオウ、サンシュユ

	月経・更年期に伴う症状の改善		
	漢方名 （ワンポイント）	適応	構成生薬
2 2	うんけいとう **温経湯** カ 手足がほてり、唇が乾く人の月経不順、月経困難、更年期障害に。	体力中等度以下で、手足がほてり、唇が乾くものの月経不順、月経困難、こしけ（おりもの）、更年期障害、不眠、神経症、湿疹・皮膚炎、足腰の冷え、しもやけ、手あれ（手の湿疹・皮膚炎）に適すとされるが、胃腸の弱い人では、不向きとされる。	ハンゲ、バクモンドウ、トウキ、センキュウ、シャクヤク、ニンジン、ケイヒ、ボタンピ、カンゾウ、ショウキョウ、ゴシュユ、アキョウ

	処方名・効能	適応・注意	構成生薬
11	うんせいいん **温清飲** 皮膚の色つやが悪く、のぼせを訴える人の月経不順、月経困難、更年期障害に。	体力中等度で、皮膚はかさかさして色つやが悪く、のぼせるものの月経不順、月経困難、血の道症、更年期障害、神経症、湿疹・皮膚炎に適すとされるが、胃腸が弱く下痢しやすい人では胃部不快感、下痢等の副作用が現れやすい等、不向きとされる。 まれに重篤な副作用として、肝機能障害を生じることが知られている。	トウキ、ジオウ、シャクヤク、センキュウ、オウゴン、サンシシ、オウレン、オウバク
出題 43	かみしょうようさん **加味逍遙散** 精神神経症状のある人の月経不順、月経困難、更年期障害に。	体力中等度以下で、のぼせ感があり、肩がこり、疲れやすく、精神不安やいらだち等の精神神経症状、ときに便秘の傾向のあるものの冷え症、虚弱体質、月経不順、月経困難、更年期障害、血の道症、不眠症に適すとされるが、胃腸の弱い人では悪心（吐きけ）、嘔吐、胃部不快感、下痢等の副作用が現れやすい等、不向きとされる。 まれに重篤な副作用として、肝機能障害、腸間膜静脈硬化症を生じることが知られている。	トウキ、ビャクジュツ、サイコ、サンシシ、ショウキョウ、シャクヤク、ブクリョウ、ボタンピ、カンゾウ、ハッカ
出題 42	けいしぶくりょうがん **桂枝茯苓丸** 月経不順、月経異常、更年期障害に。 打ち身（打撲症）にも。	比較的体力があり、ときに下腹部痛、肩こり、頭重、めまい、のぼせて足冷え等を訴えるものの、月経不順、月経異常、月経痛、更年期障害、血の道症、肩こり、めまい、頭重、打ち身（打撲症）、しもやけ、しみ、湿疹・皮膚炎、にきびに適すとされるが、体の虚弱な人（体力の衰えている人、体の弱い人）では不向きとされる。 まれに重篤な副作用として、肝機能障害を生じることが知られている。	ケイヒ、ブクリョウ、ボタンピ、トウニン、シャクヤク
出題 42	ごしゃくさん **五積散** (カ)(マ) 腰痛、関節痛、更年期障害に。 ❗マオウを含むことに注意！	体力中等度又はやや虚弱で、冷えがあるものの胃腸炎、腰痛、神経痛、関節痛、月経痛、頭痛、更年期障害、感冒に適すとされるが、体の虚弱な人（体力の衰えている人、体の弱い人）、胃腸の弱い人、発汗傾向の著しい人では、不向きとされる。	ブクリョウ、ビャクジュツ、チンピ、ハンゲ、トウキ、シャクヤク、センキュウ、コウボク、ビャクシ、キジツ、キキョウ、ケイヒ、マオウ、タイソウ、カンゾウ、カンキョウ、（ショウキョウ）、（コウブシ）
出題 31	さいこけいしかんきょうとう **柴胡桂枝乾姜湯** (カ) 更年期障害、かぜの後期の症状、不眠症に。	体力中等度以下で、冷え症、貧血気味、神経過敏で、動悸、息切れ、ときに寝汗、頭部の発汗、口の渇きがあるものの更年期障害、血の道症、不眠症、神経症、動悸、息切れ、かぜの後期の症状、気管支炎に適すとされる。 まれに重篤な副作用として、間質性肺炎、肝機能障害を生じることが知られている。	サイコ、ケイヒ、カロコン、オウゴン、ボレイ、カンキョウ、カンゾウ
出題 32	しもつとう **四物湯** 皮膚が乾燥し、色つやの悪い人の産後・流産後の疲労回復、月経不順に。	体力虚弱で、冷え症で皮膚が乾燥、色つやの悪い体質で胃腸障害のないものの月経不順、月経異常、更年期障害、血の道症、冷え症、しもやけ、しみ、貧血、産後あるいは流産後の疲労回復に適すとされるが、体の虚弱な人（体力の衰えている人、体の弱い人）、胃腸の弱い人、下痢しやすい人では、胃部不快感、腹痛、下痢等の副作用が現れやすい等、不向きとされる。	トウキ、シャクヤク、センキュウ、ジオウ
出題 24	とうかくじょうきとう **桃核承気湯** (カ)(タ) のぼせて便秘がちな人の月経不順、月経困難、月経時や産後の精神不安に。打撲症にも。	体力中等度以上で、のぼせて便秘しがちなものの月経不順、月経困難症、月経痛、月経時や産後の精神不安、腰痛、便秘、高血圧の随伴症状（頭痛、めまい、肩こり）、痔疾、打撲症に適すとされるが、体の虚弱な人（体力の衰えている人、体の弱い人）、胃腸が弱く下痢しやすい人では、激しい腹痛を伴う下痢等の副作用が現れやすい等、不向きとされる。	トウニン、ケイヒ、カンゾウ、ダイオウ、ボウショウ

APPENDIX

	漢方名（ワンポイント）	適応	構成生薬
出題 253	**当帰芍薬散**（とうきしゃくやくさん） 冷え症で貧血気味の人の更年期障害に。 産前・産後にも。 ❗カンゾウを含まない	体力虚弱で、冷え症で貧血の傾向があり疲労しやすく、ときに下腹部痛、頭重、めまい、肩こり、耳鳴り、動悸等を訴えるものの月経不順、月経異常、月経痛、更年期障害、産前産後あるいは流産による障害（貧血、疲労倦怠、めまい、むくみ）、めまい・立ちくらみ、頭重、肩こり、腰痛、足腰の冷え症、しもやけ、むくみ、しみ、耳鳴りに適すとされるが、胃腸の弱い人では、胃部不快感等の副作用が現れやすい等、不向きとされる。	トウキ、シャクヤク、ブクリョウ、タクシャ、センキュウ、ビャクジュツ

皮膚疾患の改善			
	漢方名（ワンポイント）	適応	構成生薬
出題 321	**茵蔯蒿湯**（いんちんこうとう） 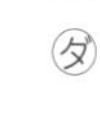 蕁麻疹、口内炎に。 ❗ダイオウを含むことに注意！	体力中等度以上で、口渇があり、尿量少なく、便秘するものの蕁麻疹、口内炎、湿疹・皮膚炎、皮膚のかゆみに適すとされるが、体の虚弱な人（体力の衰えている人、体の弱い人）、胃腸が弱く下痢しやすい人では、激しい腹痛を伴う下痢等の副作用が現れやすい等、不向きとされる。	インチンコウ、サンシシ、ダイオウ
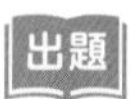 22	**十味敗毒湯**（じゅうみはいどくとう） カ 化膿性皮膚疾患・急性皮膚疾患の初期、蕁麻疹、水虫に。	体力中等度なものの皮膚疾患で、発赤があり、ときに化膿するものの化膿性皮膚疾患・急性皮膚疾患の初期、蕁麻疹、湿疹・皮膚炎、水虫に適すとされるが、体の虚弱な人（体力の衰えている人、体の弱い人）、胃腸が弱い人では不向きとされる。	サイコ、オウヒ、キキョウ、センキュウ、ブクリョウ、ドクカツ、ボウフウ、カンゾウ、ショウキョウ、ケイガイ、（レンギョウ）
	消風散（しょうふうさん） カ 分泌物が多い慢性湿疹に。	体力中等度以上の人の皮膚疾患で、かゆみが強くて分泌物が多く、ときに局所の熱感があるものの湿疹・皮膚炎、蕁麻疹、水虫、あせもに適すとされるが、体の虚弱な人（体力の衰えている人、体の弱い人）、胃腸が弱く下痢をしやすい人では、胃部不快感、腹痛等の副作用が現れやすい等、不向きとされる。	トウキ、ジオウ、セッコウ、ボウフウ、ソウジュツ、モクツウ、ゴボウシ、チモ、ゴマ、センタイ、クジン、ケイガイ、カンゾウ
1	**当帰飲子**（とうきいんし） カ 冷え症の人の、分泌物が少ない慢性湿疹、かゆみに。	体力中等度以下で、冷え症で、皮膚が乾燥するものの湿疹・皮膚炎（分泌物の少ないもの）、かゆみに適すとされるが、胃腸が弱く下痢をしやすい人では、胃部不快感、腹痛等の副作用が現れやすい等、不向きとされる。	トウキ、シャクヤク、センキュウ、ボウフウ、ジオウ、ケイガイ、オウギ、カンゾウ、シツリシ、カシュウ

	鼻の症状の改善		
	漢方名 （ワンポイント）	適応	構成生薬
1 1	**葛根湯加川芎辛夷**（かっこんとうかせんきゅうしんい） カ マ 慢性鼻炎、蓄膿症に。	比較的体力があるものの鼻づまり、蓄膿症（副鼻腔炎）、慢性鼻炎に適すとされるが、体の虚弱な人（体力の衰えている人、体の弱い人）、胃腸が弱い人、発汗傾向の著しい人では、悪心、胃部不快感等の副作用が現れやすい等、不向きとされる。	カッコン、マオウ、ショウキョウ、タイソウ、ケイヒ、シャクヤク、カンゾウ、センキュウ、シンイ
2	**荊芥連翹湯**（けいがいれんぎょうとう） カ 蓄膿症、慢性鼻炎、慢性扁桃炎、にきびに。	体力中等度以上で、皮膚の色が浅黒く、ときに手足の裏に脂汗をかきやすく腹壁が緊張しているものの蓄膿症（副鼻腔炎）、慢性鼻炎、慢性扁桃炎、にきびに適すとされるが、胃腸の弱い人では、胃部不快感等の副作用が現れやすい等、不向きとされる。まれに重篤な副作用として肝機能障害、間質性肺炎が現れることが知られている。	トウキ、ケイガイ、シャクヤク、ボウフウ、センキュウ、キジツ、カンゾウ、オウゴン、ビャクシ、キキョウ、サンシシ、サイコ、レンギョウ（ハッカ）、（ジオウ）、（オウレン）、（オウバク）
1 1	**辛夷清肺湯**（しんいせいはいとう） 鼻づまり、慢性鼻炎、蓄膿症に。 熱感を伴うものにも。	体力中等度以上で、濃い鼻汁が出て、ときに熱感を伴うものの鼻づまり、慢性鼻炎、蓄膿症（副鼻腔炎）に適すとされるが、体の虚弱な人（体力の衰えている人、体の弱い人）、胃腸虚弱で冷え症の人では、胃部不快感等の副作用が現れやすい等、不向きとされている。まれに重篤な副作用として肝機能障害、間質性肺炎、腸間膜静脈硬化症が現れることが知られている。	チモ、オウゴン、サンシシ、バクモンドウ、セッコウ、ショウマ、シンイ、ビャクゴウ、ビワヨウ

＊小青竜湯が用いられることもある（➡p.319）

	外用で用いる漢方処方製剤		
	漢方名 （ワンポイント）	適応	構成生薬
1	**紫雲膏**（しうんこう） 外用の漢方薬。ひび、あかぎれ、しもやけに。	ひび、あかぎれ、しもやけ、うおのめ、あせも、ただれ、外傷、火傷、痔核による疼痛、肛門裂傷、湿疹・皮膚炎に適すとされるが、湿潤、ただれ、火傷又は外傷のひどい場合、傷口が化膿している場合、患部が広範囲の場合には不向きとされる。	トウキ、シコン、豚脂、黄蝋、ゴマ油
	中黄膏（ちゅうおうこう） 外用の漢方薬。急性化膿性皮膚疾患の初期、打ち身、捻挫に。	急性化膿性皮膚疾患（腫れ物）の初期、打ち身、捻挫に適すとされるが、湿潤、ただれ、火傷又は外傷のひどい場合、傷口が化膿している場合、患部が広範囲の場合には不向きとされる。捻挫、打撲、関節痛、腰痛、筋肉痛、肩こりに用いる貼り薬（パップ剤）とした製品もある。	オウバク、ウコン、ゴマ油、黄蝋

APPENDIX

口内炎の改善		
漢方名（ワンポイント）	適応	構成生薬
321 **茵蔯蒿湯**（いんちんこうとう） ダ 蕁麻疹、口内炎に。 ❶ダイオウを含むことに注意！	体力中等度以上で、口渇があり、尿量少なく、便秘するものの蕁麻疹、口内炎、湿疹・皮膚炎、皮膚のかゆみに適すとされるが、体の虚弱な人（体力の衰えている人、体の弱い人）、胃腸が弱く下痢しやすい人では、激しい腹痛を伴う下痢等の副作用が現れやすい等、不向きとされる。	インチンコウ、サンシシ、ダイオウ

虚弱体質の改善（滋養強壮）		
漢方名（ワンポイント）	適応	構成生薬
33 **十全大補湯**（じゅうぜんたいほとう） カ 病後の体力低下、疲労倦怠に。	体力虚弱なものの病後・術後の体力低下、疲労倦怠、食欲不振、寝汗、手足の冷え、貧血に適すとされるが、胃腸の弱い人では、胃部不快感の副作用が現れやすい等、不向きとされる。まれに重篤な副作用として、肝機能障害を生じることが知られている。	ニンジン、オウギ、ビャクジュツ、ブクリョウ、トウキ、シャクヤク、ジオウ、センキュウ、ケイヒ、カンゾウ
32 **補中益気湯**（ほちゅうえっきとう） カ 虚弱体質、疲労倦怠、病後の衰弱、寝汗に。胃腸の働きが衰えている人に。	体力虚弱で、元気がなく、胃腸の働きが衰えて、疲れやすいものの虚弱体質、疲労倦怠、病後・術後の衰弱、食欲不振、寝汗、感冒に適すとされる。まれに重篤な副作用として、間質性肺炎、肝機能障害を生じることが知られている。	ニンジン、ビャクジュツ、オウギ、トウキ、チンピ、タイソウ、サイコ、カンゾウ、ショウキョウ、ショウマ

肥満症の改善		
漢方名（ワンポイント）	適応	構成生薬
出題 442 **大柴胡湯**（だいさいことう） ダ 胃炎、常習便秘、肥満症に。	体力が充実して、脇腹からみぞおちあたりにかけて苦しく、便秘の傾向があるものの胃炎、常習便秘、高血圧や肥満に伴う肩こり・頭痛・便秘、神経症、肥満症に適すとされるが、体の虚弱な人（体力の衰えている人、体の弱い人）、胃腸が弱く下痢しやすい人では、激しい腹痛を伴う下痢等の副作用が現れやすい等、不向きとされる。 まれに重篤な副作用として肝機能障害、間質性肺炎が起こることが知られている。	サイコ、ハンゲ、オウゴン、シャクヤク、タイソウ、キジツ、ショウキョウ、ダイオウ
店頭 出題 331 **防已黄耆湯**（ぼういおうぎとう） カ 肥満症（水ぶとり）、関節痛、むくみに。	体力中等度以下で、疲れやすく、汗のかきやすい傾向があるものの肥満に伴う関節の腫れや痛み、むくみ、多汗症、肥満症（筋肉にしまりのない、いわゆる水ぶとり）に適すとされる。まれに重篤な副作用として肝機能障害、間質性肺炎、偽アルドステロン症が起こることが知られている。	ボウイ、オウギ、ビャクジュツ、ショウキョウ、カンゾウ、タイソウ

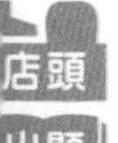

店頭 出題 175	**防風通聖散**（ぼうふうつうしょうさん） カ マ ダ 腹部に皮下脂肪が多い人の肥満症、便秘に。便秘がキーワード。 ❗カンゾウ、マオウ、ダイオウを含むことに注意！	体力充実して、腹部に皮下脂肪が多く、便秘がちなものの高血圧や肥満に伴う動悸・肩こり・のぼせ・むくみ・便秘、蓄膿症（副鼻腔炎）、湿疹・皮膚炎、ふきでもの（にきび）、肥満症に適すとされるが、体の虚弱な人（体力の衰えている人、体の弱い人）、胃腸が弱く下痢しやすい人、発汗傾向の著しい人では、激しい腹痛を伴う下痢等の副作用が現れやすい等、不向きとされる。また、小児に対する適用はない。また、本剤を使用するときには、他の瀉下薬との併用は避けることとされている。まれに重篤な副作用として肝機能障害、間質性肺炎、偽アルドステロン症、腸間膜静脈硬化症が起こることが知られている。	トウキ、シャクヤク、センキュウ、サンシシ、レンギョウ、ハッカヨウ、ショウキョウ、ケイガイ、ボウフウ、マオウ、ダイオウ、ボウショウ、キキョウ、オウゴン、カンゾウ、セッコウ、カッセキ、（ビャクジュツ）

	鼻血・二日酔いの改善		
	漢方名（ワンポイント）	適応	構成生薬
出題 133	**黄連解毒湯**（おうれんげどくとう） 二日酔い、鼻出血に。	体力中等度以上で、のぼせぎみで顔色赤く、いらいらして落ち着かない傾向のあるものの鼻出血、不眠症、神経症、胃炎、二日酔い、血の道症、めまい、動悸、更年期障害、湿疹・皮膚炎、皮膚のかゆみ、口内炎に適すとされるが、体の虚弱な人（体力の衰えている人、体の弱い人）では不向きとされる。まれに重篤な副作用として肝機能障害、間質性肺炎、腸間膜静脈硬化症が起こることが知られている。	オウレン、オウゴン、オウバク、サンシシ

	にきびの改善		
	漢方名（ワンポイント）	適応	構成生薬
出題 2	**清上防風湯**（せいじょうぼうふうとう） カ にきびに。	体力中等度以上で、赤ら顔で、ときにのぼせがあるもののにきび、顔面・頭部の湿疹・皮膚炎、酒皶鼻（赤鼻）に適すとされるが、胃腸の弱い人では食欲不振、胃部不快感の副作用が現れやすい等、不向きとされる。まれに重篤な副作用として肝機能障害、偽アルドステロン症、腸間膜静脈硬化症が起こることが知られている。また、本剤の服用により、まれに症状が進行することもある。	ケイガイ、オウレン、ハッカ、キジツ、カンゾウ、サンシシ、センキュウ、オウゴン、レンギョウ、ビャクシ、キキョウ、ボウフウ

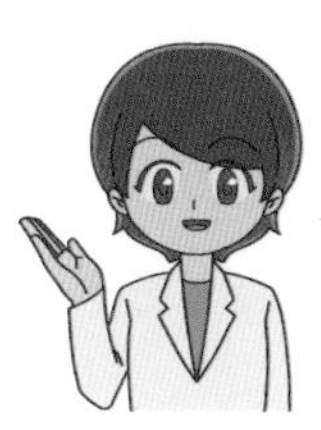

漢方の出題は、色文字で示されているキーワードを探して考えましょう。
例えば、防已黄耆湯は、**水ぶとり**
黄連解毒湯は、**二日酔い**
清上防風湯は、**にきび**　がキーワードです。

APPENDIX

別表：主な使用上の注意の記載とその対象成分・薬効群等

してはいけないこと

「次の人は使用（服用）しないこと」

<table>
<tr><th colspan="3">○　アレルギーの既往歴</th></tr>
<tr><th></th><th>主な成分・薬効群等</th><th>理 由</th></tr>
<tr><td rowspan="13">「本剤又は本剤の成分によりアレルギー症状を起こしたことがある人」</td><td>かぜ薬、解熱鎮痛薬</td><td rowspan="13">アレルギー症状の既往歴のある人が再度使用した場合、ショック（アナフィラキシー）、皮膚粘膜眼症候群（スティーブンス・ジョンソン症候群）、中毒性表皮壊死融解症（ライエル症候群）等の重篤なアレルギー性の副作用を生じる危険性が高まるため。</td></tr>
<tr><td>デキストロメトルファン臭化水素酸塩水和物、フェノールフタリン酸デキストロメトルファン</td></tr>
<tr><td>クエン酸チペピジン、チペピジンヒベンズ酸塩</td></tr>
<tr><td>アミノフィリン水和物、テオフィリン</td></tr>
<tr><td>リドカイン、リドカイン塩酸塩</td></tr>
<tr><td>クロルフェニラミンマレイン酸塩､ベラドンナ総アルカロイド･プソイドエフェドリン塩酸塩・カフェイン又はクロルフェニラミンマレイン酸塩・ベラドンナ総アルカロイド・プソイドエフェドリン塩酸塩・カフェインを含有する鼻炎用内服薬</td></tr>
<tr><td>ヨードチンキを含有するみずむし・たむし用薬</td></tr>
<tr><td>ポビドンヨードが配合された含嗽薬、口腔咽喉薬、殺菌消毒薬</td></tr>
<tr><td>ブチルスコポラミン臭化物</td></tr>
<tr><td>ロペラミド塩酸塩</td></tr>
<tr><td>メキタジン</td></tr>
<tr><td>リドカイン、リドカイン塩酸塩、アミノ安息香酸エチル、塩酸パラブチルアミノ安息香酸ジエチルアミノエチル又はジブカイン塩酸塩が配合された外用痔疾用薬（坐薬、注入軟膏）</td></tr>
<tr><td rowspan="2">インドメタシン、フェルビナク、ケトプロフェン又はピロキシカムが配合された外用鎮痛消炎薬</td></tr>
<tr><td>「喘息を起こしたことがある人」</td><td>喘息発作を誘発するおそれがあるため。</td></tr>
<tr><td>「本剤または他のかぜ薬、解熱鎮痛薬を使用（服用）して喘息を起こしたことがある人」</td><td>アセトアミノフェン、アスピリン、イブプロフェン、イソプロピルアンチピリン等の解熱鎮痛成分</td><td>アスピリン喘息を誘発するおそれがあるため。</td></tr>
</table>

「次の医薬品によるアレルギー症状（発疹・発赤、かゆみ、かぶれ等）を起こしたことがある人 チアプロフェン酸を含有する解熱鎮痛薬、スプロフェンを含有する外用鎮痛消炎薬、フェノフィブラートを含有する高脂血症治療薬」	ケトプロフェンが配合された外用鎮痛消炎薬	接触皮膚炎、光線過敏症を誘発するおそれがあるため。
「次の添加物によるアレルギー症状（発疹・発赤、かゆみ、かぶれ等）を起こしたことがある人 オキシベンゾン、オクトクリレンを含有する製品（日焼け止め、香水等）」		接触皮膚炎を誘発するおそれがあるため。
「本剤又は本剤の成分、牛乳によるアレルギー症状を起こしたことがある人」	タンニン酸アルブミン、カゼイン、カゼインナトリウム等（添加物）	タンニン酸アルブミンは、乳製カゼインを由来としているため。 カゼインは牛乳タンパクの主成分であり、牛乳アレルギーのアレルゲンとなる可能性があるため。

○　症状・状態

「次の症状がある人」	主な成分・薬効群等	理由
胃酸過多	カフェイン、無水カフェイン、カフェインクエン酸塩等のカフェインを含む成分を主薬とする眠気防止薬	カフェインが胃液の分泌を亢進し、症状を悪化させるおそれがあるため。
前立腺肥大による排尿困難	プソイドエフェドリン塩酸塩	交感神経刺激作用により、尿の貯留・尿閉を生じるおそれがあるため。
激しい腹痛または吐きけ・嘔吐	ヒマシ油が配合された瀉下薬	急性腹症（腸管の狭窄、閉塞、腹腔内器官の炎症等）の症状である可能性があるため。
「患部が化膿している人」 「次の部位には使用しないこと：水痘（水ぼうそう）、みずむし・たむし等又は化膿している患部」	ステロイド性抗炎症成分が配合された外用薬	細菌等の感染に対する抵抗力を弱めて、感染を増悪させる可能性があるため。
	インドメタシン、フェルビナク、ケトプロフェン又はピロキシカムが配合された外用薬	感染に対する効果はなく、逆に感染の悪化が自覚されにくくなるおそれがあるため。

○　基礎疾患等

「次の診断を受けた人」	主な成分・薬効群等	理由
心臓病	プソイドエフェドリン塩酸塩	徐脈又は頻脈を引き起こし、心臓病の症状を悪化させるおそれがあるため。
	芍薬甘草湯	
	カフェイン、無水カフェイン、カフェインクエン酸塩等のカフェインを含む成分を主薬とする眠気防止薬	
胃潰瘍		胃液の分泌が亢進し、胃潰瘍の症状を悪化させるおそれがあるため。
高血圧	プソイドエフェドリン塩酸塩	交感神経興奮作用により血圧を上昇させ、高血圧を悪化させるおそれがあるため。
甲状腺機能障害		甲状腺機能亢進症の主症状は、交感神経系の緊張等によってもたらされており、交感神経系を興奮させる成分は、症状を悪化させるおそれがあるため。

糖尿病	プソイドエフェドリン塩酸塩	肝臓でグリコーゲンを分解して血糖値を上昇させる作用があり、糖尿病を悪化させるおそれがあるため。
「日常的に不眠の人、不眠症の診断を受けた人」	抗ヒスタミン成分を主薬とする催眠鎮静薬（睡眠改善薬）	睡眠改善薬は、慢性的な不眠症状に用いる医薬品でないため。医療機関において不眠症の治療を受けている場合には、その治療を妨げるおそれがあるため。
その他	**主な成分・薬効群等**	**理 由**
「透析療法を受けている人」	スクラルファート、水酸化アルミニウムゲル、ケイ酸アルミン酸マグネシウム、ケイ酸アルミニウム、合成ヒドロタルサイト、アルジオキサ等のアルミニウムを含む成分が配合された胃腸薬、胃腸鎮痛鎮痙薬	長期間服用した場合に、アルミニウム脳症及びアルミニウム骨症を発症したとの報告があるため。
「口の中に傷やひどいただれのある人」	クロルヘキシジングルコン酸塩が配合された製剤 （口腔内への適応を有する場合）	傷やただれの状態を悪化させるおそれがあるため。

○　小児における年齢制限		
	主な成分・薬効群等	**理 由**
「15歳未満の小児」	アスピリン、アスピリンアルミニウム、サザピリン、プロメタジンメチレンジサリチル酸塩、サリチル酸ナトリウム	外国において、ライ症候群の発症との関連性が示唆されているため。
	プロメタジン塩酸塩等のプロメタジンを含む成分	外国において、乳児突然死症候群、乳児睡眠時無呼吸発作のような致命的な呼吸抑制が現れたとの報告があるため。
	イブプロフェン	一般用医薬品では、小児向けの製品はないため。
	抗ヒスタミン成分を主薬とする催眠鎮静薬（睡眠改善薬）	小児では、神経過敏、興奮を起こすおそれが大きいため。
	オキセサゼイン	一般用医薬品では、小児向けの製品はないため。
	ロペラミド	外国で乳幼児が過量摂取した場合に、中枢神経系障害、呼吸抑制、腸管壊死に至る麻痺性イレウスを起こしたとの報告があるため。
「6歳未満の小児」	アミノ安息香酸エチル	メトヘモグロビン血症を起こすおそれがあるため。
「3歳未満の小児」	ヒマシ油類	

○　妊婦、授乳婦等		
	主な成分・薬効群等	**理 由**
「妊婦又は妊娠していると思われる人」	ヒマシ油類	腸の急激な動きに刺激されて流産・早産を誘発するおそれがあるため。
	ジフェンヒドラミン塩酸塩を主薬とする催眠鎮静薬（睡眠改善薬）	妊娠に伴う不眠は、睡眠改善薬の適用症状でないため。

「妊婦又は妊娠していると思われる人」	エチニルエストラジオール、エストラジオール	妊娠中の女性ホルモン成分の摂取によって、胎児の先天性異常の発生が報告されているため。
	オキセサゼイン	妊娠中における安全性は確立されていないため。
「出産予定日12週以内の妊婦」	アスピリン、アスピリンアルミニウム、イブプロフェン	妊娠期間の延長、胎児の動脈管の収縮・早期閉鎖、子宮収縮の抑制、分娩時出血の増加のおそれがあるため。
「授乳中の人は本剤を服用しないか、本剤を服用する場合は授乳を避けること」	ジフェンヒドラミン塩酸塩、ジフェンヒドラミンサリチル酸塩等のジフェンヒドラミンを含む成分が配合された内服薬、点鼻薬、坐薬、注入軟膏	乳児に昏睡を起こすおそれがあるため。
	アミノフィリン水和物、テオフィリンが配合された鎮咳去痰薬、鎮暈薬	乳児に神経過敏を起こすことがあるため。
	ロートエキスが配合された内服薬、外用痔疾用薬（坐薬、注入軟膏）	乳児に頻脈を起こすおそれがあるため。（なお、授乳婦の乳汁分泌が抑制されることがある。）
	センノシド、センナ、ダイオウ又はカサントラノールが配合された内服薬 ヒマシ油類	乳児に下痢を起こすおそれがあるため。
	コデインリン酸塩水和物、ジヒドロコデインリン酸塩	コデインで、母乳への移行により、乳児にモルヒネ中毒が生じたとの報告があるため。

「服用後、乗物又は機械類の運転操作をしないこと」

薬効群	主な成分等	懸念される症状
かぜ薬、催眠鎮静薬、乗物酔い防止薬、鎮咳去痰薬、口腔咽喉薬、鼻炎用内服薬、アレルギー用薬、内服痔疾用薬	ジフェンヒドラミン塩酸塩、クロルフェニラミンマレイン酸塩等の抗ヒスタミン成分	眠気等
かぜ薬、鎮咳去痰薬	コデインリン酸塩水和物、ジヒドロコデインリン酸塩、デキストロメトルファン臭化水素酸塩水和物、フェノールフタリン酸デキストロメトルファン（※） （※）鎮咳去痰薬のみ	
解熱鎮痛薬、催眠鎮静薬	ブロモバレリル尿素、アリルイソプロピルアセチル尿素	
止瀉薬	ロペラミド塩酸塩、ロートエキス	
胃腸鎮痛鎮痙薬、乗物酔い防止薬	スコポラミン臭化水素酸塩水和物、メチルオクタトロピン臭化物	眠気、目のかすみ、異常なまぶしさを生じることがあるため。
胃腸薬	ピレンゼピン塩酸塩水和物	目のかすみ、異常なまぶしさを生じることがあるため。
かぜ薬、胃腸鎮痛鎮痙薬、鼻炎用内服薬、乗物酔い防止薬	スコポラミン臭化水素酸塩水和物、メチルオクタトロピン臭化物以外の抗コリン成分	

○　連用に関する注意

薬効群	主な成分等	理 由
かぜ薬、解熱鎮痛薬、抗菌性点眼薬、鼻炎用内服薬、鎮静薬、アレルギー用薬 「長期連用しないこと」	（成分によらず、当該薬効群の医薬品すべてに記載）	一定期間又は一定回数使用しても症状の改善がみられない場合は、ほかに原因がある可能性があるため。
外用鎮痛消炎薬 「長期連用しないこと」	インドメタシン、フェルビナク、ケトプロフェン、ピロキシカム	
瀉下薬 「連用しないこと」	ヒマシ油	
鼻炎用点鼻薬 「長期連用しないこと」	（成分によらず、左記薬効群の医薬品すべてに記載）	二次充血、鼻づまり等を生じるおそれがある。
眠気防止薬 「短期間の服用にとどめ、連用しないこと」	カフェイン、無水カフェイン、カフェインクエン酸塩等のカフェインを含む成分	眠気防止薬は、一時的に緊張を要する場合に居眠りを防止する目的で使用されるものであり、連用によって睡眠が不要になるというものではなく、短期間の使用にとどめ、適切な睡眠を摂る必要があるため。
短期間の服用に限られる漢方生薬製剤 「短期間の服用にとどめ、連用しないこと」	グリチルリチン酸二カリウム、グリチルレチン酸、カンゾウ等のグリチルリチン酸を含む成分（１日用量がグリチルリチン酸として40mg 以上、又はカンゾウとして１g以上を含有する場合）	偽アルドステロン症を生じるおそれがあるため。
外用痔疾用薬（坐薬、注入軟膏） 「長期連用しないこと」		
漢方生薬製剤以外の鎮咳去痰薬、瀉下剤、婦人薬 「長期連用しないこと」		
胃腸薬、胃腸鎮痛鎮痙薬 「長期連用しないこと」		
	スクラルファート、水酸化アルミニウムゲル、ケイ酸アルミン酸マグネシウム、ケイ酸アルミニウム、合成ヒドロタルサイト、アルジオキサ等のアルミニウムを含む成分が配合された胃腸薬、胃腸鎮痛鎮痙薬	長期連用により、アルミニウム脳症及びアルミニウム骨症を生じるおそれがあるため。
外用痔疾用薬、化膿性皮膚疾患用薬、鎮痒消炎薬、しもやけ・あかぎれ用薬 「長期連用しないこと」	ステロイド性抗炎症成分（コルチゾン換算で１g又は１mL あたり0.025mg 以上を含有する場合。ただし、坐薬及び注入軟膏では、含量によらず記載）	副腎皮質の機能低下を生じるおそれがあるため。
漢方製剤 「症状があるときのみの服用にとどめ、連用しないこと」	芍薬甘草湯	うっ血性心不全、心室頻拍の副作用が現れることがあるため。
止瀉薬 「１週間以上継続して服用しないこと」	次没食子酸ビスマス、次硝酸ビスマス等のビスマスを含む成分	海外において、長期連用した場合に精神神経症状が現れたとの報告があるため。

浣腸薬 「連用しないこと」	（成分によらず、当該薬効群の医薬品に記載）	感受性の低下（いわゆる“慣れ”）が生じて、習慣的に使用される傾向があるため。
駆虫薬 「○○以上続けて服用しないこと」 （承認内容により、回数又は日数を記載）		過度に服用しても効果が高まることはなく、かえって副作用を生じるおそれがあるため。 虫卵には駆虫作用が及ばず、成虫になるのを待つため、１ヶ月以上の間隔を置く必要があるため。

「大量に使用（服用）しないこと」

主な成分・薬効群等	理 由
センナ、センノシド、ダイオウ、カサントラノール、ビサコジル、ピコスルファートナトリウム等の刺激性瀉下成分が配合された瀉下剤	腸管粘膜への刺激が大きくなり、腸管粘膜に炎症を生じるおそれがあるため。

○　乱用に関する注意

	主な成分・薬効群等	理 由
「過量服用・長期連用しないこと」	コデインリン酸塩水和物、ジヒドロコデインリン酸塩が配合された鎮咳去痰薬（内服液剤）	倦怠感や虚脱感等が現れることがあるため。 依存性・習慣性がある成分が配合されており、乱用事例が報告されているため。

○　食品との相互作用に関する注意

	主な成分・薬効群等	懸念される相互作用
「服用前後は飲酒しないこと」	かぜ薬、解熱鎮痛薬	肝機能障害、胃腸障害が生じるおそれがあるため。
	次硝酸ビスマス、次没食子酸ビスマス等のビスマスを含む成分	吸収増大による精神神経系障害が生じるおそれがあるため。
	ブロモバレリル尿素又はアリルイソプロピルアセチル尿素が配合された解熱鎮痛薬、催眠鎮静薬、乗物酔い防止薬	鎮静作用の増強が生じるおそれがあるため。
	抗ヒスタミン成分を主薬とする催眠鎮静薬	
「コーヒーやお茶等のカフェインを含有する飲料と同時に服用しないこと」	カフェイン、無水カフェイン、カフェインクエン酸塩等のカフェインを含む成分を主薬とする眠気防止薬	カフェインが過量摂取となり、中枢神経系、循環器系等に作用が強く現れるおそれがあるため。

○　併用薬に関する注意

「本剤を使用（服用）している間は、次の医薬品を使用（服用）しないこと」	主な成分・薬効群等	懸念される相互作用
他の瀉下薬（下剤）	茵陳蒿湯、大黄甘草湯、大黄牡丹皮湯、麻子仁丸、桃核承気湯、防風通聖散、三黄瀉心湯、大柴胡湯、乙字湯（ダイオウを含む場合）、瀉下成分が配合された駆虫薬	激しい腹痛を伴う下痢等の副作用が現れやすくなるため。
ヒマシ油	駆虫薬（瀉下成分が配合されていない場合）	駆虫成分が腸管内にとどまらず吸収されやすくなるため。
駆虫薬	ヒマシ油	

<table>
<tr><th colspan="3">○　その他：副作用等を避けるため必要な注意</th></tr>
<tr><th>「次の部位には使用しないこと」</th><th>主な成分・薬効群等</th><th>理 由</th></tr>
<tr><td>目や目の周囲、粘膜（例えば、口腔、鼻腔、膣等）</td><td>みずむし・たむし用薬</td><td>皮膚刺激成分により、強い刺激や痛みを生じるおそれがあるため。</td></tr>
<tr><td rowspan="2">目の周囲、粘膜等</td><td>外用鎮痒消炎薬（エアゾール剤に限る）</td><td>エアゾール剤は特定の局所に使用することが一般に困難であり、目等に薬剤が入るおそれがあるため。</td></tr>
<tr><td rowspan="2">外用鎮痛消炎薬</td><td rowspan="2">皮膚刺激成分により、強い刺激や痛みを生じるおそれがあるため。</td></tr>
<tr><td>湿疹、かぶれ、傷口</td></tr>
<tr><td>陰のう、外陰部等</td><td rowspan="3">みずむし・たむし用薬

（液剤、軟膏剤又はエアゾール剤の場合）</td><td>角質層が薄いため白癬菌は寄生しにくく、いんきん・たむしではなく陰のう湿疹等、他の病気である可能性があるため。また、皮膚刺激成分により、強い刺激や痛みを生じるおそれがあるため。</td></tr>
<tr><td>湿疹</td><td>湿疹に対する効果はなく、誤って使用すると悪化させるおそれがあるため。</td></tr>
<tr><td>湿潤、ただれ、亀裂や外傷のひどい患部</td><td>刺激成分により、強い刺激や痛みが現れることがあるため。</td></tr>
<tr><td>目の周囲、粘膜、やわらかな皮膚面（首の回り等）、顔面等</td><td rowspan="2">うおのめ・いぼ・たこ用薬</td><td>角質溶解作用の強い薬剤であり、誤って目に入ると障害を与える危険性があるため。粘膜や首の回り等の柔らかい皮膚面、顔面等に対しては作用が強すぎるため。</td></tr>
<tr><td>炎症又は傷のある患部</td><td>刺激が強く、症状を悪化させるおそれがあるため。</td></tr>
<tr><td>ただれ、化膿している患部</td><td>殺菌消毒薬（液体絆創膏）</td><td>湿潤した患部に用いると、分泌液が貯留して症状を悪化させることがあるため。</td></tr>
<tr><td>湿潤、ただれのひどい患部、深い傷、ひどいやけどの患部</td><td>バシトラシンが配合された化膿性皮膚疾患用薬</td><td>刺激が強く、症状を悪化させるおそれがあるため。</td></tr>
<tr><td>「本剤の使用中は、天候にかかわらず、戸外活動を避けるとともに、日常の外出時も本剤の塗布部を衣服、サポーター等で覆い、紫外線に当てないこと。なお、塗布後も当分の間、同様の注意をすること」</td><td>ケトプロフェンが配合された外用鎮痛消炎薬</td><td>使用中又は使用後しばらくしてから重篤な光線過敏症が現れることがあるため。</td></tr>
</table>

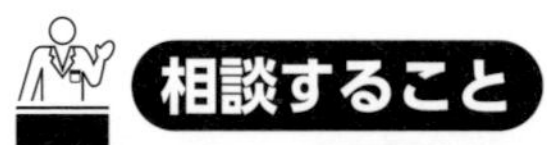

相談すること

<table>
<tr><th colspan="3">○ 「妊婦又は妊娠していると思われる人」</th></tr>
<tr><th colspan="2">主な成分・薬効群等</th><th>理 由</th></tr>
<tr><td colspan="2">アスピリン、アスピリンアルミニウム、サザピリン、エテンザミド、サリチルアミド、イブプロフェン、イソプロピルアンチピリン、アセトアミノフェンが配合されたかぜ薬、解熱鎮痛薬</td><td>妊娠末期のラットに投与した実験において、胎児に弱い動脈管の収縮がみられたとの報告があるため。なお、アスピリンについては、動物実験（ラット）で催奇形性が現れたとの報告があるため。また、イソプロピルアンチピリンについては、化学構造が類似した他のピリン系解熱鎮痛成分において、動物実験（マウス）で催奇形性が報告されているため。</td></tr>
<tr><td colspan="2">ブロモバレリル尿素が配合されたかぜ薬、解熱鎮痛薬、催眠鎮静薬、乗物酔い防止薬</td><td>胎児障害の可能性があり、使用を避けることが望ましいため。</td></tr>
<tr><td colspan="2">ベタネコール塩化物、ウルソデオキシコール酸</td><td></td></tr>
<tr><td colspan="2">副腎皮質ホルモンが配合された外用痔疾用薬、鎮痒消炎薬</td><td></td></tr>
<tr><td colspan="2">コデインリン酸塩水和物、ジヒドロコデインリン酸塩が配合されたかぜ薬、鎮咳去痰薬</td><td>麻薬性鎮咳成分であり、吸収された成分の一部が胎盤関門を通過して胎児へ移行することが知られているため。コデインリン酸塩水和物については、動物実験（マウス）で催奇形性が報告されているため。</td></tr>
<tr><td colspan="2">瀉下薬（カルボキシメチルセルロースカルシウム、カルボキシメチルセルロースナトリウム、ジオクチルソジウムスルホサクシネート又はプランタゴ・オバタ種皮のみからなる場合を除く）</td><td rowspan="2">腸の急激な動きに刺激されて流産・早産を誘発するおそれがあるため。</td></tr>
<tr><td colspan="2">浣腸薬、外用痔疾用薬（坐薬、注入軟膏）</td></tr>
<tr><td>「妊娠３ヶ月以内の妊婦、妊娠していると思われる人又は妊娠を希望する人」</td><td>ビタミンＡ主薬製剤、ビタミンＡＤ主薬製剤</td><td>ビタミンＡを妊娠３ヶ月前から妊娠３ヶ月までの間に栄養補助剤から１日10,000 国際単位以上を継続的に摂取した婦人から生まれた児に、先天異常（口裂、耳・鼻の異常等）の発生率の増加が認められたとの研究報告があるため。</td></tr>
</table>

<table>
<tr><th colspan="2">○ 「授乳中の人」</th></tr>
<tr><th>薬効群</th><th>乳汁中に移行する可能性がある主な成分等</th></tr>
<tr><td>かぜ薬、解熱鎮痛薬、鎮咳去痰薬、鼻炎用内服薬、アレルギー用薬</td><td>メチルエフェドリン塩酸塩、メチルエフェドリンサッカリン塩、トリプロリジン塩酸塩水和物、プソイドエフェドリン塩酸塩、ペントキシベリンクエン酸塩、アスピリン、アスピリンアルミニウム、イブプロフェン</td></tr>
<tr><td>かぜ薬、解熱鎮痛薬、眠気防止薬、乗物酔い防止薬、鎮咳去痰薬（カフェインとして１回分量100mg 以上を含有する場合）</td><td>カフェイン、無水カフェイン、安息香酸ナトリウムカフェイン</td></tr>
<tr><td>胃腸鎮痛鎮痙薬、乗物酔い防止薬</td><td>メチルオクタトロピン臭化物、メチキセン塩酸塩、ジサイクロミン塩酸塩</td></tr>
<tr><td>外用痔疾用薬（坐薬、注入軟膏）</td><td>メチルエフェドリン塩酸塩、メチルエフェドリンサッカリン塩</td></tr>
<tr><td>止瀉薬</td><td>ロペラミド塩酸塩</td></tr>
<tr><td>婦人薬</td><td>エチニルエストラジオール、エストラジオール</td></tr>
</table>

○ 「高齢者」

主な成分・薬効群等	理 由
解熱鎮痛薬、鼻炎用内服薬	効き目が強すぎたり、副作用が現れやすいため。
グリセリンが配合された浣腸薬	
メチルエフェドリン塩酸塩、メチルエフェドリンサッカリン塩、プソイドエフェドリン塩酸塩、トリメトキノール塩酸塩水和物、メトキシフェナミン塩酸塩等のアドレナリン作動成分又はマオウが配合された内服薬、外用痔疾用薬（坐薬、注入軟膏）	心悸亢進、血圧上昇、糖代謝促進を起こしやすいため。
グリチルリチン酸二カリウム、グリチルレチン酸又はカンゾウが配合された内服薬、外用痔疾用薬（坐薬、注入軟膏）（１日用量がグリチルリチン酸として40mg 以上、又はカンゾウとして１g以上を含有する場合）	偽アルドステロン症を生じやすいため。
スコポラミン臭化水素酸塩水和物、メチルオクタトロピン臭化物、イソプロパミドヨウ化物（ヨウ化イソプロパミド）等の抗コリン成分又はロートエキスが配合された内服薬、外用痔疾用薬（坐薬、注入軟膏）	緑内障の悪化、口渇、排尿困難又は便秘の副作用が現れやすいため。

○ 小児に対する注意

	主な成分等	理 由
発熱している小児、けいれんを起こしたことがある小児	テオフィリン、アミノフィリン水和物	けいれんを誘発するおそれがあるため。
「水痘（水ぼうそう）もしくはインフルエンザにかかっている又はその疑いのある乳･幼･小児（15歳未満）」	サリチルアミド、エテンザミド	構造が類似しているアスピリンにおいて、ライ症候群の発症との関連性が示唆されており、原則として使用を避ける必要があるため。
１ヶ月未満の乳児（新生児）	マルツエキス	身体が非常に未熟であり、安易に瀉下薬を使用すると脱水症状を引き起こすおそれがあるため。

○ アレルギーの既往歴

	主な成分等	理 由
「薬などによりアレルギー症状や喘息を起こしたことがある人」	黄色４号（タートラジン）（添加物）	喘息誘発のおそれがあるため。
	ガジュツ末・真昆布末を含む製剤	まれにアナフィラキシーを起こすことがあるため。

○ 特定の症状・状態

「次の症状がある人」	主な成分・薬効群等	理 由
高熱	かぜ薬、鎮咳去痰薬、鼻炎用内服薬、小児五疳薬	かぜ以外のウイルス性の感染症その他の重篤な疾患の可能性があるため。
けいれん	ピペラジンリン酸塩水和物等のピペラジンを含む成分	痙攣を起こしたことがある人では、発作を誘発する可能性があるため。
むくみ	グリチルリチン酸二カリウム、グリチルレチン酸、カンゾウ等のグリチルリチン酸を含む成分 （１日用量がグリチルリチン酸として40mg 以上、又はカンゾウとして１g以上を含有する場合）	偽アルドステロン症の発現に、特に注意する必要があるため。

下痢	緩下作用のある成分が配合された内服痔疾用薬	下痢症状を助長するおそれがあるため。
はげしい下痢	小児五疳薬	大腸炎等の可能性があるため。
急性のはげしい下痢又は腹痛・腹部膨満感・吐きけ等の症状を伴う下痢	タンニン酸アルブミン、次硝酸ビスマス、次没食子酸ビスマス等の収斂成分を主体とする止瀉薬	下痢を止めるとかえって症状を悪化させることがあるため。
	ロペラミド塩酸塩	
発熱を伴う下痢、血便又は粘液便の続く人		
便秘を避けなければならない肛門疾患		便秘が引き起こされることがあるため。
はげしい腹痛	瀉下薬（ヒマシ油、マルツエキスを除く）、浣腸薬、ビサコジルを主薬とする坐薬	急性腹症（腸管の狭窄、閉塞、腹腔内器官の炎症等）の可能性があり、瀉下薬や浣腸薬の配合成分の刺激によって、その症状を悪化させるおそれがあるため。
吐きけ・嘔吐		
痔出血	グリセリンが配合された浣腸薬	腸管、肛門に損傷があると、傷口からグリセリンが血管内に入って溶血を起こす、また、腎不全を起こすおそれがあるため。
排尿困難	ジフェンヒドラミン塩酸塩、クロルフェニラミンマレイン酸塩等の抗ヒスタミン成分	排尿筋の弛緩と括約筋の収縮が起こり、尿の貯留を来すおそれがあるため。特に、前立腺肥大症を伴っている場合には、尿閉を引き起こすおそれがあるため。
	ジフェニドール塩酸塩	
	構成生薬としてマオウを含む漢方処方製剤	
	スコポラミン臭化水素酸塩水和物、メチルオクタトロピン臭化物、イソプロパミドヨウ化物（ヨウ化イソプロパミド）等の抗コリン成分	
	ロートエキス	
口内のひどいただれ	含嗽薬	粘膜刺激を起こすおそれのある成分が配合されている場合があるため。
はげしい目の痛み	眼科用薬	急性緑内障、角膜潰瘍又は外傷等の可能性が考えられるため。特に、急性緑内障の場合には、専門医の処置によって早急に眼圧を下げないと失明の危険性があり、角膜潰瘍の場合も、専門医による適切な処置を施さないと視力障害等を来すことがあるため。

出題

○ 基礎疾患等

「次の診断を受けた人」	主な成分・薬効群等	理 由
てんかん	ジプロフィリン	中枢神経系の興奮作用により、てんかんの発作を引き起こすおそれがあるため。
胃・十二指腸潰瘍	アスピリン、アスピリンアルミニウム、エテンザミド、イソプロピルアンチピリン、アセトアミノフェン、サリチルアミド	胃・十二指腸潰瘍を悪化させるおそれがあるため。
	次硝酸ビスマス、次没食子酸ビスマス等のビスマスを含む成分	ビスマスの吸収が高まり、血中に移行する量が多くなり、ビスマスによる精神神経障害等が発現するおそれがあるため。

肝臓病	小柴胡湯	間質性肺炎の副作用が現れやすいため。
	アスピリン、アスピリンアルミニウム、エテンザミド、イブプロフェン、イソプロピルアンチピリン、アセトアミノフェン	肝機能障害を悪化させるおそれがあるため。
	サントニン	
	ピペラジンリン酸塩等のピペラジンを含む成分	肝臓における代謝が円滑に行われず、体内への蓄積によって副作用が現れやすくなるため。
	セミアルカリプロティナーゼ、ブロメライン	代謝、排泄の低下によって、副作用が現れやすくなるため。
	ガジュツ末・真昆布末を含む製剤	肝機能障害を起こすことがあるため。
甲状腺疾患	ポビドンヨード、ヨウ化カリウム、ヨウ素等のヨウ素系殺菌消毒成分が配合された口腔咽喉薬、含嗽薬	ヨウ素の体内摂取が増える可能性があり、甲状腺疾患の治療に影響を及ぼすおそれがあるため。
甲状腺機能障害 甲状腺機能亢進症	アドレナリン作動成分が配合された鼻炎用点鼻薬	甲状腺機能亢進症の主症状は、交感神経系の緊張等によってもたらされており、交感神経系を興奮させる成分は、症状を悪化させるおそれがあるため。
	メチルエフェドリン塩酸塩、トリメトキノール塩酸塩水和物、フェニレフリン塩酸塩、メトキシフェナミン塩酸塩等のアドレナリン作動成分	
	マオウ	
	ジプロフィリン	中枢神経系の興奮作用により、症状の悪化を招くおそれがあるため。
	水酸化アルミニウム・炭酸マグネシウム・炭酸カルシウム共沈生成物、沈降炭酸カルシウム、無水リン酸水素カルシウム、リン酸水素カルシウム水和物、乳酸カルシウム水和物	甲状腺ホルモンの吸収を阻害するおそれがあるため。
高血圧	アドレナリン作動成分が配合された鼻炎用点鼻薬	交感神経興奮作用により血圧を上昇させ、高血圧を悪化させるおそれがあるため。
	メチルエフェドリン塩酸塩、トリメトキノール塩酸塩水和物、フェニレフリン塩酸塩、メトキシフェナミン塩酸塩等のアドレナリン作動成分	
	マオウ	
	グリチルリチン酸二カリウム、グリチルレチン酸、カンゾウ等のグリチルリチン酸を含む成分 （1日用量がグリチルリチン酸として40mg以上、又はカンゾウとして1g以上を含有する場合）	大量に使用するとナトリウム貯留、カリウム排泄促進が起こり、むくみ（浮腫）等の症状が現れ、高血圧を悪化させるおそれがあるため。

<table>
<tr><td rowspan="10">心臓病</td><td>アドレナリン作動成分が配合された鼻炎用点鼻薬</td><td rowspan="5">心臓に負担をかけ、心臓病を悪化させるおそれがあるため。</td></tr>
<tr><td>メチルエフェドリン塩酸塩、トリメトキノール塩酸塩水和物、フェニレフリン塩酸塩、メトキシフェナミン塩酸塩等のアドレナリン作動成分、ジプロフィリン等のキサンチン系成分</td></tr>
<tr><td>マオウ</td></tr>
<tr><td>スコポラミン臭化水素酸塩水和物、メチルオクタトロピン臭化物、イソプロパミドヨウ化物（ヨウ化イソプロパミド）等の抗コリン成分</td></tr>
<tr><td>ロートエキス</td></tr>
<tr><td>アスピリン、アスピリンアルミニウム、エテンザミド、イブプロフェン、アセトアミノフェン</td><td>むくみ（浮腫）、循環体液量の増加が起こり、心臓の仕事量が増加し、心臓病を悪化させるおそれがあるため。</td></tr>
<tr><td>グリチルリチン酸の塩類、カンゾウ又はそのエキス（1日用量がグリチルリチン酸として 40mg以上、又はカンゾウとして1 g以上を含有する場合）</td><td>大量に使用するとナトリウム貯留、カリウム排泄促進が起こり、むくみ（浮腫）等の症状が現れ、心臓病を悪化させるおそれがあるため。</td></tr>
<tr><td>硫酸ナトリウム</td><td>血液中の電解質のバランスが損なわれ、心臓の負担が増加し、心臓病を悪化させるおそれがあるため。</td></tr>
<tr><td>グリセリンが配合された浣腸薬</td><td>排便直後に、急激な血圧低下等が現れることがあり、心臓病を悪化させるおそれがあるため。</td></tr>
<tr><td colspan="2"></td></tr>
<tr><td rowspan="6">腎臓病</td><td>アスピリン、アスピリンアルミニウム、エテンザミド、イブプロフェン、アセトアミノフェン</td><td>むくみ（浮腫）、循環体液量の増加が起こり、腎臓病を悪化させるおそれがあるため。</td></tr>
<tr><td>グリチルリチン酸二カリウム、グリチルレチン酸、カンゾウ
（1日用量がグリチルリチン酸として40mg以上、又はカンゾウとして1 g以上を含有する場合）</td><td>大量に使用するとナトリウム貯留、カリウム排泄促進が起こり、むくみ（浮腫）等の症状が現れ、腎臓病を悪化させるおそれがあるため。</td></tr>
<tr><td>スクラルファート、水酸化アルミニウムゲル、ケイ酸アルミン酸マグネシウム、ケイ酸アルミニウム、合成ヒドロタルサイト、アルジオキサ等のアルミニウムを含む成分が配合された胃腸薬、胃腸鎮痛鎮痙薬</td><td>過剰のアルミニウムイオンが体内に貯留し、アルミニウム脳症、アルミニウム骨症を生じるおそれがあるため。
使用する場合には、医療機関において定期的に血中アルミニウム、リン、カルシウム、アルカリフォスファターゼ等の測定を行う必要があるため。</td></tr>
<tr><td>制酸成分を主体とする胃腸薬</td><td rowspan="2">ナトリウム、カルシウム、マグネシウム等の無機塩類の排泄が遅れたり、体内貯留が現れやすいため。</td></tr>
<tr><td>酸化マグネシウム、水酸化マグネシウム、硫酸マグネシウム等のマグネシウムを含む成分、硫酸ナトリウムが配合された瀉下薬</td></tr>
<tr><td>ピペラジンリン酸塩等のピペラジンを含む成分、プソイドエフェドリン塩酸塩</td><td>腎臓における排泄が円滑に行われず、副作用が現れやすくなるため。</td></tr>
</table>

APPENDIX

糖尿病	アドレナリン作動成分が配合された鼻炎用点鼻薬	肝臓でグリコーゲンを分解して血糖値を上昇させる作用があり、糖尿病の症状を悪化させるおそれがあるため。
	メチルエフェドリン塩酸塩、トリメトキノール塩酸塩水和物、フェニレフリン塩酸塩、メトキシフェナミン塩酸塩等のアドレナリン作動成分	
	マオウ	
緑内障	眼科用薬	緑内障による目のかすみには効果が期待できず、また、充血除去作用成分が配合されている場合には、眼圧が上昇し、緑内障を悪化させるおそれがあるため。
	パパベリン塩酸塩	眼圧が上昇し、緑内障を悪化させるおそれがあるため。
	抗コリン成分が配合された鼻炎用内服薬、抗コリン成分が配合された鼻炎用点鼻薬	抗コリン作用によって房水流出路（房水通路）が狭くなり、眼圧が上昇し、緑内障を悪化させるおそれがあるため。
	ペントキシベリンクエン酸塩	
	スコポラミン臭化水素酸塩水和物、メチルオクタトロピン臭化物、イソプロパミドヨウ化物（ヨウ化イソプロパミド）等の抗コリン成分	
	ロートエキス	
	ジフェニドール塩酸塩	
	ジフェンヒドラミン塩酸塩、クロルフェニラミンマレイン酸塩等の抗ヒスタミン成分	
血栓のある人（脳血栓、心筋梗塞、血栓静脈炎等）、血栓症を起こすおそれのある人	トラネキサム酸（内服）、セトラキサート塩酸塩	生じた血栓が分解されにくくなるため。
貧血	ピペラジンリン酸塩等のピペラジンを含む成分	貧血の症状を悪化させるおそれがあるため。
全身性エリテマトーデス、混合性結合組織病	イブプロフェン	無菌性髄膜炎の副作用を起こしやすいため。
「次の病気にかかったことのある人」	主な成分・薬効群等	理 由
胃・十二指腸潰瘍、潰瘍性大腸炎、クローン病	イブプロフェン	プロスタグランジン産生抑制作用によって消化管粘膜の防御機能が低下し、胃・十二指腸潰瘍、潰瘍性大腸炎、クローン病が再発するおそれがあるため。

○　併用薬等		
「次の医薬品を使用（服用）している人」	主な成分・薬効群等	理 由
瀉下薬（下剤）	柴胡加竜骨牡蛎湯、響声破笛丸	腹痛、激しい腹痛を伴う下痢が現れやすくなるため。
「モノアミン酸化酵素阻害剤（セレギリン塩酸塩等）で治療を受けている人」	プソイドエフェドリン塩酸塩	モノアミン酸化酵素阻害剤との相互作用によって、血圧を上昇させるおそれがあるため。
「インターフェロン製剤で治療を受けている人」	小柴胡湯、小柴胡湯が配合されたかぜ薬	インターフェロン製剤との相互作用によって、間質性肺炎を起こしやすくなるため。

別表の「してはいけないこと」「相談すること」は、毎年必ず出題されます。
成分や症状と結びつけて覚えましょう。

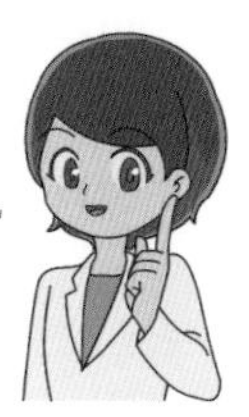

過去問に挑戦！

問1　漢方処方製剤に関する記述の正誤について、正しい組み合わせはどれか。

a　漢方処方は、処方全体としての適用性等、その性質からみて処方自体が一つの有効成分として独立したものという見方をすべきものである。

b　現代中国で利用されている中医学に基づく薬剤は、中薬と呼ばれ、漢方薬とは明らかに別物である。

c　用法用量において適用年齢の下限が設けられていない漢方処方製剤は、生後３ヶ月未満の乳児にも使用することができる。

d　一般の生活者が漢方薬を購入する際には、漢方処方製剤を使用しようとする人の「証」（体質及び症状）を理解し、その「証」にあった漢方処方を選択することができるよう、医薬品の販売等に従事する専門家が助言を行うことが重要である。

	a	b	c	d
1	正	誤	誤	正
2	誤	正	誤	誤
3	正	正	誤	正
4	正	正	正	誤
5	誤	誤	正	正

（2023年　岡山、鳥取、島根、広島、山口、香川、愛媛、高知）

問2　生薬製剤の代表的な生薬とその目的とする作用に関する以下関係の正誤について、正しい組み合わせはどれか。

	【生薬】		【目的とする作用】
a	ブシ	－	心筋の収縮力を高めて血液循環を改善する作用
b	ブクリョウ	－	利尿、健胃、鎮静作用
c	カッコン	－	健胃、消化促進作用
d	サンザシ	－	抗炎症、鎮痛作用

	a	b	c	d
1	正	正	誤	誤
2	正	誤	正	正
3	正	誤	正	誤
4	誤	正	正	誤
5	誤	誤	誤	正

（2023年　福岡、大分、宮崎、佐賀、長崎、沖縄、鹿児島、熊本）

問3　泌尿器用薬及びその配合成分に関する記述の正誤について、正しい組み合わせはどれか。

a　ブクリョウは、ツツジ科のクマコケモモの葉を基原とする生薬で、煎薬として残尿感、排尿に際しての不快感のあるものに用いられる。

b　ソウハクヒは、クワ科のマグワの根皮を基原とする生薬で、煎薬として尿量減少に用いられる。

c　牛車腎気丸は、胃腸が弱く下痢しやすい人、のぼせが強く赤ら顔で体力の充実している人では、胃部不快感、腹痛等の副作用が現れやすい等、不向きとされる。

d　ウワウルシは、利尿作用のほかに、経口的に摂取した後、尿中に排出される分解代謝物が抗菌作用を示し、尿路の殺菌消毒効果を期待して用いられる。

	a	b	c	d
1	誤	正	正	誤
2	正	正	誤	誤
3	正	誤	正	正
4	誤	正	正	正
5	正	誤	誤	正

（2023年　奈良）

問4 **かぜ（感冒）の症状緩和に用いられる漢方処方製剤に関する次の記述のうち、正しいものの組み合わせはどれか。**

a　柴胡桂枝湯は、体力中等度又はやや虚弱で、多くは腹痛を伴い、ときに微熱・寒気・頭痛・吐きけなどのあるものの胃腸炎、かぜの中期から後期の症状に適すとされる。

b　香蘇散は、構成生薬としてカンゾウを含まず、体力虚弱で、神経過敏で気分がすぐれず胃腸の弱いもののかぜの初期、血の道症に適すとされる。

c　小青竜湯は、体力中程度又はやや虚弱で、うすい水様の痰を伴う咳や鼻水が出るものの気管支炎、気管支喘息、鼻炎、アレルギー性鼻炎、むくみ、感冒、花粉症に適すとされる。

d　葛根湯は、体力虚弱で、汗が出るもののかぜの初期に適すとされる。

1（a、b）　2（a、c）　3（b、c）　4（b、d）　5（c、d）

（2023年　東京、埼玉、千葉、神奈川）

問5 **強心薬の配合成分に関する記述のうち、正しいものはどれか。**

1　ロクジョウは、ウシ科のウシの胆嚢中に生じた結石を基原とする生薬である。

2　センソは、有効域が比較的狭い成分であり、一般用医薬品では、１日用量が50mg以下となるように用法・用量が定められている。

3　ロクジョウは、強心作用のほか、呼吸中枢を刺激して呼吸機能を高めたり、意識をはっきりさせる等の作用があるとされている。

4　センソが配合された丸薬、錠剤等の内服固形製剤は、口中で噛み砕くと舌等が麻痺することがあるため、噛まずに服用することとされている。

（2023年　岡山、鳥取、島根、広島、山口、香川、愛媛、高知）

問6 **咳止めや痰を出しやすくする目的で用いられる漢方処方製剤として、次の記述にあてはまる最も適切なものはどれか。**

体力中程度をめやすとして、気分がふさいで、咽喉・食道部に異物感があり、ときに動悸、めまい、嘔気などを伴う不安神経症、神経性胃炎、つわり、咳、しわがれ声、のどのつかえ感に適すとされる。

1　麻杏甘石湯
2　響声破笛丸
3　半夏厚朴湯
4　五虎湯
5　甘草湯

（2023年　滋賀、京都、大阪、兵庫、和歌山、徳島、福井）

問7 **漢方処方製剤に関する以下の記述のうち、正しいものの組み合わせはどれか。**

a　防風通聖散は、体力充実して腹部に皮下脂肪が多く、便秘がちなものの高血圧や肥満に伴う動悸・肩こり・のぼせ・むくみ・便秘、蓄膿症、湿疹・皮膚炎、ふきでもの、肥満症に適すとされる。
b　黄連解毒湯は、体力中等度以下で、赤ら顔で、ときにのぼせがあるもののにきび、顔面・頭部の湿疹・皮膚炎、赤鼻に適すとされる。
c　大柴胡湯は、体力が充実して、脇腹からみぞおちあたりにかけて苦しく、便秘の傾向があるものの胃炎、常習便秘、高血圧や肥満に伴う肩こり・頭痛・便秘、神経症、肥満症に適すとされる。
d　清上防風湯は、体力中等度以下で、疲れやすく、汗のかきやすい傾向があるものの肥満に伴う関節の腫れや痛み、むくみ、多汗症、肥満症に適すとされる。

1（a、b）　2（a、c）　3（b、d）　4（c、d）

（2023年　福岡、大分、宮崎、佐賀、長崎、沖縄、鹿児島、熊本）

問8 **下の表は、ある一般用医薬品のかぜ薬（総合感冒薬）に含まれている成分の一覧と用法用量である。この医薬品を購入する目的で店舗を訪れた40歳女性から、次のような相談を受けた。この相談に対する登録販売者の説明について、適切なものの組み合わせはどれか。**

＜相談内容＞

車を運転するので、このかぜ薬は眠くならないか教えてほしい。保管方法と、このかぜ薬を服用しても症状の改善がみられない場合の対処方法も教えてほしい。今後、娘（13歳）にも、このかぜ薬を使いたいと思っている。

6カプセル（成人1日量）中	
アセトアミノフェン	500mg
エテンザミド	400mg
クロルフェニラミンマレイン酸塩	7.5mg
dl－メチルエフェドリン塩酸塩	40mg
無水カフェイン	120mg

年齢	1回量	1日服用回数
成人（15歳以上）	2カプセル	3回
7歳以上15歳未満	1カプセル	

a　服用後、眠気等が現れる成分は本剤に配合されていません。

b　カプセル剤のため、冷蔵庫内で保管してください。

c　一定期間又は一定回数服用しても症状の改善がみられない場合は、服用を中止し、医療機関を受診してください。

d　娘さんが水痘（水ぼうそう）もしくはインフルエンザにかかっている又はその疑いのある場合は、服用前に医師、薬剤師又は登録販売者に相談してください。

1（a、b）2（a、c）3（a、d）4（b、c）5（c、d）

（2023年　東京、埼玉、千葉、神奈川）

解　答

基本 **問1** 答え：3

a、b 正しい

c 誤 り 漢方処方製剤は用法用量において適用年齢の下限が設けられていない場合であっても、生後３ヶ月未満の乳児には使用しないこととされている。

d 正しい

問2 答え：1

a、b 正しい

c 誤 り サンザシ － 健胃、消化促進作用
カッコン － 解熱、鎮痙作用

d 誤 り サイコ － 抗炎症、鎮痛作用

問3 答え：4

a 誤 り ウワウルシは、ツツジ科のクマコケモモの葉を基原とする生薬で、煎薬として残尿感、排尿に際しての不快感のあるものに用いられる。（ブクリョウは、サルノコシカケ科のマツホドの菌核で、通例、外層をほとんど除いたものを基原とする生薬で、利尿、健胃、鎮静等の作用を期待して用いられる。）

b〜d 正しい

問4 答え：2

a 正しい

b 誤 り 香蘇散は、構成生薬としてカンゾウを含む。体力虚弱で、神経過敏で気分がすぐれず胃腸の弱いもののかぜの初期、血の道症に適すとされる。

c 正しい

d 誤 り 桂枝湯は、体力虚弱で、汗が出るもののかぜの初期に適すとされる。（葛根湯は、体力中等度以上のものの感冒の初期〔汗をかいていないもの〕、鼻かぜ、鼻炎、頭痛、肩こり、筋肉痛、手や肩の痛みに適すとされる。）

! かぜの漢方処方は頻出。

問5 答え：4

1 誤 り 頻出成分 ゴオウ（牛黄）は、ウシ科のウシの胆嚢中に生じた結石

APPENDIX

を基原とする生薬である。（ロクジョウは、シカ科のCervus nippon Temminck、Cervus elaphus Linné、Cervus canadensis Erxleben又はその他同属動物の雄鹿の角化していない幼角を基原とする生薬である。）

2 誤り 頻出成分 センソは、有効域が比較的狭い成分であり、一般用医薬品では、１日用量が5mg以下となるように用法・用量が定められている。

3 誤り 頻出成分 ジャコウは、強心作用のほか、呼吸中枢を刺激して呼吸機能を高めたり、意識をはっきりさせる等の作用があるとされている。（ロクジョウは、強心作用の他、強壮、血行促進等の作用があるとされる。）

4 正しい

問6 答え：3

1 誤り 麻杏甘石湯は、体力中等度以上で、咳が出て、ときにのどが渇くものの咳、小児喘息、気管支喘息、気管支炎、感冒、痔の痛みに用いられる。

2 誤り 響声破笛丸は、体力に関わらず使用でき、しわがれ声、咽喉不快に適すとされる。

3 正しい

4 誤り 五虎湯は、体力中等度以上で、咳が強くでるものの咳、気管支喘息、気管支炎、小児喘息、感冒、痔の痛みに用いられる。

5 誤り 甘草湯は、体力に関わらず使用でき、激しい咳、咽喉痛、口内炎、しわがれ声に、外用では痔・脱肛の痛みに用いられる。

問7 答え：2

a 正しい

b 誤り 清上防風湯は、体力中等度以上で、赤ら顔で、ときにのぼせがあるもののにきび、顔面・頭部の湿疹・皮膚炎、赤鼻に適すとされる。（黄連解毒湯は、体力中等度以上で、のぼせぎみで顔色赤く、いらいらして落ち着かない傾向のあるものの鼻出血、不眠症、神経症、胃炎、二日酔い、血の道症、めまい、動悸、更年期障害、湿疹・皮膚炎、皮膚のかゆみ、口内炎に適すとされる。）

c 正しい

d 誤り 防已黄耆湯は、体力中等度以下で、疲れやすく、汗のかきやすい傾向があるものの肥満に伴う関節の腫れや痛み、むくみ、多汗症、肥満症に適すとされる。

問8 答え：5

a 誤り クロルフェニラミンマレイン酸塩は、眠気等が現れるため、「服用後、乗物又は機械類の運転操作をしないこと」とされている。

b 誤り カプセル剤では、取り出したときに室温との急な温度差で湿気を帯びるおそれがあるため、冷蔵庫内での保管は不適当である。

c 正しい

d 正しい エテンザミドは、「水痘（水ぼうそう）もしくはインフルエンザにかかっている又はその疑いのある乳・幼・小児（15歳未満）」が服用する場合、構造が類似しているアスピリンにおいて、ライ症候群の発症との関連性が示唆されており、原則として使用を避ける必要があるため。

❗出題の成分配合は、コンタック総合感冒薬EXと同じもの。

APPENDIX

模擬テスト

（合計120問／240分）

◆問題

◆解答一覧

◆解答・解説

ここに収録した問題は、各都道府県で出題された過去問題から精選したものです（一部、改訂や修正をした問題もあります）。

科目ごとに本試験と同じ分量になっているので、「受験する都道府県要項」を確認のうえ、試験当日と同じ科目順、時間配分で解いてみましょう（各科目の時間配分の目安は、p.12を参照）。

正答することができなかった問題は、必ず解説やテキスト部分で確認してから、本試験に臨みましょう。

問　題

第1章　医薬品に共通する特性と基本的な知識

問1 **次の記述は、医薬品の本質に関するものである。正しいものの組み合わせはどれか。**

a　殺虫剤など人体に対して使用されない医薬品は、人体がそれに曝されても健康を害するおそれはない。

b　医薬品は、市販後にも、医学・薬学等の新たな知見、使用成績等に基づき、その有効性、安全性等の確認が行われる仕組みになっている。

c　医薬品医療機器等法では、健康被害の発生の可能性の有無にかかわらず、異物等の混入、変質等がある医薬品を販売等してはならない旨を定めている。

d　一般用医薬品は、医薬品医療機器等法の対象となるが、製造物責任法の対象とはならない。

1	a	b
2	a	d
3	b	c
4	c	d

問2 **医薬品の効果とリスク評価に関する次の記述の正誤について、正しい組み合わせはどれか。**

a　医薬品の効果とリスクは、用量と作用強度の関係（用量－反応関係）に基づいて評価される。

b　動物実験により求められる50％致死量（LD50）は、薬物の毒性の指標として用いられる。

c　動物実験で医薬品の安全性が確認されると、ヒトを対象とした臨床試験が行われる。

d　製造販売後安全管理の基準として、Good Clinical Practice（ＧＣＰ）が制定されている。

	a	b	c	d
1	正	正	正	正
2	正	正	正	誤
3	正	正	誤	正
4	誤	誤	正	正
5	誤	正	誤	誤

問3 健康食品に関する記述の正誤について、正しい組み合わせはどれか。

a 「特定保健用食品」は、身体の生理機能などに影響を与える保健機能成分を含むものであり、特定の保健機能を示す有効性や安全性などに関して、国への届出が必要である。

b 「栄養機能食品」は、国が定めた規格基準に適合したものであれば、身体の健全な成長や発達、健康維持に必要な栄養成分（ビタミン、ミネラルなど）の健康機能を表示することができる。

c 「機能性表示食品」は、事業者の責任で科学的根拠をもとに疾病に罹患した者の健康維持及び増進に役立つ機能を商品のパッケージに表示するものとして国に届出された商品である。

d 一般用医薬品の販売時には、健康食品の摂取の有無について確認することは重要で、購入者等の健康に関する意識を尊重しつつも、必要があれば健康食品の摂取についての指導も行うべきである。

	a	b	c	d
1	正	誤	正	正
2	正	正	正	誤
3	正	正	誤	誤
4	誤	正	誤	正
5	誤	誤	正	正

問4 医薬品の副作用に関する次の記述について、（　　）の中に入れるべき字句の正しい組み合わせはどれか。

世界保健機関（WHO）の定義によれば、医薬品の副作用とは、「疾病の（　a　）、診断、治療のため、又は身体の機能を正常化するために、人に通常（　b　）量で発現する医薬品の有害かつ（　c　）反応」とされている。

	a	b	c
1	発見	用いられない	意図しない
2	発見	用いられる	予測できる
3	予防	用いられる	予測できる
4	予防	用いられる	意図しない
5	予防	用いられない	予測できる

問5 副作用に関する次の記述の正誤について、正しい組み合わせはどれか。

a 世界保健機関（WHO）の定義によれば、医薬品の副作用とは、「疾病の予防、診断、治療のため、又は身体の機能を正常化するために、人に通常用いられる量で発現する医薬品の有害かつ意図しない反応」とされている。

b 医薬品を使用した場合、期待される有益な反応（主作用）以外の反応であっても、不都合を生じないものは全て、副作用として扱われない。

c 一般用医薬品は、通常その使用を中断することによる不利益よりも、重大な副作用を回避することが優先され、副作用の兆候が現れたときには基本的に使用を中止することとされており、必要に応じて医師、薬剤師などに相談がなされるべきである。

d 副作用は、容易に異変を自覚できるものばかりでなく、血液や内臓機能への影響等のように、明確な自覚症状として現れないこともある。

	a	b	c	d
1	正	正	正	正
2	正	正	誤	正
3	正	誤	正	正
4	誤	正	正	誤
5	誤	誤	誤	正

問6 医薬品の相互作用等に関する以下の記述の正誤について、正しい組み合わせはどれか。

a 相互作用による副作用のリスクを減らす観点から、緩和を図りたい症状が明確である場合には、なるべくその症状に合った成分のみが配合された医薬品が選択されることが望ましい。

b 食品は、外用薬や注射薬の作用や代謝に影響を与えない。

c 解熱鎮痛薬、鎮静薬、鎮咳去痰薬、アレルギー用薬等では、成分や作用が重複することが多く、通常、これらの薬効群に属する医薬品の併用は避けることとされている。

d 医薬品の相互作用は、医薬品が薬理作用をもたらす部位においてのみ起こる。

	a	b	c	d
1	誤	正	誤	正
2	誤	正	正	正
3	正	正	誤	誤
4	正	誤	正	誤
5	正	誤	誤	正

問7 **一般用医薬品の不適正な使用と副作用に関する記述の正誤について、正しい組み合わせはどれか。**

a 購入者等の誤解や認識不足が一般用医薬品の不適正な使用につながることがある。

b 疾病の根本的な治療や生活習慣の改善等がなされずに、一般用医薬品を使用して症状を一時的に緩和するだけの対処を漫然と続けていると、副作用を招く危険性が増す。

c 一般用医薬品は医療用医薬品に比べ作用が弱いため、乱用の繰り返しによる慢性的な臓器障害は生じない。

d 医薬品の販売等に従事する専門家は、一般用医薬品の適正な使用を図るため、購入者等の理解力や医薬品を使用する状況等に即して購入者等に説明をすべきである。

	a	b	c	d
1	正	正	正	誤
2	正	正	誤	正
3	正	誤	正	正
4	誤	正	正	正
5	正	正	正	正

問8 **医薬品の相互作用に関する記述のうち、正しいものの組み合わせはどれか。**

a かぜ薬、鎮静薬、アレルギー用薬等では、成分や作用が重複することは少ないため、これらの薬効群に属する医薬品の併用を避ける必要はない。

b 相互作用には、医薬品が吸収、分布、代謝又は排泄される過程で起こるものと、医薬品が薬理作用をもたらす部位において起こるものがある。

c 複数の医薬品を併用したときに、医薬品の作用が増強する場合のことをいうのであって、作用が減弱する場合には相互作用とはいわない。

d 相互作用を回避するには、通常、ある医薬品を使用している期間やその前後を通じて、その医薬品との相互作用を生じるおそれのある医薬品や食品の摂取を控えなければならない。

1	a	b
2	a	c
3	b	d
4	c	d

問9 小児への医薬品の使用に関する次の記述の正誤について、正しい組み合わせはどれか。

a 小児は、大人と比べて身体の大きさに対して腸が長く、服用した医薬品の吸収率が相対的に高い。
b 小児は、血液脳関門が未発達であるため、吸収されて循環血液中に移行した医薬品の成分が脳に達しやすい。
c 小児は、肝臓や腎臓の機能が未発達であるため、医薬品の成分の代謝・排泄に時間がかかり、作用が強く出過ぎたり、副作用がより強く出ることがある。
d 「医療用医薬品の添付文書等の記載要領の留意事項」（平成29年６月８日付け薬生安発0608第１号厚生労働省医薬・生活衛生局安全対策課長通知別添）において、おおよその目安として、小児は５歳以上、15歳未満との年齢区分が用いられている。

	a	b	c	d
1	正	正	正	誤
2	誤	正	誤	誤
3	正	誤	正	誤
4	誤	誤	正	正
5	正	正	誤	正

問10 高齢者の医薬品の使用に関する記述の正誤について、正しい組み合わせはどれか。

a 高齢者は、持病（基礎疾患）を抱えていることが多く、一般用医薬品の使用によって基礎疾患の症状が悪化したり、治療の妨げとなる場合がある。
b 高齢者は、喉の筋肉が衰えて飲食物を飲み込む力が弱まっている（嚥下障害）場合があり、内服薬を使用する際に喉に詰まらせやすい。
c 高齢者において、生理機能の衰えの度合いは個人差が小さいので、年齢のみから副作用のリスク増大の程度を判断することは容易である。
d 高齢者によくみられる傾向として、医薬品の説明を理解するのに時間がかかる場合等があり、情報提供や相談対応において特段の配慮が必要となる。

	a	b	c	d
1	正	正	正	誤
2	正	正	誤	正
3	正	誤	正	正
4	誤	正	正	正
5	正	正	正	正

問11 妊婦及び授乳婦の医薬品の使用に関する以下の記述の正誤について、正しい組み合わせはどれか。

a 一般用医薬品において、妊婦の使用について「相談すること」としているものが多い理由として、妊婦が使用した場合における安全性に関する評価が困難なことが挙げられる。

b 妊娠の有無やその可能性については、購入者等にとって他人に知られたくない場合もあることから、登録販売者は、妊婦又は妊娠していると思われる女性に対して情報提供や相談対応を行う必要はない。

c 医薬品の種類によっては、授乳婦が使用した医薬品の成分の一部が乳汁中に移行することが知られており、母乳を介して乳児が医薬品の成分を摂取することになる場合がある。

d ビタミンA含有製剤は、妊娠前後の一定期間に通常の用量を超えて摂取すると胎児に先天異常を起こす危険性が高まるとされている。

	a	b	c	d
1	正	正	正	誤
2	正	正	誤	誤
3	正	誤	正	正
4	誤	正	誤	正
5	誤	誤	正	誤

問12 医薬品の品質に関する以下の記述のうち、正しいものの組み合わせはどれか。

a 医薬品に配合されている成分のうち、添加物成分は高温や多湿、光（紫外線）等によって品質の劣化を起こさない。

b 医薬品の外箱に表示されている「使用期限」は、開封・未開封にかかわらず、高温多湿を避け、直射日光の当たらない場所で保管された場合に品質が保持される期限のことである。

c その全部又は一部が変質・変敗した物質から成っている医薬品は、販売が禁止されている。

d 医薬品は、適切な保管・陳列がなされたとしても、経時変化による品質の劣化は避けられない。

1	a	b
2	a	c
3	b	d
4	c	d

問13 次のうち、一般用医薬品の役割として、<u>誤っているもの</u>はどれか。

1 重度な疾病に伴う症状の改善
2 生活の質（QOL）の改善・向上
3 生活習慣病等の疾病に伴う症状発現の予防（科学的・合理的に効果が期待できるものに限る。）
4 健康の維持・増進

問14 **適切な医薬品選択と受診勧奨に関する以下の記述のうち、誤っているものはどれか。**

1 一般用医薬品の販売等に従事する専門家は、購入者等に対して常に科学的な根拠に基づいた正確な情報提供を行い、セルフメディケーションを適切に支援していくことが期待されている。
2 軽度の症状について一般用医薬品を使用して対処した場合であっても、一定期間若しくは一定回数使用しても症状の改善がみられない又は悪化したときには、医療機関を受診して医師の診療を受ける必要がある。
3 乳幼児や妊婦では、通常の成人の場合に比べ、一般用医薬品で対処可能な範囲は限られる。
4 一般用医薬品には、使用してもドーピングに該当する成分を含んだものはない。

問15 **次の記述は、医薬品医療機器等法第４条第５項第４号で定義されている一般用医薬品に関するものである。（　　）にあてはまる字句として、正しいものの組み合わせはどれか。**

医薬品のうち、その効能及び効果において人体に対する作用が（　a　）ものであって、（　b　）から提供された情報に基づく（　c　）の選択により使用されることが目的とされているもの（要指導医薬品を除く。）をいう。

	a	b	c
1	著しくない	医薬品製造販売業者	薬剤師その他の医薬関係者
2	著しい	医薬品製造販売業者	薬剤師その他の医薬関係者
3	著しくない	薬剤師その他の医薬関係者	需要者
4	著しい	薬剤師その他の医薬関係者	需要者
5	著しくない	医薬品製造販売業者	需要者

問16 **一般用医薬品を販売する際の登録販売者の姿勢に関する以下の記述のうち、正しいものはどれか。**

1 購入者等があらかじめ購入する医薬品を決めている場合は、体質や症状にあった製品を事前に調べていることが多いため、登録販売者が購入者等の状況を確認したり、改めて情報提供を行う必要はない。
2 一般用医薬品の場合、情報提供を受けた当人が医薬品を使用するものと考えて、販売時のコミュニケーションを考える必要がある。
3 登録販売者は、会話しやすい雰囲気づくりに努め、医薬品を使用する状況等について購入者等から自らの意志で伝えてもらえるよう促していくことが重要である。
4 すべての一般用医薬品において、購入者側に情報提供を受けようとする意識が乏しく、コミュニケーションが成立しがたい場合は、情報提供を行う必要はない。

問17 **以下の記述にあてはまる購入者への対応として、最も適切でないものはどれか。**

成人の女性がドラッグストア（店舗販売業）に来店し、鎮咳去痰薬のシロップ剤（1本120mL入り、一日最大60mL服用）を10本購入しようとレジにやって来た。女性に話を聞くと、1週間前にも同じ製品を購入し使用しており、咳症状が続いているため、まとめ買いをしたいとのことであった。

1 妊婦への使用が望ましくない配合成分を含む可能性があるため、女性に妊娠の有無について確認する。
2 過去に服用歴があり、目的に合った使用がなされると判断できるため、そのまま販売する。
3 相互作用や飲み合わせにより医薬品の作用が減弱している可能性があるため、他に使用している医薬品や摂取している食品の有無について確認する。
4 症状が続いているため、医療機関を受診して医師の診療を受けるよう促す。

問18 **サリドマイド製剤及びサリドマイド訴訟に関する以下の記述の正誤について、正しい組み合わせはどれか。**

a サリドマイド訴訟は、日本では、国及び製薬企業を被告として提訴され、その後に和解が成立した損害賠償訴訟である。

b サリドマイドの光学異性体のうち、R体には有害作用がないことから、R体のサリドマイドを分離して製剤化すると催奇形性を避けることができる。

c サリドマイド製剤は、一般用医薬品として販売されていたことはない。

d 催眠鎮静成分であるサリドマイドには、血管新生を妨げる作用もある。

	a	b	c	d
1	正	正	誤	正
2	正	誤	正	誤
3	誤	正	正	誤
4	正	誤	誤	正
5	誤	正	正	正

問19 **クロイツフェルト・ヤコブ病（CJD）に関する記述の正誤について、正しい組み合わせはどれか。**

a ウシ乾燥硬膜の原料が、プリオン不活化のための十分な化学的処理が行われないまま製品として流通し、この製品が脳外科手術で移植された患者にCJDが発生した。

b CJD訴訟等を契機として、独立行政法人医薬品医療機器総合機構による生物由来製品による感染等被害救済制度の創設等がなされた。

c CJDは、ウイルスの一種であるプリオンが脳の組織に感染することによって発症する。

d CJDの症状としては、初期には腹部の膨満感から激しい腹痛を伴う下痢を生じ、次第に下半身の痺れや脱力、歩行困難が現れる。

	a	b	c	d
1	正	誤	誤	正
2	誤	正	誤	誤
3	正	誤	正	誤
4	誤	正	誤	正
5	誤	誤	正	誤

問20 HIV（ヒト免疫不全ウイルス）訴訟に関する記述の正誤について、正しい組み合わせはどれか。

a　HIV訴訟とは、脳外科手術等に用いられていたヒト乾燥硬膜を介して、HIVに感染したことに対する損害賠償訴訟である。

b　HIV訴訟の和解を踏まえ、国は、HIV感染者に対する恒久対策として、エイズ治療・研究開発センター及び拠点病院の整備や治療薬の早期提供等の様々な取り組みを推進してきている。

c　HIV訴訟の和解を契機に、医薬品の副作用による健康被害の迅速な救済を図るため、医薬品副作用被害救済制度が創設された。

d　HIV訴訟は、国及び製薬企業を被告として提訴された。

	a	b	c	d
1	正	誤	誤	正
2	誤	誤	正	正
3	正	誤	正	誤
4	誤	正	誤	正
5	誤	正	誤	誤

第2章　人体の働きと医薬品

問1　**消化器系に関する以下の記述のうち、正しいものはどれか。**

1　膵臓は胃の後下部に位置し、弱酸性の膵液や血糖値を調節するホルモンを分泌する。

2　口腔内は唾液により、pHがほぼ中性に保たれることで、酸による歯の齲蝕を防いでいる。

3　食道から送られてきた内容物は、胃から小腸に送り出されるまで数時間、胃内に滞留しており、その滞留時間は炭水化物主体の食品のほうが脂質分の多い食品より長い。

4　胃腺から分泌される胃酸には、胃内を強酸性に保つ役目やトリプシノーゲンをトリプシンにする作用がある。

問2　**呼吸器系に関する記述の正誤について、正しい組み合わせはどれか。**

a　気道は上気道、下気道に分けられ、気管は上気道に含まれる器官である。

b　喉頭の大部分と気管から気管支までの粘膜は、線毛上皮で覆われている。

c　横隔膜や肋間筋によって、肺が拡張・収縮して呼吸運動が行われている。

d　肺胞の壁を介して、二酸化炭素が血液中の赤血球に取り込まれる。

	a	b	c	d
1	正	正	誤	正
2	正	正	誤	誤
3	誤	正	正	誤
4	誤	正	誤	正
5	誤	誤	正	誤

問3　**循環器系に関する次の記述のうち、正しいものの組み合わせはどれか。**

a　リンパ液の流れは主に平滑筋の収縮によるものであり、流速は血流に比べて緩やかである。

b　脾臓の主な働きは、脾臓内を流れる血液から古くなった赤血球を濾し取って処理することである。

c　心臓から拍出された血液を送る血管を動脈、心臓へ戻る血液を送る血管を静脈という。

d　静脈にかかる圧力は比較的高いため、血管壁は動脈よりも厚い。

1	a	b
2	a	c
3	a	d
4	b	c
5	b	d

問4 血液に関する次の記述の正誤について、正しい組み合わせはどれか。

a 血液は、血漿と血球からなり、血球には赤血球、白血球、血小板がある。
b 赤血球は骨髄で産生される。
c リンパ球は、白血球の約60%を占め、血液のほかリンパ液にも分布して循環している。
d 血小板は、血管の損傷部位に粘着、凝集して傷口を覆う。

	a	b	c	d
1	正	誤	正	誤
2	誤	誤	誤	正
3	正	正	誤	正
4	正	誤	正	正
5	誤	正	誤	誤

問5 泌尿器系に関する次の記述のうち、正しいものの組み合わせはどれか。

a 腎小体では、原尿中のブドウ糖やアミノ酸等の栄養分及び血液の維持に必要な水分や電解質が再吸収される。
b 腎臓には内分泌腺としての機能もあり、骨髄における赤血球の産生を促進するホルモンを分泌する。
c 副腎皮質では、自律神経系に作用するアドレナリンとノルアドレナリンが産生・分泌される。
d 女性は尿道が短いため、細菌などが侵入したとき膀胱まで感染を生じやすい。

1	a	b
2	a	c
3	a	d
4	b	d
5	c	d

問6 目に関する記述について、正しいものの組み合わせはどれか。

a 目の充血は、血管が拡張して赤く見える状態であるが、強膜が充血したときは、白目の部分がピンク味を帯び、眼瞼の裏側も赤くなる。
b 網膜と水晶体の間は、組織液（房水）で満たされ、眼内に一定の圧（眼圧）を生じさせている。
c 涙液は、起きている間は絶えず分泌されており、目頭の内側にある小さな孔（涙点）から涙道に流れこんでいる。
d 眼精疲労とは、メガネやコンタクトレンズが合っていなかったり、神経性の疲労（ストレス）、睡眠不足、栄養不良等が要因となって、慢性的な目の疲れに肩こり、頭痛等の全身症状を伴う場合をいう。

1	a	b
2	a	c
3	b	d
4	c	d

問7 **鼻及び耳に関する記述の正誤について、正しい組み合わせはどれか。**

a 鼻炎は、鼻腔粘膜に炎症が起きて腫れた状態であり、鼻閉（鼻づまり）や鼻汁過多などの症状が生じる。

b 鼻腔と副鼻腔を連絡する管は非常に狭いため、鼻腔粘膜が腫れると副鼻腔の開口部がふさがりやすくなり、副鼻腔に炎症を生じることがある。

c 鼓膜まで伝導された音は、鼓膜を振動させ、互いに連結した微細な３つの耳小骨が、鼓膜の振動を増幅して、中耳へ音を伝える。

d 小さな子供では、耳管の形状が太く短く、走行が水平に近いため、鼻腔からウイルスや細菌が侵入しやすい。

	a	b	c	d
1	正	正	誤	正
2	誤	誤	正	誤
3	正	正	正	誤
4	正	誤	正	誤
5	誤	正	誤	正

問8 **外皮系、骨格系及び筋組織に関する記述のうち、正しいものの組み合わせはどれか。**

a メラニン色素は、真皮の最下層にあるメラニン産生細胞（メラノサイト）で産生され、過剰な産生が起こると、シミやそばかすとして沈着する。

b 体温調節のための発汗は全身の皮膚に生じるが、精神的緊張による発汗は手のひらや足底、脇の下、顔面等の限られた皮膚に生じる。

c 骨組織を構成する有機質は、炭酸カルシウムやリン酸カルシウム等の石灰質からなる。

d 骨格筋は、収縮力が強く、自分の意識どおりに動かすことができる随意筋であるが、疲労しやすく、長時間の動作は難しい。

1	a	b
2	a	c
3	b	d
4	c	d

問9 **中枢神経系に関する以下の記述のうち、正しいものの組み合わせはどれか。**

a 脊髄には、自律神経系、ホルモン分泌の調節機能を担う視床下部がある。

b 小児は、血液脳関門が未発達であるため、循環血液中に移行した医薬品の成分が脳の組織に達しにくい。

c 脳は延髄を介して脊髄とつながっており、延髄には、心拍数を調節する心臓中枢、呼吸を調節する呼吸中枢等がある。

d 脊髄は脊椎の中にあり、脳と末梢の間で刺激を伝えている。

1	a	b
2	a	c
3	b	d
4	c	d

問10 医薬品の体内での働きに関する記述の正誤について、正しい組み合わせはどれか。

a 循環血液中に移行した有効成分は、血流によって全身の組織・器官へ運ばれて作用するが、多くの場合、標的となる細胞に存在する受容体、酵素、トランスポーターなどのタンパク質と結合し、その機能を変化させることで薬効や副作用を現す。

b 血中濃度は、ある時点でピーク（最高血中濃度）に達し、その後は低下していくが、これは吸収・分布の速度が代謝・排泄の速度を上回るためである。

c 医薬品を十分な間隔をあけずに追加摂取して血中濃度を高くしても、ある濃度以上になるとより強い薬効は得られなくなり、有害な作用（副作用や毒性）も現れにくくなる。

d 全身作用を目的とする医薬品の多くは、使用後の一定期間、その有効成分の血中濃度が治療域に維持されるよう、使用量及び使用間隔が定められている。

	a	b	c	d
1	誤	正	正	誤
2	正	誤	誤	正
3	誤	誤	正	正
4	正	正	誤	誤
5	正	正	正	正

問11 医薬品の剤形に関する次の記述の正誤について、正しい組み合わせはどれか。

a チュアブル錠は、表面がコーティングされているものもあるので、噛み砕かずに水などで飲み込む。

b トローチ剤及びドロップ剤は、薬効を期待する部位が口の中や喉に対するものである場合が多く、飲み込まずに口の中で舐めて、徐々に溶かして使用する。

c 貼付剤は、皮膚に貼り付けて用いる剤形であり、薬効の持続が期待できる反面、適用部位にかぶれなどを起こす場合がある。

d クリーム剤は、油性の基剤で皮膚への刺激が弱く、適用部位を水から遮断したい場合等に用い、患部が乾燥していてもじゅくじゅくと浸潤していても使用できる。

	a	b	c	d
1	誤	正	正	正
2	正	誤	正	誤
3	誤	誤	誤	正
4	誤	正	正	誤
5	正	誤	誤	誤

問12 全身的に現れる医薬品の副作用に関する以下の記述のうち、正しいものはどれか。

1 ショック（アナフィラキシー）は、生体異物に対する即時型のアレルギー反応の一種であるが、発症後の病態の進行は比較的緩やかである。

2 皮膚粘膜眼症候群は、発症する可能性のある医薬品は限られるため、発症の予測は容易である。

3 中毒性表皮壊死融解症の症例の多くが皮膚粘膜眼症候群の進展型とみられる。

4 偽アルドステロン症は、体内にカリウムと水が貯留し、体からナトリウムが失われることによって生じる病態である。

問13 皮膚に現れる副作用に関する記述のうち、正しいものの組み合わせはどれか。

a 薬疹とは、医薬品によって引き起こされるアレルギー反応の一種で、発疹・発赤等の皮膚症状を呈する場合をいう。
b 薬疹が現れた場合に、痒み等の症状に対して、一般の生活者が自己判断で対症療法を行うことは、原因の特定を困難にするおそれがあるため、避けるべきである。
c 医薬品による接触皮膚炎では、原因となる医薬品の使用の中止後、１週間程度で症状が治まり、再びその医薬品に触れても再発することはない。
d 光線過敏症の症状は、医薬品が触れた部分から全身へ広がることはない。

1	a	b
2	a	c
3	b	d
4	c	d

問14 消化器系に現れる副作用に関する次の記述の正誤について、正しい組み合わせはどれか。

a イレウスとは、医薬品の副作用により胃や十二指腸の粘膜組織が傷害されて、その一部が粘膜筋板を超えて欠損する状態である。
b 消化性潰瘍では、自覚症状が乏しい場合もあり、貧血症状（動悸や息切れ等）の検査時や突然の吐血・下血によって発見されることもある。
c 小児や高齢者のほか、普段から便秘傾向のある人は、イレウス様症状の発症のリスクが高い。
d 消化性潰瘍は、消化管出血に伴って糞便が白くなる。

	a	b	c	d
1	正	正	誤	正
2	誤	正	正	誤
3	誤	誤	正	正
4	正	誤	正	誤
5	誤	正	誤	正

問15 精神神経系に現れる医薬品の副作用に関する記述の正誤について、正しい組み合わせはどれか。

a 医薬品の副作用として現れる精神神経症状は、医薬品の大量服用や長期連用等の不適正な使用がなされた場合に限って発生し、通常の用法・用量の使用で現れることはない。
b 混合性結合組織病、関節リウマチ等の基礎疾患がある人では、医薬品による無菌性髄膜炎の発症リスクが高い。
c 副作用としての無菌性髄膜炎の発症は、多くの場合緩やかで、頭痛、発熱、吐きけ、意識混濁等の症状が徐々に現れる。
d 心臓や血管に作用する医薬品の使用により、頭痛やめまい、浮動感（体がふわふわと宙に浮いたような感じ）の症状が現れることがある。

	a	b	c	d
1	正	誤	正	誤
2	正	誤	誤	正
3	誤	正	正	正
4	誤	正	誤	正
5	誤	誤	正	正

問16 **医薬品の副作用として現れる肝機能障害に関する次の記述の正誤について、正しい組み合わせはどれか。**

a 医薬品により生じる肝機能障害は、有効成分又はその代謝物の直接的肝毒性が原因で起きる中毒性のものと、有効成分に対する抗原抗体反応が原因で起きるアレルギー性のものに大別される。

b 黄疸は、ビリルビン（黄色色素）が血液中へ排出されず、胆汁中に滞留することにより生じる。

c 軽度の肝機能障害の場合、自覚症状がなく、健康診断等の血液検査（肝機能検査値の悪化）で初めて判明することが多い。

d 肝機能障害が疑われた場合、原因と考えられる医薬品を使用し続けても、不可逆的な病変（肝不全）を生じることはない。

	a	b	c	d
1	正	正	正	誤
2	誤	正	誤	誤
3	正	誤	正	誤
4	正	正	誤	正
5	誤	誤	正	正

問17 **間質性肺炎に関する記述について、（　　）の中に入れるべき字句の正しい組み合わせはどれか。なお、同じ記号の（　　）内には同じ字句が入る。**

間質性肺炎は、肺の中で（　a　）と毛細血管を取り囲んで支持している組織（間質）が、炎症を起こしたものであり、発症すると、（　a　）と毛細血管の間のガス交換効率が低下して血液に酸素を十分取り込むことができず、体内は低酸素状態となる。そのため、息切れ・息苦しさ等の呼吸困難、空咳（痰の出ない咳）、発熱等の症状を呈する。

一般に、医薬品の使用開始から（　b　）程度で起きることが多く、悪化すると（　c　）に移行することがある。

	a	b	c
1	気管支	1～2週間	肺線維症
2	気管支	1～2時間	喘息
3	気管支	1～2時間	肺線維症
4	肺胞	1～2時間	喘息
5	肺胞	1～2週間	肺線維症

問18 **循環器系に現れる副作用や病気に関する記述の正誤について、正しい組み合わせはどれか。**

a　うっ血性心不全とは、心筋の自動性や興奮伝導の異常が原因で心臓の拍動リズムが乱れる病態である。
b　息切れ、疲れやすい、足のむくみ、急な体重の増加、咳とピンク色の痰などを認めた場合は、うっ血性心不全の可能性を疑い、早期に医師の診療を受ける必要がある。
c　心不全の既往がある人は、薬剤による心不全を起こしにくいといわれている。
d　不整脈の種類によっては失神（意識消失）することがあり、そのような場合は、生死に関わる危険な不整脈を起こしている可能性がある。

	a	b	c	d
1	正	誤	正	正
2	正	誤	誤	誤
3	誤	正	正	誤
4	誤	正	誤	正
5	誤	誤	誤	正

問19 **感覚器系に現れる医薬品の副作用に関する記述について、正しいものの組み合わせはどれか。**

a　コリン作動成分が配合された医薬品によって、眼圧が上昇することがある。
b　眼圧の上昇に伴って、頭痛や吐きけ・嘔吐等の症状が現れることもある。
c　高眼圧を長時間放置すると、視神経が損傷して視野欠損といった視覚障害に至るおそれがあるが、この症状は可逆的である。
d　瞳の拡大（散瞳）を生じる可能性のある成分が配合された医薬品を使用した後は、乗物や機械類の運転操作を避けなければならない。

1	a	b
2	a	c
3	b	c
4	b	d
5	c	d

問20 **泌尿器系に現れる医薬品の副作用に関する記述の正誤について、正しい組み合わせはどれか。**

a　医薬品の副作用による腎障害では、尿量の減少、ほとんど尿が出ない、逆に一時的に尿が増える、むくみ（浮腫）等の症状が現れることがある。
b　交感神経系の機能を抑制する作用がある成分が配合された医薬品を使用すると、尿が出にくい、尿が少ししか出ない、残尿感がある等の症状を生じることがある。
c　医薬品の副作用による排尿困難や尿閉は、男性に現れるが、女性には現れない。
d　医薬品の副作用による膀胱炎様症状には、尿の回数増加、排尿時の疼痛、残尿感等がある。

	a	b	c	d
1	正	正	正	正
2	誤	正	正	誤
3	正	誤	誤	正
4	正	誤	誤	誤
5	誤	正	誤	正

第3章　主な医薬品とその作用

問1　**次の記述は、かぜ（感冒）等に関するものである。正しいものの組み合わせはどれか。**

a　冬場に発熱や頭痛を伴って悪心・嘔吐や、下痢等の消化器症状が現れた場合、インフルエンザ（流行性感冒）である場合が多い。

b　かぜ薬は、ウイルスの増殖を抑えたり、ウイルスを体内から除去するものではなく、咳で眠れなかったり、発熱で体力を消耗しそうなときなどに、それら諸症状の緩和を図る対症療法薬である。

c　小児がインフルエンザにかかった場合、サリチルアミドを選択することが望ましい。

d　鎮咳成分であるジヒドロコデインリン酸塩は依存性があり、12歳未満の小児には使用禁忌となっている。

1	a	c
2	a	d
3	b	c
4	b	d

問2　**かぜ薬の配合成分に関する記述について、（　　）の中に入れるべき字句の正しい組み合わせはどれか。**

かぜ薬とは、かぜの諸症状の緩和を目的として使用される医薬品の総称である。その中には、鼻粘膜の充血を和らげ、気管・気管支を拡げる成分として（　a　）、咳を抑える成分として（　b　）、及びくしゃみや鼻汁を抑える成分として（　c　）が配合されているものがある。

	a	b	c
1	グアイフェネシン	イソプロピルアンチピリン	エテンザミド
2	グアイフェネシン	ノスカピン	エテンザミド
3	メチルエフェドリン塩酸塩	イソプロピルアンチピリン	エテンザミド
4	メチルエフェドリン塩酸塩	イソプロピルアンチピリン	ヨウ化イソプロパミド
5	メチルエフェドリン塩酸塩	ノスカピン	ヨウ化イソプロパミド

問3 **第１欄の記述は、かぜ薬（総合感冒薬）として用いられる漢方処方製剤に関するものである。該当する漢方処方製剤は第２欄のどれか。**

第１欄

体力中等度又はやや虚弱で、うすい水様の痰を伴う咳や鼻水が出るものの気管支炎、気管支喘息、鼻炎、アレルギー性鼻炎、むくみ、感冒、花粉症に適すとされるが、体の虚弱な人（体力の衰えている人、体の弱い人）、胃腸の弱い人、発汗傾向の著しい人では、悪心、胃部不快感等の副作用が現れやすい等、不向きとされる。

第２欄

1 葛根湯
2 麻黄湯
3 小青竜湯
4 桂枝湯
5 麦門冬湯

問4 **解熱鎮痛薬に含まれている成分に関する次の記述の正誤について、正しい組み合わせはどれか。**

a アスピリンは、他の解熱鎮痛成分に比較して胃腸障害を起こしやすく、アスピリンアルミニウム等として胃粘膜への悪影響の低減を図っている製品もある。

b サザピリンは、ピリン系の解熱鎮痛成分であり、ピリン疹と呼ばれるアレルギー症状をもたらすことがある。

c アセトアミノフェンは主として中枢作用によって解熱・鎮痛をもたらすため、末梢における抗炎症作用は期待できない。

d イソプロピルアンチピリンは、解熱及び鎮痛の作用は比較的強いが、抗炎症作用は弱いため、他の解熱鎮痛成分と組み合わせて配合される。

	a	b	c	d
1	誤	正	誤	正
2	誤	誤	正	正
3	正	誤	正	正
4	正	正	誤	誤
5	誤	正	正	誤

問5 **解熱鎮痛成分の働き及び副作用に関する記述の正誤について、正しい組み合わせはどれか。**

a 大部分の解熱鎮痛成分による解熱作用は、末梢神経系におけるプロスタグランジンの産生抑制作用のほか、腎臓における水分の再吸収を促して循環血流量を増し、発汗を促進する作用も寄与している。

b 心臓病、腎臓病等の基礎疾患がない場合でも、解熱鎮痛薬を長期連用することにより、自覚症状がないまま徐々に臓器の障害が進行するおそれがある。

c アルコールは、解熱鎮痛成分の吸収や代謝に影響を与え、副作用を起こしやすくするおそれがあるため、解熱鎮痛薬の服用期間中は、飲酒を避けることとされている。

d いわゆる「アスピリン喘息」は、アスピリン特有の副作用であり、他の解熱鎮痛成分では生じない。

	a	b	c	d
1	正	正	誤	正
2	正	誤	正	正
3	正	正	正	誤
4	誤	正	正	誤
5	誤	誤	誤	誤

問6 **以下の化学的に合成された解熱鎮痛成分の作用に関する記述について、（　）の中に入れるべき字句の正しい組み合わせはどれか。なお、２箇所の（　b　）内はどちらも同じ字句が入る。**

解熱に関しては、プロスタグランジンの産生抑制作用のほか、腎臓における水分の（　a　）を促して循環血流量を増し、発汗を促進する作用も寄与している。循環血流量の増加は（　b　）の負担を増大させるため、（　b　）に障害がある場合は、その症状を悪化させるおそれがある。

プロスタグランジンには胃酸分泌調節作用や胃腸粘膜保護作用もあるが、これらの作用が解熱鎮痛成分によって妨げられると、胃酸分泌が増加するとともに胃壁の血流量が（　c　）して、胃粘膜障害を起こしやすくなる。そうした胃への悪影響を軽減するため、なるべく空腹時を避けて服用することとなっている場合が多い。

	a	b	c
1	排泄	心臓	増加
2	排泄	肝臓	低下
3	再吸収	心臓	低下
4	排泄	心臓	低下
5	再吸収	肝臓	増加

問7 **眠気を促す薬及びその成分に関する次の記述のうち、正しいものの組み合わせはどれか。**

a　飲酒とともにブロモバレリル尿素を含む催眠鎮静薬を服用すると、その薬効や副作用が減弱されるおそれがある。
b　ジフェンヒドラミン塩酸塩などの抗ヒスタミン成分を含有する医薬品を服用後は、自動車の運転等、危険を伴う機械の操作に従事させてはならない。
c　小児及び若年者では、抗ヒスタミン成分により眠気とは反対の神経過敏や中枢興奮等が現れることがある。
d　酸棗仁湯は、症状の原因となる体質の改善を主眼としているため、１週間位服用して症状の改善がみられない場合でも、１ヶ月位服用を継続する必要がある。

1	a	b
2	a	d
3	b	c
4	c	d

問8 **眠気を防ぐ薬及びその配合成分に関する以下の記述のうち、正しいものの組み合わせはどれか。**

a　カフェインには、胃液分泌亢進作用があり、副作用として胃腸障害（食欲不振、悪心・嘔吐）が現れることがあるため、胃酸過多の人や胃潰瘍のある人は、服用を避ける必要がある。
b　眠気を抑える成分として、ビタミンB12（シアノコバラミン等）が配合されている場合がある。
c　かぜ薬やアレルギー用薬等を使用したことによる眠気を抑えたい場合は、眠気防止薬を使用することが望ましい。
d　小児用の眠気防止薬はない。

1	a	b
2	a	d
3	b	c
4	c	d

問9 **乗物酔い防止薬の配合成分に関する記述の正誤について、正しい組み合わせはどれか。**

a　不安や緊張等の心理的要因による影響を和らげることを目的として、アリルイソプロピルアセチル尿素のような鎮静成分が配合されている場合がある。
b　アミノ安息香酸エチルは、脳に軽い興奮を起こさせて平衡感覚の混乱によるめまいを軽減させることを目的として用いられる。
c　メクリジン塩酸塩は、吐きけの防止・緩和を目的として配合されることがある抗ヒスタミン成分である。
d　ジフェニドール塩酸塩は、胃粘膜への麻酔作用によって嘔吐刺激を和らげる。

	a	b	c	d
1	誤	正	正	誤
2	正	誤	正	正
3	正	正	正	正
4	正	誤	正	誤
5	誤	正	誤	正

問10 **小児の疳及び小児の疳を適応症とする生薬製剤・漢方処方製剤（小児鎮静薬）に関する次の記述の正誤について、正しい組み合わせはどれか。**

a 小児鎮静薬は、鎮静作用のほか、血液の循環を促す作用があるとされる生薬成分を中心に配合されている。

b 身体的な問題がなく生じる夜泣き、ひきつけ、疳の虫等の症状が、成長に伴って自然に改善することはまれである。

c 小児鎮静薬は、症状の原因となる体質の改善を主眼としているものが多く、比較的長期間（1ヶ月位）継続して服用されることがある。

d 漢方処方製剤のうち、用法用量において適用年齢の下限が設けられていないものは、生後1ヶ月から使用できる。

	a	b	c	d
1	正	正	正	正
2	誤	誤	正	正
3	正	誤	正	誤
4	正	誤	誤	誤
5	誤	正	誤	誤

問11 **以下の記述にあてはまる神経質、精神不安、不眠等の症状の改善を目的とした漢方処方製剤として、最も適するものはどれか。**

体力中等度以下で疲れやすく、神経過敏で、興奮しやすいものの神経質、不眠症、小児夜なき、夜尿症、眼精疲労、神経症に適すとされる。

1 釣藤散
2 疎経活血湯
3 柴胡加竜骨牡蛎湯
4 桂枝加竜骨牡蛎湯

問12 **鎮咳去痰薬の配合成分に関する記述のうち、正しいものの組み合わせはどれか。**

a マオウは、アドレナリン作動成分と同様の作用を示し、気管支を拡張させる。

b ゴミシは、マツブサ科のチョウセンゴミシの果実を基原とする生薬で、体内で分解された代謝物の一部が延髄の呼吸中枢、咳嗽中枢を鎮静させる作用を示すとされる。

c ブロムヘキシン塩酸塩は、粘液成分の含量比を調整し痰の切れを良くする作用を示す。

d ジプロフィリンは、自律神経系を介さずに気管支の平滑筋に直接作用して弛緩させ、気管支を拡張させる。

1	a	c
2	b	c
3	b	d
4	a	d

問13 咳止めや痰を出しやすくする目的で用いられる漢方処方製剤及び生薬成分に関する記述の正誤について、正しい組み合わせはどれか。

a 麻杏甘石湯は、体力中等度以上で、咳が出て、ときにのどが渇くものの咳、小児喘息、気管支喘息、気管支炎、感冒、痔の痛みに適すとされる。

b 半夏厚朴湯は、構成生薬としてカンゾウを含むため、摂取されるグリチルリチン酸の総量が継続して多くならないよう注意を促すことが重要である。

c キョウニンは、体内で分解されて生じた代謝物の一部が延髄の呼吸中枢、咳嗽中枢を興奮させる作用を示すとされる。

d 麦門冬湯は、体力中等度で、気分がふさいで、咽喉、食道部に異物感があり、かぜをひきやすく、ときに動悸、めまい、嘔気等を伴うものの小児喘息、気管支喘息、気管支炎、咳、不安神経症、虚弱体質に適すとされる。

	a	b	c	d
1	正	正	誤	誤
2	正	正	誤	正
3	正	誤	誤	誤
4	誤	誤	正	正
5	誤	誤	正	誤

問14 口腔咽喉薬、含嗽薬及びその配合成分に関する記述の正誤について、正しい組み合わせはどれか。

a 駆風解毒湯は、体力に関わらず使用でき、喉が腫れて痛む扁桃炎、扁桃周囲炎に適すとされる。

b トラネキサム酸は、声がれ、喉の荒れ、喉の不快感、喉の痛み又は喉の腫れの症状を鎮めることを目的として配合されている。

c デカリニウム塩化物は、炎症を生じた粘膜組織の修復を促すことを目的として配合されている。

d バセドウ病や橋本病などの甲状腺疾患の診断を受けた人では、ヨウ素系殺菌消毒成分が配合された含嗽薬を使用する前に、その使用の適否について、治療を行っている医師等に相談する等の対応が必要である。

	a	b	c	d
1	誤	正	正	誤
2	正	誤	誤	正
3	正	正	正	誤
4	誤	誤	誤	正
5	正	正	誤	正

問15 胃の薬の配合成分に関する記述のうち、正しいものの組み合わせはどれか。

a 酸化マグネシウムは、中和反応によって胃酸の働きを弱めること（制酸）を目的として配合されている場合がある。

b テプレノンは、胃粘膜の炎症を和らげることを目的として配合されている場合があるが、まれに重篤な副作用として肝機能障害を生じることがある。

c アカメガシワは、味覚や嗅覚を刺激して反射的な唾液や胃液の分泌を促すことにより、弱った胃の働きを高めることを目的として配合されている場合がある。

d ウルソデオキシコール酸は、胆汁の分泌を促す作用（利胆作用）があるとされ、消化を助ける効果を期待して用いられる。

1	a	c
2	b	c
3	b	d
4	a	d

問16 胃に作用する薬に関する記述の正誤について、正しい組み合わせはどれか。

a 制酸成分を主体とする胃腸薬は、酸度の高い食品と一緒に使用すると胃酸に対する中和作用が低下することが考えられるため、炭酸飲料等での服用は適当でない。
b オウバク、ゲンチアナ及びユウタン等の生薬成分が配合された健胃薬は、苦味の強い製剤が多いため、一般の生活者に対してはオブラートで包む等、味を遮蔽する方法で服用するよう指導することが望ましい。
c ピレンゼピン塩酸塩は、抗コリン作用を示すため、排尿困難や動悸等の副作用を生じることがある。
d 胃液分泌を抑制することを目的として、ヒスタミンの働きを抑える成分が配合された医薬品は、H1ブロッカーと呼ばれている。

	a	b	c	d
1	正	誤	誤	正
2	正	誤	正	誤
3	誤	正	正	誤
4	誤	誤	正	正
5	誤	正	誤	誤

問17 胃腸鎮痛鎮痙薬の配合成分に関する以下の記述のうち、正しいものはどれか。

1 パパベリン塩酸塩は、抗コリン成分と異なり自律神経系を介した作用ではないため、眼圧を上昇させる作用を示さない。
2 メチルベナクチジウム臭化物は、消化管の粘膜及び平滑筋に対する麻酔作用による鎮痛鎮痙の効果を期待して配合されている。
3 アミノ安息香酸エチルは、メトヘモグロビン血症を起こすおそれがあるため、12歳未満の小児への使用は避ける必要がある。
4 オキセサゼインは、局所麻酔作用のほか、胃液分泌を抑える作用もあるとされ、胃腸鎮痛鎮痙薬と制酸薬の両方の目的で使用される。

問18 腸の薬の配合成分とその配合目的の組み合わせについて、正しいものの組み合わせはどれか。

	【配合成分】	【配合目的】
a	オウバク	腸粘膜を保護する。
b	沈降炭酸カルシウム	腸管内の異常発酵等によって生じた有害な物質を吸着させる。
c	ピコスルファートナトリウム	小腸を刺激して瀉下作用をもたらす。
d	次硝酸ビスマス	細菌感染による下痢の症状を鎮める。

1	a	b
2	a	c
3	b	d
4	c	d

問19 **次の記述にあてはまる漢方処方製剤として、最も適切なものはどれか。**

体力中等度以下で、ときに便が硬く塊状なものの便秘、便秘に伴う頭重、のぼせ、湿疹・皮膚炎、ふきでもの、食欲不振、腹部膨満、腸内異常醗酵、痔等の症状の緩和に適すとされる。

1 六君子湯
2 大黄牡丹皮湯
3 人参湯
4 麻子仁丸
5 桂枝加芍薬湯

問20 **浣腸薬及びその配合成分に関する次の記述の正誤について、正しい組み合わせはどれか。**

a グリセリンが配合された浣腸薬を、肛門や直腸の粘膜に損傷があり出血しているときに使用すると、グリセリンが傷口から血管内に入って、赤血球の破壊（溶血）を引き起こすおそれがある。
b 浣腸薬は、繰り返し使用することで直腸の感受性が高まり、効果が強くなる。
c 炭酸水素ナトリウムは、浸透圧の差によって腸管壁から水分を取り込んで直腸粘膜を刺激し、排便を促す効果を期待して用いられる。
d 注入剤で半量等を使用した場合は、残量を再利用せずに廃棄する。

	a	b	c	d
1	正	誤	正	誤
2	正	誤	誤	正
3	誤	正	正	正
4	誤	正	誤	正
5	誤	誤	誤	正

問21 **強心薬に配合される生薬成分に関する以下の記述の正誤について、正しい組み合わせはどれか。**

a ジンコウは、中枢神経系の刺激作用による気つけの効果を期待して用いられる。
b 1日用量中センソ1mgを超えて含有する医薬品は、劇薬に指定されている。
c ロクジョウは、強心作用のほか、強壮、血行促進の作用があるとされる。
d インヨウカクは、強心作用のほか、呼吸中枢を刺激して呼吸機能を高めたり、意識をはっきりさせる作用がある。

	a	b	c	d
1	正	誤	誤	正
2	正	正	正	誤
3	誤	誤	正	誤
4	正	正	誤	正
5	誤	誤	正	正

問22 **コレステロール及び高コレステロール改善薬の配合成分に関する記述のうち、正しいものの組み合わせはどれか。**

a コレステロールは、水に溶けにくい物質であるため、血液中では血漿タンパク質と結合したリポタンパク質となって存在する。

b 脂質異常症とは、低密度リポタンパク質（LDL）が140mg/dL以上、高密度リポタンパク質（HDL）が40mg/dL未満、中性脂肪が150mg/dL以上のすべてを満たす状態をいう。

c 高コレステロール改善薬は、結果的に生活習慣病の予防につながるものであるが、ウエスト周囲径（腹囲）を減少させるなどの痩身効果を目的とする医薬品ではない。

d リボフラビンの摂取によって尿が黄色くなった場合、使用を中止する必要がある。

1	a	b
2	a	c
3	b	d
4	c	d

問23 **貧血に関する以下の記述のうち、誤っているものはどれか。**

1 鉄分の摂取不足を生じても、初期には貯蔵鉄や血清鉄が減少するのみでヘモグロビン量自体は変化せず、ただちに貧血の症状は現れない。

2 コバルトは、赤血球ができる過程で必要不可欠なビタミンB12の構成成分であり、貧血用薬には、骨髄での造血機能を高める目的で、硫酸コバルトが配合されている場合がある。

3 鉄製剤の服用前後30分にタンニン酸を含む飲食物を摂取すると、鉄の吸収率が上がり、副作用が生じやすくなるため、服用前後はそれらの摂取を控えることとされている。

4 貧血のうち鉄製剤で改善できるのは、鉄欠乏性貧血のみである。

問24 **循環器用薬及びその配合成分に関する記述の正誤について、正しい組み合わせはどれか。**

a ユビデカレノンは、心筋の酸素利用効率を高めて収縮力を高めることによって血液循環の改善効果を示すとされ、15歳未満の小児向けの製品もある。

b 三黄瀉心湯を鼻血に用いる場合には、漫然と長期の使用は避け、5～6回使用しても症状の改善がみられないときは、いったん使用を中止して専門家に相談がなされるなどの対応が必要である。

c イノシトールヘキサニコチネートは、ニコチン酸が遊離し、そのニコチン酸の働きによって末梢の血液循環を改善する作用を示すとされ、ビタミンEと組み合わせて用いられる場合が多い。

d 七物降下湯は、体力中等度以下で、顔色が悪くて疲れやすく、胃腸障害のないものの高血圧に伴う随伴症状（のぼせ、肩こり、耳鳴り、頭重）に適すとされるが、15歳未満の小児への使用は避ける必要がある。

	a	b	c	d
1	正	正	正	誤
2	正	正	誤	正
3	正	誤	正	正
4	誤	正	正	正
5	正	正	正	正

問25 **痔及び痔の薬に関する記述のうち、正しいものの組み合わせはどれか。**

a 直腸粘膜と皮膚の境目となる歯状線より上部の、直腸粘膜にできた痔核を外痔核と呼ぶ。

b 内用痔疾用薬は、比較的緩和な抗炎症作用、血行改善作用を目的とする成分のほか、瀉下・整腸成分等が配合されたものである。

c 痔瘻は、肛門の出口からやや内側の上皮に傷が生じた状態であり、一般に、「切れ痔」と呼ばれる。

d 痔は、肛門部に過度の負担をかけることやストレス等により生じる生活習慣病である。

1	a	b
2	a	c
3	b	d
4	c	d

問26 **外用痔疾用薬の配合成分に関する記述のうち、正しいものの組み合わせはどれか。**

a 局所への穏やかな刺激によって痒みを抑える効果を期待して、熱感刺激を生じさせるクロタミトンが配合されている場合がある。
b 痔による肛門部の創傷の治癒を促す効果を期待して、組織修復成分であるイソプロピルメチルフェノールが配合されている場合がある。
c 痔疾患に伴う局所の感染を防止することを目的として、セチルピリジニウム塩化物が配合されている場合がある。
d 肛門周囲の末梢血管を拡張する作用を期待して、ナファゾリン塩酸塩が配合されている場合がある。

1	a	b
2	a	c
3	a	d
4	b	d
5	c	d

問27 **泌尿器用薬及びその配合成分に関する以下の記述の正誤について、正しい組み合わせはどれか。**

a 日本薬局方収載のカゴソウは、煎薬として残尿感、排尿に際して不快感のあるものに用いられる。
b サンキライは、アケビ科のアケビ又はミツバアケビの蔓性の茎を、通例、横切りしたものを基原とする生薬である。
c 竜胆瀉肝湯は、体力中等度以上で、下腹部に熱感や痛みがあるものの排尿痛、残尿感、尿の濁り、こしけ（おりもの）、頻尿に適すとされる。
d 猪苓湯は、体力に関わらず使用でき、排尿異常があり、ときに口が渇くものの排尿困難、排尿痛、残尿感、頻尿、むくみに適すとされる。

	a	b	c	d
1	誤	正	正	誤
2	正	正	誤	正
3	正	誤	正	誤
4	誤	誤	誤	正
5	正	誤	正	正

問28 **婦人薬及びその配合成分に関する記述の正誤について、正しい組み合わせはどれか。**

a 内服で用いられる婦人薬は、比較的速やかに作用が出現し、短期間の使用で効果が得られるとされる。
b サフランは、鎮静、鎮痛のほか、女性の滞っている月経を促す作用を期待して配合されている場合がある。
c 妊娠中の女性ホルモンの補充を目的として、女性ホルモン成分の使用が推奨されている。
d 女性ホルモン成分の長期連用により血栓症を生じるおそれがあり、また、乳癌や脳卒中などの発生確率が高まる可能性もあるため、継続して使用する場合には、医療機関を受診するよう促すべきである。

	a	b	c	d
1	正	誤	誤	正
2	誤	正	誤	誤
3	正	誤	正	誤
4	誤	正	誤	正
5	誤	誤	正	誤

問29 次の記述は、婦人薬として用いられる漢方処方製剤に関するものである。正しいものの組み合わせはどれか。

a 加味逍遙散は、まれに重篤な副作用として、肝機能障害、腸間膜静脈硬化症を生じることが知られている。
b 桃核承気湯は、体力中等度以下で、冷え症、貧血気味、神経過敏で、動悸、息切れ、ときにねあせ、頭部の発汗、口の渇きがあるものの更年期障害、血の道症、不眠症、神経症、動悸、息切れ、かぜの後期の症状、気管支炎に適すとされる。
c 五積散は、体の虚弱な人（体力の衰えている人、体の弱い人）、胃腸の弱い人、発汗傾向の著しい人では、不向きとされる。
d 当帰芍薬散は、比較的体力があり、ときに下腹部痛、肩こり、頭重、めまい、のぼせて足冷えなどを訴えるものの、月経不順、月経異常、月経痛、更年期障害、血の道症、肩こり、めまい、頭重、打ち身（打撲症）、しもやけ、しみ、湿疹・皮膚炎、にきびに適すとされる。

1	a	b
2	a	c
3	b	d
4	c	d

問30 鼻に用いる薬の成分等に関する以下の記述の正誤について、正しい組み合わせはどれか。

a 鼻粘膜の過敏性や痛みや痒みを抑える目的で、ケトチフェンフマル酸塩が局所麻酔成分として配合されている場合がある。
b 鼻粘膜を清潔に保ち、細菌による二次感染を防止する目的で、ベンゼトニウム塩化物が殺菌消毒成分として配合されている場合がある。
c フェニレフリン塩酸塩は、交感神経系を刺激して鼻粘膜を通っている血管を拡張させることにより、鼻粘膜の充血や腫れを和らげる。
d クロモグリク酸ナトリウムの使用は、医療機関において減感作療法等のアレルギーの治療を受けている人では、治療の妨げとなるおそれがある。

	a	b	c	d
1	正	誤	正	正
2	誤	正	正	正
3	正	正	誤	誤
4	誤	誤	正	誤
5	誤	正	誤	正

問31 点眼薬に関する次の記述の正誤について、正しい組み合わせはどれか。

a 点眼薬は、結膜嚢に適用するものであるため、通常、無菌的に製造されている。
b 点眼薬は、薬液が結膜嚢内に行き渡るよう一度に数滴点眼することで効果が増す。
c 医師から処方された点眼薬を使用している場合には、一般用医薬品の点眼薬を併用すると、治療中の疾患に悪影響を生じることがある。
d 一般用医薬品の点眼薬には、緑内障の症状を改善できるものがある。

	a	b	c	d
1	正	正	誤	誤
2	正	誤	誤	正
3	正	誤	正	誤
4	誤	誤	正	正
5	誤	正	誤	正

問32 **30歳女性が、目の充血があるため、次の成分の一般用医薬品の一般点眼薬を購入する目的で店舗を訪れた。**

100m L中：

成分	分量
テトラヒドロゾリン塩酸塩	0.05 g
グリチルリチン酸二カリウム	0.25 g
クロルフェニラミンマレイン酸塩	0.03 g
パンテノール	0.1 g
アスパラギン酸カリウム	1.0 g

（添加物として、ベンザルコニウム塩化物、pH調整剤等を含む。）

	a	b	c	d
1	正	誤	正	正
2	正	正	正	誤
3	正	正	誤	誤
4	誤	正	誤	正
5	誤	誤	正	正

この点眼薬に関する記述の正誤について、正しい組み合わせはどれか。

a　この医薬品には、結膜を通っている血管を収縮させて目の充血を除去することを目的としてテトラヒドロゾリン塩酸塩が配合されている。

b　この医薬品に配合されるアスパラギン酸カリウムは、新陳代謝を促し、目の疲れを改善する効果を期待して配合されているアミノ酸成分である。

c　この医薬品を点眼する際には、容器の先端が眼瞼（まぶた）や睫毛（まつげ）に触れないようにする。

d　この医薬品は、ソフトコンタクトレンズを装着したまま点眼することができる。

問33 **一般用医薬品として使用される漢方処方製剤・生薬製剤に関する記述のうち、正しいものの組み合わせはどれか。**

a　漢方処方製剤を利用する場合、患者の「証」（体質及び症状）に合わない漢方処方が選択されたとしても、副作用を生じにくいとされる。

b　生薬製剤に使用される生薬は、薬用部位とその他の部位、又は類似した基原植物を取り違えると、人体に有害な作用を引き起こすことがある。

c　漢方処方製剤は、用法用量において適用年齢の下限が設けられていない場合は、生後３ヶ月未満の乳児に使用しても問題ない。

d　漢方処方製剤の使用により、間質性肺炎や肝機能障害のような重篤な副作用が起きることがある。

1	a	b
2	a	c
3	b	d
4	c	d

問34 皮膚に用いられる殺菌消毒成分に関する次の記述の正誤について、正しい組み合わせはどれか。

a アクリノールは、真菌、結核菌、ウイルスに対して殺菌消毒作用を示すが、連鎖球菌、黄色ブドウ球菌に対する殺菌消毒作用はない。

b ヨードチンキは、皮膚刺激性が弱いため、粘膜（口唇等）や目の周りの殺菌消毒に使用される。

c イソプロピルメチルフェノールは、細菌や真菌類のタンパク質を変性させることにより殺菌消毒作用を示す。

	a	b	c
1	正	誤	正
2	正	誤	誤
3	誤	誤	正
4	誤	正	正
5	誤	正	誤

問35 外皮用薬及びその配合成分に関する記述の正誤について、正しい組み合わせはどれか。

a 分子内にステロイド骨格を持たない非ステロイド性抗炎症成分として、デキサメタゾンがある。

b ケトプロフェンを主薬とする外皮用薬では、紫外線により、使用中又は使用後しばらくしてから重篤な光線過敏症が現れることがある。

c フェルビナクを主薬とする外皮用薬は、皮膚感染症に対して効果がなく、痛みや腫れを鎮めることでかえって皮膚感染が自覚されにくくなるおそれがある。

d インドメタシンを主薬とする外皮用薬は、妊婦又は妊娠していると思われる女性にも使用を推奨できる。

	a	b	c	d
1	正	正	誤	正
2	正	正	誤	誤
3	誤	正	正	誤
4	誤	正	誤	正
5	誤	誤	正	誤

問36 ビタミン成分とその主な作用に関する以下関係の正誤について、正しい組み合わせはどれか。

	【ビタミン成分】	【主な作用】
a	ビタミンC ——	腸管でのカルシウム吸収を促して、骨の形成を助ける作用。
b	ビタミンE ——	夜間視力を維持し、皮膚や粘膜の機能を正常に保つ作用。
c	ビタミンD ——	体内の脂質を酸化から守る作用。
d	ビタミンB1 ——	赤血球の形成を助け、神経の正常な働きを維持する作用。

	a	b	c	d
1	正	正	誤	正
2	正	誤	正	正
3	正	誤	正	誤
4	誤	正	正	誤
5	誤	誤	誤	誤

問37 **禁煙補助剤に関する以下の記述について、（　　）の中に入れるべき字句の正しい組み合わせはどれか。**

禁煙補助剤は、ニコチン置換療法に使用される、ニコチンを有効成分とする医薬品であり、咀嚼剤とパッチ製剤がある。

禁煙補助剤は口腔内が酸性になるとニコチンの吸収が低下するため、（　a　）等を摂取した後しばらくは使用を避ける必要がある。

また、（　b　）系を興奮させる作用を示すため、（　c　）が配合された医薬品（鎮咳去痰薬、痔疾用薬等）との併用により、その作用を増強させるおそれがある。

	a	b	c
1	コーヒー	交感神経	アドレナリン作動成分
2	炭酸飲料	副交感神経	アドレナリン作動成分
3	牛乳	交感神経	抗コリン成分
4	コーヒー	副交感神経	抗コリン成分
5	炭酸飲料	交感神経	抗コリン成分

問38 **一般用検査薬等に関する次の記述の正誤について、正しい組み合わせはどれか。**

a　一般用検査薬は、薬局においてのみ取り扱うことが認められている。

b　尿中のヒト絨毛性性腺刺激ホルモン（hCG）の検出反応は、温度の影響を受けない。

c　尿糖検査の場合、原則として早朝尿（起床直後の尿）を検体とし、尿タンパク検査の場合、食後２～３時間を目安に採尿を行う。

d　通常、尿は弱アルカリ性であるが、食事その他の影響で弱酸性～中性に傾くと、正確な検査結果が得られなくなることがある。

	a	b	c	d
1	正	正	正	誤
2	正	正	誤	正
3	誤	正	誤	誤
4	誤	誤	正	正
5	誤	誤	誤	誤

問39 **妊娠及び妊娠検査薬に関する記述のうち、正しいものの組み合わせはどれか。**

a 妊娠初期（妊娠12週まで）は、胎児の脳や内臓等の諸器官が形づくられる重要な時期であり、母体が摂取した物質等の影響を受けやすい時期でもある。

b 妊娠検査薬は、尿中のヒト絨毛性性腺刺激ホルモン（hCG）の有無を調べるものであり、その結果をもって直ちに妊娠しているか否かを断定することができる。

c 早朝尿（起床直後の尿）は、尿中hCGが検出されにくいため、妊娠検査薬の検体として向いていない。

d 一般的な妊娠検査薬は、月経予定日が過ぎて概ね１週目以降の検査が推奨されている。

1	a	b
2	a	c
3	a	d
4	b	d
5	c	d

問40 **次の記述は、衛生害虫及び殺虫剤・忌避剤に関するものである。正しいものの組み合わせはどれか。**

a 忌避剤は、人体に直接使用することで、蚊やノミ等が吸血するのを防止する効果と虫さされによる痒みや腫れなどの症状を和らげる効果を持つ。

b イエバエは、様々な病原体を媒介する衛生害虫であり、幼虫（ウジ）が人の体内や皮膚などに潜り込むことで、人体に直接的な健康被害を与えることがある。

c チャバネゴキブリの殺虫のために使用する空間噴射の燻蒸剤は、成虫、幼虫及び卵の全てに殺虫効果を示す。

d ツツガムシは、ツツガムシ病リケッチアを媒介するダニの一種である。

1	a	b
2	a	c
3	b	d
4	c	d

第4章　薬事関係法規・制度

問1　以下の医薬品医療機器等法第1条の条文について、（　）の中に入れるべき字句の正しい組み合わせはどれか。なお、2箇所の（　a　）内は、いずれも同じ字句が入る。

この法律は、医薬品、医薬部外品、化粧品、医療機器及び再生医療等製品の品質、有効性及び安全性の確保並びにこれらの使用による（　a　）上の危害の発生及び拡大の防止のために必要な規制を行うとともに、指定薬物の規制に関する措置を講ずるほか、医療上特にその（　b　）が高い医薬品、医療機器及び再生医療等製品の（　c　）の促進のために必要な措置を講ずることにより、（　a　）の向上を図ることを目的とする。

	a	b	c
1	国民生活	必要性	研究開発
2	国民生活	信頼性	安全使用
3	保健衛生	必要性	研究開発
4	保健衛生	信頼性	安全使用
5	保健衛生	信頼性	研究開発

問2　登録販売者に関する以下の記述の正誤について、正しい組み合わせはどれか。

a　登録販売者試験に合格した者であって、医薬品の販売又は授与に従事しようとする者は、厚生労働大臣の登録を受けなければならない。

b　購入者等に対して正確かつ適切な情報提供が行えるよう、日々最新の情報の入手、自らの研鑽に努める必要がある。

c　登録事項に変更を生じたときは、30日以内に、その旨を届け出なければならない。

d　一般用医薬品の販売又は授与に従事しようとしなくなったときは、45日以内に、登録販売者名簿の登録の消除を申請しなければならない。

	a	b	c	d
1	誤	誤	誤	正
2	正	正	正	正
3	正	誤	誤	正
4	誤	正	正	誤
5	正	正	誤	誤

問3 医薬品の定義と範囲に関する記述の正誤について、正しい組み合わせはどれか。

a 「やせ薬」を標榜したもの等、人の身体の構造又は機能に影響を及ぼすことが目的とされている「無承認無許可医薬品」は、医薬品に含まれない。
b 人の疾病の診断に使用されることを目的とする検査薬であって、機械器具等でないものは、医薬品に含まれる。
c 日本薬局方に収められている物は医薬品に該当する。
d 医薬品は、法に基づく医薬品の「製造業」の許可を受けた者でなければ製造をしてはならない。

	a	b	c	d
1	正	誤	正	誤
2	正	誤	誤	正
3	誤	正	正	正
4	誤	正	誤	正
5	誤	誤	正	正

問4 毒薬及び劇薬に関する記述の正誤について、正しい組み合わせはどれか。

a 毒薬は、18歳未満の者その他安全な取扱いに不安のある者に交付してはならない。
b 劇薬を貯蔵、陳列する場所には、鍵を施さなければならない。
c 現在のところ、一般用医薬品には、毒薬又は劇薬に該当するものはない。
d 劇薬を一般の生活者に対して販売又は譲渡する際、当該医薬品を譲り受ける者から交付を受ける文書には、当該譲受人の職業の記載は不要である。

	a	b	c	d
1	誤	正	誤	正
2	誤	正	正	誤
3	正	誤	正	正
4	誤	誤	正	誤
5	正	正	誤	正

問5 化粧品の効能効果として表示・標榜することが認められている範囲に関する以下の記述の正誤について、正しい組み合わせはどれか。

a 皮膚の水分、油分を補い保つ。
b 体臭を防止する。
c 脱毛を防止する。
d 口唇にうるおいを与える。

	a	b	c	d
1	誤	誤	誤	正
2	正	正	正	正
3	正	誤	誤	正
4	誤	正	正	誤
5	正	正	誤	誤

問6 **医薬部外品に関する記述のうち、正しいものの組み合わせはどれか。**

a 脱毛の防止、育毛又は除毛等の目的のために使用される物であり、機械器具等を含む。
b その効能効果があらかじめ定められた範囲内であって、成分や用法等に照らして人体に対する作用が緩和であることを要件として、医薬品的な効能効果を表示・標榜することが認められている。
c ねずみ、ハエ等の衛生害虫類の防除を目的として使用される医薬部外品には、直接の容器又は直接の被包に「指定医薬部外品」と表示しなければならない。
d 薬用化粧品類、薬用石けん、薬用歯みがき類は、医薬部外品として承認されている。

1	a	b
2	a	c
3	b	d
4	c	d

問7 **薬局に関する次の記述のうち、正しいものの組み合わせはどれか。**

a 医薬品を取り扱う場所であって、薬局として開設の許可を受けていないものについては、病院又は診療所の調剤所を除き、薬局の名称を付してはならない。
b 医薬品をあらかじめ小分けし、販売する行為が認められている。
c 一般用医薬品の販売を行うためには、薬局の開設の許可と併せて店舗販売業の許可も受けなければならない。
d 調剤を実施する薬局は、医療法に基づく医療提供施設として位置づけられている。

1	a	b
2	a	d
3	b	c
4	b	d
5	c	d

問8 **一般用医薬品のリスク区分に関する記述のうち、正しいものの組み合わせはどれか。**

a 第二類医薬品のうち、「特別の注意を要するものとして厚生労働大臣が指定するもの」を「指定第二類医薬品」としている。
b 第三類医薬品は、保健衛生上のリスクが比較的低い一般用医薬品であるが、副作用等により身体の変調・不調が起こるおそれはある。
c 第三類医薬品は、保健衛生上のリスクが比較的低い一般用医薬品であるため、第二類医薬品に分類が変更されることはない。
d 第一類医薬品には、その副作用等により日常生活に支障を来す程度の健康被害が生ずるおそれがあるすべての一般用医薬品が指定される。

1	a	b
2	a	c
3	b	d
4	c	d

問9 **以下の事項のうち、一般用医薬品又は要指導医薬品の直接の容器又は被包に記載されていなければならないものとして、<u>誤っているもの</u>はどれか。**

1 製造業者の氏名又は名称及び住所
2 製造番号又は製造記号
3 要指導医薬品にあっては、「要指導医薬品」の文字
4 一般用医薬品のリスク区分を示す字句
5 指定第二類医薬品にあっては、枠の中に「2」の数字

問10 **配置販売業に関する記述の正誤について、正しい組み合わせはどれか。**

a 区域管理者が薬剤師である配置販売業者は、全ての一般用医薬品を販売することができる。
b 配置販売業の許可は、配置しようとする区域をその区域に含む都道府県ごとに、その都道府県知事が与える。
c 配置販売業者又はその配置員は、その住所地の都道府県知事が発行する身分証明書の交付を受け、かつ、これを携帯しなければ、医薬品の配置販売に従事してはならない。
d 配置販売業者は、医薬品の包装を開封して分割販売することができる。

	a	b	c	d
1	正	正	誤	誤
2	誤	正	正	誤
3	誤	正	正	正
4	誤	誤	誤	正
5	正	誤	誤	誤

問11 **店舗販売業に関する次の記述の正誤について、正しい組み合わせはどれか。**

a 薬剤師が従事していても調剤を行うことはできない。
b 店舗販売業の許可は、5年ごとに、その更新を受けなければ、その期間の経過によって、その効力を失う。
c 店舗管理者は、その店舗の所在地の都道府県知事（その店舗の所在地が保健所を設置する市又は特別区の区域にある場合においては、市長又は区長。）の許可を受けた場合を除き、その店舗以外の場所で業として店舗の管理その他薬事に関する実務に従事する者であってはならない。
d 店舗販売業者は、その店舗管理者の意見を尊重するとともに、法令遵守のために措置を講ずる必要があるときは、当該措置を講じ、かつ、講じた措置の内容（措置を講じない場合にあっては、その旨及びその理由）を記録し、これを適切に保存しなければならない。

	a	b	c	d
1	正	正	誤	正
2	正	正	正	誤
3	正	誤	正	正
4	誤	誤	正	誤
5	誤	正	誤	正

問12 **これまでに認められている特定保健用食品の表示内容及び保健機能成分の関係について、正しい組み合わせはどれか。**

【表示内容】　　　　　　　　　　　　【保健機能成分】

a　おなかの調子を整える ―――― 大豆イソフラボン

b　カルシウム等の吸収を高める ―― フラクトオリゴ糖

c　骨の健康維持に役立つ ―――― ポリデキストロース

d　歯の健康維持に役立つ ―――― エリスリトール

1	a	b
2	a	c
3	b	d
4	c	d

問13 **薬局における薬剤師不在時間に関する記述の正誤について、正しい組み合わせはどれか。**

a　定期的な学校薬剤師の業務や在宅対応によって薬剤師が不在となる時間は認められるが、急遽日程の決まった退院時カンファレンスへの参加により不在となる時間は認められない。

b　薬局開設者は、薬剤師不在時間内は、調剤室を閉鎖しなければならない。

c　薬剤師不在時間内に、第二類医薬品を販売することは、登録販売者が当該薬局に従事していても認められない。

d　薬剤師不在時間内は、調剤に従事する薬剤師が不在のため調剤に応じることができない旨を当該薬局の外側の見やすい場所に掲示すれば、薬局内に掲示しなくてもよい。

	a	b	c	d
1	正	正	誤	正
2	誤	誤	正	誤
3	誤	誤	誤	正
4	正	誤	正	誤
5	誤	正	誤	誤

問14 要指導医薬品又は一般用医薬品のリスク区分に応じた情報提供等に関する記述の正誤について、正しい組み合わせはどれか。

a 薬局開設者は、薬剤師等（薬剤師、薬局開設者、医薬品の製造販売業者、製造業者若しくは販売業者、医師、歯科医師若しくは獣医師又は病院、診療所若しくは飼育動物診療施設の開設者をいう。）に販売し、又は授与する場合を除き、要指導医薬品を使用しようとする者以外の者に対して、正当な理由なく要指導医薬品を販売し、又は授与してはならない。

	a	b	c	d
1	正	誤	誤	正
2	正	正	正	誤
3	誤	正	正	誤
4	誤	正	誤	正
5	誤	誤	正	誤

b 薬局開設者が、要指導医薬品を販売又は授与する場合には、その薬局において医薬品の販売又は授与に従事する薬剤師又は登録販売者に、対面により、書面を用いて必要な情報を提供させ、必要な薬学的知見に基づく指導を行わせなければならない。

c 店舗販売業者が、第一類医薬品を販売又は授与する場合には、その店舗において医薬品の販売又は授与に従事する薬剤師又は登録販売者に、書面を用いて、必要な情報を提供させなければならない。

d 配置販売業者が、その業務にかかる都道府県の区域において第二類医薬品を配置する場合には、医薬品の配置販売に従事する薬剤師又は登録販売者に、必要な情報を提供させるよう努めなければならない。

問15 **薬局における特定販売に関する記述の正誤について、正しい組み合わせはどれか。**

a 特定販売を行う場合は、当該薬局以外の場所に貯蔵し、又は陳列している一般用医薬品を販売又は授与することができる。
b 特定販売を行うことについて広告するときは、医薬品の薬効群ごとに表示しなければならない。
c 特定販売により一般用医薬品を購入しようとする者から、対面又は電話により相談応需の希望があった場合には、薬局開設者は、その薬局において医薬品の販売又は授与に従事する薬剤師又は登録販売者に、対面又は電話により情報提供を行わせなければならない。
d 薬局製造販売医薬品（毒薬及び劇薬であるものを除く。）は、特定販売の方法により販売することができる。

	a	b	c	d
1	誤	誤	正	誤
2	正	正	誤	誤
3	正	誤	誤	正
4	誤	正	正	誤
5	誤	誤	正	正

問16 **指定第二類医薬品の陳列に関する記述について、（　　）の中に入れるべき字句の正しい組み合わせはどれか。**

指定第二類医薬品は、薬局等構造設備規則に規定する「（　a　）」から（　b　）以内の範囲に陳列しなければならない。ただし、次の場合を除く。
・鍵をかけた陳列設備に陳列する場合
・指定第二類医薬品を陳列する陳列設備から（　c　）の範囲に、医薬品を購入しようとする者等が進入することができないよう必要な措置が取られている場合

	a	b	c
1	情報提供を行うための設備	5メートル	3.2メートル
2	第一類医薬品陳列区画	5メートル	1.2メートル
3	情報提供を行うための設備	7メートル	1.2メートル
4	第一類医薬品陳列区画	7メートル	1.2メートル
5	情報提供を行うための設備	7メートル	3.2メートル

問17 **濫用等のおそれのあるものとして厚生労働大臣が指定する医薬品として、誤っているものはどれか。**

1 ジフェンヒドラミン
2 プソイドエフェドリン
3 ブロモバレリル尿素
4 ジヒドロコデイン

問18 **次の記述は、医薬品医療機器等法第６６条の条文である。（　　）の中に入れるべき字句の正しい組み合わせはどれか。なお、２箇所の（　a　）及び（　b　）内には、どちらも同じ字句が入る。**

第六十六条（　a　）、医薬品、医薬部外品、化粧品、医療機器又は再生医療等製品の名称、製造方法、（　b　）に関して、明示的であると暗示的であるとを問わず、（　c　）な記事を広告し、記述し、又は流布してはならない。
２医薬品、医薬部外品、化粧品、医療機器又は再生医療等製品の（　b　）について、医師その他の者がこれを保証したものと誤解されるおそれがある記事を広告し、記述し、又は流布することは、前項に該当するものとする。
３（　a　）、医薬品、医薬部外品、化粧品、医療機器又は再生医療等製品に関して堕胎を暗示し、又はわいせつにわたる文書又は図画を用いてはならない。

	a	b	c
1	何人も	効能、効果又は性能	虚偽又は誇大
2	何人も	効能、効果又は性能	不正又は不当
3	医薬関係者は	効能、効果又は性能	不正又は不当
4	何人も	成分、性状又は品質	虚偽又は誇大
5	医薬関係者は	成分、性状又は品質	不正又は不当

問19 **医薬品等の広告に関する記述の正誤について、正しい組み合わせはどれか。**

a　医薬品医療機器等法第68条の規定における一般用医薬品の販売広告には、テレビ、ラジオ、新聞、チラシは含まれるが、ダイレクトメールは含まれない。

b　医薬品の購入の履歴の情報に基づき、自動的に特定の医薬品の購入を勧誘する方法により医薬品を広告することは差し支えない。

c　広告に医薬品と食品を併せて掲載することは問題ないが、食品に医薬品的な効能効果があるように見せかけ、一般の生活者に誤認を与えるおそれがある場合には、医薬品医療機器等法第68条の規定に違反する場合がある。

d　医薬品については、食品的又は化粧品的な用法が強調されているような場合でも、過度な医薬品の使用を促すおそれがある不適正な広告とみなされることはない。

	a	b	c	d
1	誤	誤	誤	正
2	誤	誤	正	誤
3	誤	正	誤	誤
4	正	誤	誤	誤
5	誤	誤	誤	誤

問20 **医薬品、医療機器等の品質、有効性及び安全性の確保等に関する法律（昭和35年法律第145号）に基づく行政庁の監視指導及び処分に関する記述の正誤について、正しい組み合わせはどれか。**

a 都道府県知事等は、薬事監視員に、店舗販売業者が医薬品を業務上取り扱う場所に立ち入らせ、無承認無許可医薬品、不良医薬品又は不正表示医薬品等の疑いのある物を、試験のため必要な分量に関わらず、全て収去させなければならない。

b 都道府県知事等は、配置販売業者に対して、その構造設備が基準に適合しない場合においては、その構造設備の改善を命じ、又はその改善がなされるまでの間当該施設の全部若しくは一部の使用を禁止することができる。

c 医薬品等の製造販売業者は、その医薬品等の使用によって保健衛生上の危害が発生し、又は拡大するおそれがあることを知っても、行政庁からの命令がない限りは、廃棄、回収、販売の停止、情報の提供等の措置を講じることはできない。

d 薬事監視員を任命している行政庁の薬務主管課、保健所、薬事監視事務所等は、生活者からの苦情等の内容から、薬事に関する法令への違反、不遵守につながる情報が見出された場合に、立入検査等によって事実関係を確認のうえ、問題とされた薬局開設者又は医薬品の販売業者等に対して、必要な指導等を行っている。

	a	b	c	d
1	正	正	誤	誤
2	正	誤	誤	正
3	誤	正	正	正
4	誤	誤	誤	正
5	正	誤	正	誤

第5章　医薬品の適正使用・安全対策

問1　**一般用医薬品の添付文書に関する次の記述の正誤について、正しい組み合わせはどれか。**

a　添付文書の内容は変わるものであり、医薬品の有効性・安全性等に係る新たな知見、使用に係る情報に基づき、半年に1回の改訂が義務づけられている。

b　添付文書の販売名の上部に、「使用にあたって、この説明文書を必ず読むこと。また、必要なときに読めるよう大切に保存すること。」等の文言が記載されている。

c　製品の特徴は、医薬品を使用する人に、その製品の概要を分かりやすく説明することを目的として記載されている。

d　一般用医薬品を使用した人が医療機関を受診する際には、その添付文書を持参し、医師や薬剤師に見せて相談することが重要である。

	a	b	c	d
1	正	誤	正	誤
2	誤	正	正	正
3	正	誤	誤	正
4	正	正	正	誤
5	誤	正	誤	誤

問2　**一般用医薬品の添付文書における「使用上の注意」に関する以下の記述の正誤について、正しい組み合わせはどれか。**

a　摂取されたアルコールによって、医薬品の作用の増強、副作用を生じる危険性の増大等が予測される医薬品には、「してはいけないこと」の項目に「服用前後は飲酒しないこと」として記載されている。

b　使用上の注意の記載における「高齢者」とは、およその目安として75歳以上を指す。

c　重篤な副作用として、ショック（アナフィラキシー）、皮膚粘膜眼症候群、中毒性表皮壊死融解症、喘息等が掲げられている医薬品では、「アレルギーの既往歴がある人等」は「注意して使用すること」として記載されている。

d　小児が使用した場合に特異的な有害作用のおそれがある成分を含有する医薬品では、通常、「次の人は使用（服用）しないこと」の項目に、「15歳未満の小児」、「6歳未満の小児」等として記載されている。

	a	b	c	d
1	正	誤	正	誤
2	正	誤	誤	正
3	正	正	誤	誤
4	誤	正	正	誤
5	誤	誤	誤	正

問3 **一般用医薬品の添付文書における使用上の注意の記載に関する以下の記述のうち、誤っているものはどれか。**

1 ピレンゼピン塩酸塩水和物が配合された胃腸薬は、目のかすみ、異常なまぶしさを生じることがあるため、「服用後、乗物又は機械類の運転操作をしないこと」とされている。

2 パパベリン塩酸塩は、眼圧が上昇し、緑内障を悪化させるおそれがあるため、「緑内障の診断を受けた人」は「相談すること」とされている。

3 インドメタシンが配合された外用鎮痛消炎薬は、一定期間又は一定回数使用しても症状の改善がみられない場合、ほかに原因がある可能性があるため、「長期連用しないこと」とされている。

4 ポビドンヨードが配合された含嗽薬は、ヨウ素の体内摂取が増える可能性があり、疾患の治療に影響を及ぼすおそれがあるため、「肝臓病の診断を受けた人」は「相談すること」とされている。

問4 **次の１～５で示される医薬品成分のうち、乳製カゼインを由来としているため、一般用医薬品の添付文書の「してはいけないこと」の項目に、「本剤又は本剤の成分、牛乳によるアレルギー症状を起こしたことがある人」と記載されるものはどれか。**

1 次没食子酸ビスマス
2 オキセサゼイン
3 タンニン酸アルブミン
4 ロペラミド塩酸塩
5 エチニルエストラジオール

問5 **一般用医薬品の添付文書等の「相談すること」の項目中に「次の症状がある人」と記載することとされている医薬品成分等と症状の組み合わせの正誤について、正しい組み合わせはどれか。**

【医薬品成分等】 【症状】
a ロペラミド塩酸塩 ―――― けいれん
b ジフェニドール塩酸塩 ―――― むくみ
c イソプロパミドヨウ化物 ―― 吐き気・嘔吐
d 小児五疳薬 ―――― はげしい下痢

	a	b	c	d
1	正	正	誤	誤
2	正	誤	正	正
3	誤	正	誤	正
4	誤	正	正	誤
5	誤	誤	誤	正

問6 **一般用医薬品の添付文書における使用上の注意の記載に関する記述の正誤について、正しい組み合わせはどれか。**

a イブプロフェンは、胎児の動脈管の収縮・早期閉鎖、子宮収縮の抑制等のおそれがあるため、「出産予定日12週以内の妊婦」は「服用しないこと」とされている。

b スコポラミン臭化水素酸塩水和物は、目のかすみ、異常なまぶしさ等を生じることがあるため、「服用後、乗物又は機械類の運転操作をしないこと」とされている。

c アミノ安息香酸エチルは、メトヘモグロビン血症を起こすおそれがあるため、「6歳未満の小児」は「服用しないこと」とされている。

d アセトアミノフェンは、外国において、ライ症候群の発症との関連性が示唆されているため、「15歳未満の小児」は「服用しないこと」とされている。

	a	b	c	d
1	誤	誤	正	正
2	誤	正	正	誤
3	正	誤	誤	誤
4	正	正	正	誤
5	誤	正	誤	正

問7 **一般用医薬品の添付文書の使用上の注意において、含有する成分によらず、「してはいけないこと」の項目中に、「長期連用しないこと」と記載することとされている薬効群として、正しいものの組み合わせはどれか。**

a 胃腸薬
b 鼻炎用点鼻薬
c 解熱鎮痛薬
d ビタミン主薬製剤（いわゆるビタミン剤）

1	a	b
2	a	d
3	b	c
4	b	d
5	c	d

問8 **一般用医薬品の製品表示に関する記述の正誤について、正しい組み合わせはどれか。**

a 可燃性ガスを噴射剤としているエアゾール製品や消毒用アルコール等、危険物に該当する製品は、消防法（昭和23年法律第186号）に基づく「火気厳禁」等の製品表示がなされている。

b 容器や包装には、添付文書を見なくても適切な保管がなされるよう、保管に関する注意事項が記載されている。

c １回服用量中0.1mLを超えるアルコールを含有する内服液剤（滋養強壮を目的とするもの）については、アルコールを含有する旨及びその分量が記載されている。

d 適切な保存条件の下で製造後２年を超えて性状及び品質が安定であることが確認されている医薬品においては、医薬品、医療機器等の品質、有効性及び安全性の確保等に関する法律（昭和35年法律第145号）上は、使用期限の表示義務はない。

	a	b	c	d
1	誤	正	誤	誤
2	誤	正	正	正
3	正	誤	正	誤
4	正	誤	誤	正
5	正	正	正	誤

問9 **一般用医薬品の保管及び取扱い上の注意に関する記述の正誤について、正しい組み合わせはどれか。**

a 医薬品は、適切な保管がなされないと化学変化や雑菌の繁殖等を生じることがあるため、特に開封後の散剤は、冷蔵庫内に保管されるのが望ましい。

b 医薬品は、容器を移し替えると、誤用の原因になったり、品質が変わったりすることがあるので、旅行等で携行する場合であっても、他の容器に入れ替えることは適当ではない。

c 点眼薬は、開封後長期間保存すると変質するおそれがあるため、家族間で共用し、できる限り早目に使い切ることが望ましい。

d 購入後すぐ開封しない場合等に、添付文書を見なくても適切な保管がなされるよう、その医薬品の容器や包装にも、保管に関する注意事項が記載されている。

	a	b	c	d
1	正	正	誤	誤
2	正	誤	正	誤
3	誤	正	正	正
4	正	誤	誤	正
5	誤	正	誤	正

問10 **安全性速報に関する記述の正誤について、正しい組み合わせはどれか。**

a　対象となるのは医薬品のみであり、医療機器や再生医療等製品は対象にならない。
b　一般的な使用上の注意の改訂情報よりも迅速な注意喚起や、適正使用のための対応の注意喚起が必要な場合に作成される。
c　厚生労働省からの命令、指示、製造販売業者の自主決定等に基づいて作成される。
d　A４サイズの黄色地の印刷物で、イエローレターとも呼ばれる。

	a	b	c	d
1	誤	正	正	誤
2	正	正	誤	正
3	正	誤	正	誤
4	誤	正	誤	正
5	正	誤	正	正

問11 **医薬品等の安全性情報等に関する記述の正誤について、正しい組み合わせはどれか。**

a　PMDAのホームページには、要指導医薬品の添付文書情報は掲載されているが、一般用医薬品の添付文書情報は掲載されていない。
b　PMDAのホームページには、厚生労働省が製造販売業者等に指示した緊急安全性情報、「使用上の注意」の改訂情報が掲載されている。
c　PMDAが配信する医薬品医療機器情報配信サービス（PMDAメディナビ）は、誰でも利用できる。
d　医薬品・医療機器等安全性情報は、厚生労働省が情報をとりまとめ、広く医薬関係者向けに情報提供を行っている。

	a	b	c	d
1	正	正	誤	誤
2	正	誤	正	誤
3	誤	正	正	正
4	正	誤	誤	正
5	誤	正	誤	正

問12 **法第68条の10第１項の規定に基づき、医薬品の製造販売業者がその製造販売した医薬品について行う副作用等の報告において、15日以内に厚生労働大臣に報告することとされている事項の正誤について、正しい組み合わせはどれか。**

a　医薬品によるものと疑われる副作用症例のうち、使用上の注意から予測できないもので、非重篤な国内事例。
b　医薬品によるものと疑われる感染症症例のうち、使用上の注意から予測できないもので、非重篤な国内事例。
c　医薬品によるものと疑われる副作用症例のうち、使用上の注意から予測できるもので、死亡に至った国内事例。
d　医薬品によるものと疑われる副作用症例のうち、発生傾向の変化が保健衛生上の危害の発生又は拡大のおそれを示すもので、重篤（死亡含む）な国内事例。

	a	b	c	d
1	正	誤	正	誤
2	正	誤	誤	正
3	誤	正	正	正
4	誤	正	誤	正
5	誤	誤	正	正

問13 **小柴胡湯による間質性肺炎に関する以下の記述について、（　　）の中に入れるべき字句の正しい組み合わせはどれか。なお、2箇所の（　a　）内及び（　b　）内はそれぞれ同じ字句が入る。**

小柴胡湯による間質性肺炎については、1991年4月以降、（　a　）に記載されていたが、その後、小柴胡湯と（　b　）の併用例による間質性肺炎が報告されたことから、1994年1月、（　b　）との併用を禁忌とする旨の（　a　）の改訂がなされた。しかし、それ以降も慢性肝炎患者が小柴胡湯を使用して間質性肺炎が発症し、死亡を含む重篤な転帰に至った例もあったことから、1996年3月、厚生省（当時）より関係製薬企業に対して（　c　）の配布が指示された。

	a	b	c
1	使用上の注意	インターロイキン製剤	緊急安全性情報
2	取扱い上の注意	インターフェロン製剤	緊急安全性情報
3	使用上の注意	インターフェロン製剤	緊急安全性情報
4	取扱い上の注意	インターロイキン製剤	安全性速報
5	使用上の注意	インターフェロン製剤	安全性速報

問14 **医薬品副作用被害救済制度に関する以下の記述のうち、正しいものの組み合わせはどれか。**

a　健康被害を受けた本人又は家族が給付請求を行う。

b　給付請求があった場合、その健康被害が医薬品の副作用によるものかどうかなどの医学的薬学的判断を要する事項について薬事審議会の諮問・答申を経て、厚生労働大臣が判定した結果に基づいて各種給付が行われる。

c　救済給付業務に必要な費用のうち、給付費については、独立行政法人医薬品医療機器総合機構法の規定に基づいて、事業費の全額が国庫により賄われている。

d　給付の種類としては、医療費、医療手当、障害年金、障害児養育年金、遺族年金、遺族一時金及び葬祭料があり、全てに請求期限が定められている。

1	a	b
2	a	d
3	b	c
4	c	d

問15 **医薬品医療機器等法第68条の10第２項の規定に基づく医薬品の副作用等の報告に関する次の記述の正誤について、正しい組み合わせはどれか。**

a　報告様式は、(独) 医薬品医療機器総合機構のホームページから入手できる。
b　医薬品との因果関係が明確でない場合は、すべて報告の対象外である。
c　安全対策上必要があると認めるときは、医薬品の過量使用によるものと思われる健康被害についても報告する必要がある。
d　購入者等（健康被害が生じた本人に限らない）から適切に情報を把握し、報告様式の記入欄すべてに必要事項を記入しなければ報告することができない。

	a	b	c	d
1	正	誤	正	正
2	誤	正	誤	誤
3	正	正	誤	正
4	正	誤	正	誤
5	誤	正	正	誤

問16 **以下の医薬品のうち、医薬品副作用被害救済制度の対象となるものの組み合わせはどれか。**

a　毛髪用薬（発毛剤）
b　精製水（日本薬局方収載医薬品）
c　禁煙補助剤
d　一般用検査薬

1	a	b
2	a	c
3	b	d
4	c	d

問17 **副作用情報等の評価及び措置に関する以下の記述について、（　　）の中に入れるべき字句の正しい組み合わせはどれか。**

医薬品PLセンターは、日本製薬団体連合会において、平成７年７月の製造物責任法（平成６年法律第85号）の施行と同時に開設された。

消費者が、医薬品又は（　a　）に関する苦情（健康被害以外の損害も含まれる）について（　b　）と交渉するに当たって、公平・中立な立場で申立ての相談を受け付け、交渉の仲介や調整・あっせんを行い、（　c　）な解決に導くことを目的としている。

	a	b	c
1	医薬部外品	国	裁判によらずに迅速
2	医薬部外品	製造販売元の企業	裁判によらずに迅速
3	医療機器	国	裁判によらずに迅速
4	医療機器	国	裁判による法的
5	医療機器	製造販売元の企業	裁判による法的

問18 **以下の医薬品成分のうち、一般用医薬品の添付文書の使用上の注意において、「相談すること」の項目中に、「モノアミン酸化酵素阻害剤（セレギリン塩酸塩等）で治療を受けている人」と記載することとされている成分はどれか。**

1 テオフィリン
2 プソイドエフェドリン塩酸塩
3 グリチルリチン酸二カリウム
4 ピコスルファートナトリウム
5 イブプロフェン

問19 **一般用医薬品の添付文書における使用上の注意の記載に関する記述のうち、誤っているものはどれか。**

1 メチルエフェドリン塩酸塩が配合された医薬品は、心臓に負担をかけ、心臓病を悪化させるおそれがあるため「心臓病の診断を受けた人」は「相談すること」とされている。
2 マオウが配合された医薬品は、肝臓でグリコーゲンを分解して血糖値を上昇させる作用があり、糖尿病の症状を悪化させるおそれがあるため、「糖尿病の診断を受けた人」は「相談すること」とされている。
3 ジフェンヒドラミン塩酸塩が配合された医薬品は、生じた血栓が分解されにくくなるため、「血栓のある人（脳血栓、心筋梗塞、血栓静脈炎等）」、「血栓症を起こすおそれのある人」は「相談すること」とされている。
4 スクラルファートが配合された医薬品は、過剰のアルミニウムイオンが体内に貯留し、アルミニウム脳症、アルミニウム骨症を生じるおそれがあるため、「腎臓病の診断を受けた人」は「相談すること」とされている。

問20 **医薬品の適正使用及びその啓発活動に関する以下の記述のうち、正しいものはどれか。**

1 医薬品の適正使用の重要性に関する啓発は、内容が正しく理解されないおそれがあるため、小中学生に行うべきではない。
2 毎年10月17日～23日の1週間を「薬と健康の週間」として、国、自治体、関係団体等による広報活動やイベント等が実施されている。
3 薬物依存は、違法薬物（麻薬、覚醒剤、大麻等）によるものばかりであり、一般用医薬品では生じない。
4 薬物乱用は、社会的な弊害は生じないが、乱用者自身の健康を害する。

解答一覧

問題番号	解答
第1章	
問1	3
問2	2
問3	4
問4	4
問5	3
問6	4
問7	2
問8	3
問9	1
問10	2
問11	3
問12	4
問13	1
問14	4
問15	3
問16	3
問17	2
問18	4
問19	2
問20	4
第2章	
問1	2
問2	3
問3	4
問4	3
問5	4
問6	4
問7	1
問8	3
問9	4
問10	2
問11	4

問題番号	解答
問12	3
問13	1
問14	2
問15	4
問16	3
問17	5
問18	4
問19	4
問20	3
第3章	
問1	4
問2	5
問3	3
問4	3
問5	4
問6	3
問7	3
問8	2
問9	4
問10	3
問11	4
問12	4
問13	3
問14	5
問15	4
問16	2
問17	4
問18	1
問19	4
問20	2
問21	3
問22	2
問23	3

問題番号	解答
問24	4
問25	3
問26	2
問27	5
問28	4
問29	2
問30	5
問31	3
問32	2
問33	3
問34	3
問35	3
問36	5
問37	1
問38	5
問39	3
問40	3
第4章	
問1	3
問2	4
問3	3
問4	4
問5	3
問6	3
問7	2
問8	1
問9	1
問10	2
問11	3
問12	3
問13	5
問14	1
問15	5

問題番号	解答
問16	3
問17	1
問18	1
問19	2
問20	4
第5章	
問1	2
問2	2
問3	4
問4	3
問5	5
問6	4
問7	3
問8	5
問9	5
問10	1
問11	3
問12	3
問13	3
問14	1
問15	4
問16	2
問17	2
問18	2
問19	3
問20	2

解答・解説

第1章　医薬品に共通する特性と基本的な知識

問1　正答　3

a　誤り　殺虫剤の中には誤って人体がそれに曝されれば健康を害するおそれがあるものもある。

b、c　正しい

d　誤り　一般用医薬品として販売される製品は、製造物責任法（平成6年法律第85号。以下「PL法」という。）の対象でもある。

問2　正答　2

a～c　正しい

d　誤り　製造販売後安全管理の基準として、Good Vigilance Practice（GVP）が制定されている。（ヒトを対象とした臨床試験の実施の基準には、Good Clinical Practice〔GCP〕が制定されている。）

問3　正答　4

a　誤り　「特定保健用食品」は、身体の生理機能などに影響を与える保健機能成分を含むものであり、個別に（一部は規格基準に従って）特定の保健機能を示す有効性や安全性などに関する国の審査を受け、許可されたものである。

b　正しい

c　誤り　「機能性表示食品」は、事業者の責任で科学的根拠をもとに疾病に罹患していない者の健康維持及び増進に役立つ機能を商品のパッケージに表示するものとして国に届出された商品である。

d　正しい

問4　正答　4

1～3　誤り

4　正しい　世界保健機関（WHO）の定義によれば、医薬品の副作用とは、「疾病の予防、診断、治療のため、又は身体の機能を正常化するために、人に通常用いられる量で発現する医薬品の有害かつ意図しない反応」とされている。

5　誤り

問5　正答　3

a　正しい

b　誤り　医薬品を使用した場合には、期待される有益な反応（主作用）以外の反応が現れることがある。主作用以外の反応であっても、特段の不都合を生じないものであれば、通常、副作用として扱われることはないが、好ましくないものについては一般に副作用という。

c、d　正しい

問6　正答　4

a　正しい

b　誤り　外用薬や注射薬であっても、食品によって医薬品の作用や代謝に影響を受ける可能性がある。

c　正しい

d　誤り　相互作用には、医薬品が吸収、分布、代謝（体内で化学的に変化すること）又は排泄される過程で起こるものと、医薬品が薬理作用をもたらす部位において起こるものがある。

問7　正答　2

a、b　正しい

c　誤り　一般用医薬品も、乱用の繰り返しによって慢性的な臓器障害等を生じるおそれがある。医薬品は、その目的とする効果に対して副作用が生じる危険性が最小限となるよう、使用する量や使い方が定められており、医薬品を本来の目的以外の意図で、定められた用量を意図的に超えて服用したり、みだりに他の医薬品や酒類等と一緒に摂取するといった乱用がなされると、過量摂取による急性中毒等を生じる危険性が高くなり、乱用の繰り返しによって慢性的な臓器障害等を生じるおそれもある。

d　正しい

問8　正答　3

a　誤り　かぜ薬、鎮静薬、アレルギー用薬等では、成分や作用が重複することが多く、これらの薬効群に属する医薬品の併用を避けることとされている。

b　正しい

c　誤り　複数の医薬品を併用したときに、医薬品の作用が増強したり、減弱したりすることを相互作用という。

d　正しい

問9　正答　1

a～c　正しい

d　誤り　「医療用医薬品の添付文書等の記載要領の留意事項」（平成29年6月8日付け薬生安発0608第1号厚生労働省医薬・生活衛生局安全対策課長通知別添）において、おおよその目安として、小児は7歳以上、15歳未満との年齢区分が用いられている。

問10　正答　2

a、b　正しい

c　誤り　高齢者において、生理機能の衰えの度合いは個人差が大きいので、年齢のみから副作用のリスク増大の程度を判断することは難しい。

d　正しい

問11　正答　3

a　正しい

b　誤り　一般用医薬品の販売等において、妊娠の有無やその可能性については、購入者等にとって他人に知られたくない場合もあることから、登録販売者は、十分に配慮して情報提供や相談対応を行う必要がある。

c、d　正しい

問12　正答　4

a　誤り　医薬品に配合されている成分（有効成分及び添加物成分）は高温や多湿、光（紫外線）等によって品質の劣化を起こしやすいものが多い。

b　誤り　医薬品の外箱に表示されている「使用期限」は、未開封状態で保管された場合に品質が保持される期限である。

c、d　正しい

問13　正答　1

1　誤り　軽度な疾病に伴う症状の改善

2～4　正しい

問14　正答　4

1～3　正しい

4　誤り　一般用医薬品にも、使用すればドーピングに該当する成分を含んだものがある。

問15　正答　3

1、2　誤り

3　正しい　医薬品のうち、その効能及び効果において人体に対する作用が著しくないものであって、薬剤師その他の医薬関係者から提供された情報に基づく需要者の選択により使用されることが目的とされているもの（要指導医薬品を除く。）をいう。

4、5　誤り

問16　正答　3

1　誤り　購入者等があらかじめ購入する医薬品を決めていることも多いが、使う人の体質や症状等にあった製品を事前に調べて選択しているのではなく、宣伝広告や販売価格等に基づいて漠然と選択していることも少なくない。医薬品の販売に従事する専門家においては、購入者等が、自分自身や家族の健康に対する責任感を持ち、適切な医薬品を選択して、適正に使用するよう、働きかけていくことが重要である。

2　誤り　一般用医薬品の場合、必ずしも情報提供を受けた当人が医薬品を使用するとは限らないことを踏まえ、販売時のコミュニケーションを考える必要がある。

3　正しい

4　誤り　購入者自身、何を期待して医薬品を購入するのか漠然としている場合もあり、また、購入者側に情報提供を受けようとする意識が乏しく、コミュニケーションが成立しがたい場合もある。医薬品の販売等に従事する専門家は、そうした場合であっても、購入者側から医薬品の使用状況に係る情報をできる限り引き出し、可能な情報提供を行っていくためのコミュニケーション技術を身につけるべきである。

問17 正答 2

1 正しい（妊娠中に摂取された場合、吸収された成分の一部が血液-胎盤関門を通過して胎児へ移行することが知られている、コデインリン酸塩水和物、ジヒドロコデインリン酸塩〔鎮咳成分〕が配合されている可能性があるため、妊娠の有無を確認する必要がある。）

2 誤り 一般用医薬品にも習慣性・依存性がある成分を含んでいるものがあり、そうした医薬品がしばしば乱用されることが知られている。医薬品の販売等に従事する専門家においては、必要以上の大量購入や頻回購入などを試みる不審な者には慎重に対処する必要があり、積極的に事情を尋ねる、状況によっては販売を差し控えるなどの対応が図られることが望ましい。（オーバードーズが社会問題となっている。体質によっては、死につながる可能性もある。「命を守る」それが登録販売者の役割の一つである。）

3、4 正しい

問18 正答 4

a 正しい

b 誤り 血管新生を妨げる作用は、サリドマイドの光学異性体のうち、一方の異性体（S体）のみが有する作用であり、もう一方の異性体（R体）にはなく、また、鎮静作用はR体のみが有するとされている。サリドマイドが摂取されると、R体とS体は体内で相互に転換するため、R体のサリドマイドを分離して製剤化しても催奇形性は避けられない。

c 誤り サリドマイド製剤は、催眠鎮静剤等として販売されていた。

d 正しい

問19 正答 2

a 誤り ヒト乾燥硬膜の原料が、プリオン不活化のための十分な化学的処理が行われないまま製品として流通し、この製品が脳外科手術で移植された患者にCJDが発生した。

b 正しい

c 誤り CJDは、細菌でもウイルスでもないタンパク質の一種であるプリオンが脳の組織に感染することによって発症する。

d 誤り CJDは、プリオンが脳の組織に感染し、次第に認知症に類似した症状が現れ、死に至る重篤な神経難病である。

問20 正答 4

a 誤り HIV訴訟とは、血友病患者が、ヒト免疫不全ウイルス（HIV）が混入した原料血漿から製造された血液凝固因子製剤の投与を受けたことにより、HIVに感染したことに対する損害賠償訴訟である。

b 正しい

c 誤り 医薬品副作用被害救済制度の創設のきっかけになったのは、サリドマイド訴訟、スモン訴訟。HIV訴訟に関しては、感染症報告の義務付け、医薬品緊急輸入制度の創設等につながった。

d 正しい

第2章 人体の働きと医薬品

問1 正答 2

1 誤り 膵臓は胃の後下部に位置し、弱アルカリ性の膵液や血糖値を調節するホルモンを分泌する。

2 正しい

3 誤り 食道から送られてきた内容物は、胃から小腸に送り出されるまで数時間、胃内に滞留しており、その滞留時間は炭水化物主体の食品のほうが脂質分の多い食品より短い。

4 誤り 胃腺から分泌される胃酸には、胃内を強酸性に保つ役目やペプシノーゲンをペプシンにする作用がある。（腸の内壁から腸液が分泌され、十二指腸で分泌される腸液に含まれる成分の働きによって、膵液中のトリプシノーゲンがトリプシンになる。）

問2 正答 3

a 誤り 気道は上気道、下気道に分けられ、気管は下気道に含まれる器官である。（鼻腔から気管支までの呼気及び吸気の通り道を気道といい、そのうち、咽頭・喉頭までの部分を上気道、気管から気管支、肺までの部分を下気道という。）

b、c　正しい

d　誤り　肺胞の壁を介して、酸素が血液中の赤血球に取り込まれる。

問3　正答　4

a　誤り　リンパ液の流れは主に骨格筋の収縮によるものであり、流速は血流に比べて緩やかである。

b、c　正しい

d　誤り　静脈にかかる圧力は比較的低いため、血管壁は動脈よりも薄い。

問4　正答　3

a、b　正しい

c　誤り　リンパ球は、白血球の約1/3を占め、血液のほかリンパ液にも分布して循環している。（好中球が、最も数が多く、白血球の約60％を占めている。）

d　正しい

問5　正答　4

a　誤り　尿細管では、原尿中のブドウ糖やアミノ酸等の栄養分及び血液の維持に必要な水分や電解質が再吸収される。（腎小体では、肝臓でアミノ酸が分解されて生成する尿素など、血液中の老廃物が濾過され、原尿として尿細管へ入る。そのほか、血球やタンパク質以外の血漿成分も、腎小体で濾過される。）

b　正しい

c　誤り　副腎髄質では、自律神経系に作用するアドレナリンとノルアドレナリンが産生・分泌される。（副腎皮質では、副腎皮質ホルモンが産生・分泌される。）

d　正しい

問6　正答　4

a　誤り　目の充血は、血管が拡張して赤く見える状態であるが、強膜が充血したときは、眼瞼の裏側は赤くならず、強膜自体が乳白色であるため、白目の部分がピンク味を帯びる。

b　誤り　角膜と水晶体の間は、組織液（房水）で満たされ、眼内に一定の圧（眼圧）を生じさせている。

c、d　正しい

問7　正答　1

a、b　正しい

c　誤り　鼓膜まで伝導された音は、鼓膜を振動させ、互いに連結した微細な3つの耳小骨が、鼓膜の振動を増幅して、内耳へ音を伝える。

d　正しい

問8　正答　3

a　誤り　メラニン色素は、表皮の最下層にあるメラニン産生細胞（メラノサイト）で産生され、過剰な産生が起こると、シミやそばかすとして沈着する。

b　正しい

c　誤り　骨組織を構成する無機質は、炭酸カルシウムやリン酸カルシウム等の石灰質からなる。

d　正しい

問9　正答　4

a　誤り　脳の下部には、自律神経系、ホルモン分泌の調節機能を担う視床下部がある。

b　誤り　小児は、血液脳関門が未発達であるため、循環血液中に移行した医薬品の成分が脳の組織に達しやすい。

c、d　正しい

問10　正答　2

a　正しい

b　誤り　血中濃度は、ある時点でピーク（最高血中濃度）に達し、その後は低下していくが、これは代謝・排泄の速度が吸収・分布の速度を上回るためである。

c　誤り　医薬品を十分な間隔をあけずに追加摂取して血中濃度を高くしても、ある濃度以上になるとより強い薬効は得られなくなり、有害な作用（副作用や毒性）も現れやすくなる。

d　正しい

問11 正答 4

a 誤り 顆粒剤は、表面がコーティングされているものもあるので、噛み砕かずに水などで飲み込む。（チュアブル錠は、口の中で舐めたり噛み砕いたりして服用する剤形であり、水なしでも服用できる。）

b、c 正しい

d 誤り 軟膏剤は、油性の基剤で皮膚への刺激が弱く、適用部位を水から遮断したい場合等に用い、患部が乾燥していてもじゅくじゅくと浸潤していても使用できる。（クリーム剤は、油性基剤に水分を加えたもので、患部を水で洗い流したい場合等に用いられるが、皮膚への刺激が強いため傷等への使用は避ける必要がある。）

問12 正答 3

1 誤り ショック（アナフィラキシー）は、生体異物に対する即時型のアレルギー反応の一種であるが、発症後の病態の進行は非常に速やかである。

2 誤り 皮膚粘膜眼症候群は、発症機序の詳細は不明であり、発症する可能性のある医薬品の種類も多いため、発症の予測は極めて困難である。

3 正しい

4 誤り 偽アルドステロン症は、体内に塩分と水が貯留し、体からカリウムが失われることによって生じる病態である。

問13 正答 1

a、b 正しい

c 誤り 医薬品による接触皮膚炎では、原因となる医薬品の使用の中止後、通常は１週間程度で症状が治まるが、再びその医薬品に触れると再発する。

d 誤り 光線過敏症の症状は、医薬品が触れた部分だけでなく、全身へ広がって重篤化する場合がある。

問14 正答 2

a 誤り 消化性潰瘍とは、医薬品の副作用により胃や十二指腸の粘膜組織が傷害されて、その一部が粘膜筋板を超えて欠損する状態である。（イレウスとは腸内容物の通過が阻害された状態をいう。）

b、c 正しい

d 誤り 消化性潰瘍は、消化管出血に伴って糞便が黒くなる。

問15 正答 4

a 誤り 医薬品の副作用として現れる精神神経症状は、医薬品の大量服用や長期連用等の不適正な使用がなされた場合に限らず、通常の用法・用量の使用でも発生することがある。

b 正しい

c 誤り 副作用としての無菌性髄膜炎の発症は、多くの場合急性で、首筋のつっぱりを伴った激しい頭痛、発熱、吐きけ・嘔吐、意識混濁等の症状が現れる。

d 正しい

問16 正答 3

a 正しい

b 誤り 黄疸は、ビリルビン（黄色色素）が胆汁中へ排出されず、血液中に滞留することにより生じる。

c 正しい

d 誤り 肝機能障害が疑われた場合、原因と考えられる医薬品を使用し続けると、不可逆的な病変（肝不全）を生じることがある。

問17 正答 5

1～4 誤り

5 正しい（a：肺胞　b：１～２週間　c：肺線維症）（間質性肺炎は、肺の中で肺胞と毛細血管を取り囲んで支持している組織（間質）が、炎症を起こしたものであり、発症すると、肺胞と毛細血管の間のガス交換効率が低下して血液に酸素を十分取り込むことができず、体内は低酸素状態となる。そのため、息切れ・息苦しさ等の呼吸困難、空咳（痰の出ない咳）、発熱等の症状を呈する。一般に、医薬品の使用開始から１～２週間程度で起きることが多く、悪化すると肺線維症に移行することがある。）

問18　正答　4

a　誤り　不整脈とは、心筋の自動性や興奮伝導の異常が原因で心臓の拍動リズムが乱れる病態である。（うっ血性心不全とは、全身が必要とする量の血液を心臓から送り出すことができなくなり、肺に血液が貯留して、種々の症状を示す疾患である。）

b　正しい

c　誤り　心不全の既往がある人は、薬剤による心不全を起こしやすいといわれている。

d　正しい

問19　正答　4

a　誤り　抗コリン作用がある成分が配合された医薬品によって、眼圧が上昇することがある。

b　正しい

c　誤り　高眼圧を長時間放置すると、視神経が損傷して視野欠損といった視覚障害に至るおそれがあり、この症状は不可逆的である。

d　正しい

問20　正答　3

a　正しい

b　誤り　副交感神経系の機能を抑制する作用がある成分が配合された医薬品を使用すると、尿が出にくい、尿が少ししか出ない、残尿感がある等の症状を生じることがある。

c　誤り　医薬品の副作用による排尿困難や尿閉は、男性に限らず女性においても報告されている。

d　正しい

第3章　主な医薬品とその作用

問1　正答　4

a　誤り　冬場に発熱や頭痛を伴って悪心・嘔吐や、下痢等の消化器症状が現れた場合、かぜではなく、ウイルスが消化器に感染したことによるウイルス性胃腸炎である場合が多い。

b　正しい

c　誤り　小児がインフルエンザにかかった場合、サリチルアミドは使用を避ける必要がある。

d　正しい

問2　正答　5

1～4　誤り

5　正しい（a：メチルエフェドリン塩酸塩　b：ノスカピン　c：ヨウ化イソプロパミド）（かぜ薬とは、かぜの諸症状の緩和を目的として使用される医薬品の総称である。その中には、鼻粘膜の充血を和らげ、気管・気管支を拡げる成分としてメチルエフェドリン塩酸塩、咳を抑える成分としてノスカピン、及びくしゃみや鼻汁を抑える成分としてヨウ化イソプロパミドが配合されているものがある。）

問3　正答　3

1　誤り　葛根湯は、体力中等度以上のものの感冒の初期（汗をかいていないもの）、鼻かぜ、鼻炎、頭痛、肩こり、筋肉痛、手や肩の痛みに適すとされるが、体の虚弱な人（体力の衰えている人、体の弱い人）、胃腸の弱い人、発汗傾向の著しい人では、悪心、胃部不快感等の副作用が現れやすい等、不向きとされる。

2　誤り　麻黄湯は、体力充実して、かぜのひきはじめで、寒気がして発熱、頭痛があり、咳が出て身体のふしぶしが痛く汗が出ていないものの感冒、鼻かぜ、気管支炎、鼻づまりに適すとされるが、胃腸の弱い人、発汗傾向の著しい人では、悪心、胃部不快感、発汗過多、全身脱力感等の副作用が現れやすい等、不向きとされる。

3　正しい

4　誤り　桂枝湯は、体力虚弱で、汗が出るもののかぜの初期に適すとされる。

5　誤り　麦門冬湯は、体力中等度以下で、痰が切れにくく、ときに強く咳こみ、又は咽頭の乾燥感があるもののから咳、気管支炎、気管支喘息、咽頭炎、しわがれ声に適すとされるが、水様痰の多い人には不向きとされる。

問4 正答 3

a 正しい

b 誤り イソプロピルアンチピリンは、ピリン系の解熱鎮痛成分であり、ピリン疹と呼ばれるアレルギー症状をもたらすことがある。（サザピリンは、サリチル酸系解熱鎮痛成分。）

c、d 正しい

問5 正答 4

a 誤り 大部分の解熱鎮痛成分による解熱作用は、中枢神経系におけるプロスタグランジンの産生抑制作用のほか、腎臓における水分の再吸収を促して循環血流量を増し、発汗を促進する作用も寄与している。

b、c 正しい

d 誤り いわゆる「アスピリン喘息」は、アスピリン特有の副作用ではなく、他の解熱鎮痛成分でも生じる可能性がある。

問6 正答 3

1、2 誤り

3 正しい（a：再吸収 b：心臓 c：低下）（解熱に関しては、プロスタグランジンの産生抑制作用のほか、腎臓における水分の再吸収を促して循環血流量を増し、発汗を促進する作用も寄与している。循環血流量の増加は心臓の負担を増大させるため、心臓に障害がある場合は、その症状を悪化させるおそれがある。プロスタグランジンには胃酸分泌調節作用や胃腸粘膜保護作用もあるが、これらの作用が解熱鎮痛成分によって妨げられると、胃酸分泌が増加するとともに胃壁の血流量が低下して、胃粘膜障害を起こしやすくなる。そうした胃への悪影響を軽減するため、なるべく空腹時を避けて服用することとなっている場合が多い。）

4、5 誤り

問7 正答 3

a 誤り 飲酒とともにブロモバレリル尿素を含む催眠鎮静薬を服用すると、その薬効や副作用が増強されるおそれがある。

b、c 正しい

d 誤り 神経質、精神不安、不眠等の症状の改善を目的とした漢方処方製剤は、症状の原因となる体質の改善を主眼としているため、比較的長期間（1ヶ月位）服用されることが多い。ただし、酸棗仁湯は、1週間位服用して症状の改善がみられない場合には、漫然と服用を継続せず、医療機関を受診する等の対応が必要である。

問8 正答 2

a 正しい

b 誤り 眠気を抑える成分ではないが、眠気による倦怠感を和らげる補助成分としてビタミンB_{12}（シアノコバラミン等）が配合されている場合がある。

c 誤り かぜ薬やアレルギー用薬等を使用したことによる眠気を抑えるために、眠気防止薬を使用するのは適切ではない。

d 正しい

問9 正答 4

a 正しい

b 誤り カフェインやジプロフィリンなどのキサンチン系と呼ばれる成分は、脳に軽い興奮を起こさせて平衡感覚の混乱によるめまいを軽減させることを目的として用いられる。

c 正しい

d 誤り アミノ安息香酸エチルは、胃粘膜への麻酔作用によって嘔吐刺激を和らげる。（ジフェニドール塩酸塩は、内耳にある前庭と脳を結ぶ神経〔前庭神経〕の調節作用のほか、内耳への血流を改善する作用を示す。）

問10 正答 3

a 正しい

b 誤り 身体的な問題がなく生じる夜泣き、ひきつけ、疳の虫等の症状が、成長に伴って自然に治まるのが通常である。

c 正しい

d 誤り 漢方処方製剤のうち、用法用量において適用年齢の下限が設けられていない場合にあっても、生後3ヶ月未満の乳児には使用しないこととなっている。

問11 正答 4

1 誤り 釣藤散は、体力中等度で、慢性に経過する頭痛、めまい、肩こり等があるものの慢性頭痛、神経症、高血圧の傾向のあるものに適すとされる。

2 誤り 疎経活血湯は、体力中等度で、痛みがあり、ときにしびれがあるものの関節痛、神経痛、腰痛、筋肉痛に適すとされる。

3 誤り 柴胡加竜骨牡蛎湯は、体力中等度以上で、精神不安があって、動悸、不眠、便秘等を伴う高血圧の随伴症状（動悸、不安、不眠）、神経症、更年期神経症、小児夜なき、便秘に適すとされる。

4 正しい（小児夜なき、夜尿症が、処方を知るキーワードとなる。）

問12 正答 4

a 正しい

b 誤り ゴミシは、マツブサ科のチョウセンゴミシの果実を基原とする生薬で、鎮咳作用を期待して用いられる。（キョウニンは、バラ科のホンアンズ、アンズ等の種子を基原とする生薬で、体内で分解されて生じた代謝物の一部が延髄の呼吸中枢、咳嗽中枢を鎮静させる作用を示すとされる。）

c 誤り ブロムヘキシン塩酸塩は、分泌促進作用・溶解低分子化作用・線毛運動促進作用を示すものである。（カルボシステインは、粘液成分の含量比を調整し痰の切れを良くする。）

d 正しい

問13 正答 3

a 正しい

b 誤り 半夏厚朴湯はカンゾウを含まない。

c 誤り キョウニンは、体内で分解されて生じた代謝物の一部が延髄の呼吸中枢、咳嗽中枢を鎮静させる作用を示すとされる。

d 誤り 柴朴湯は、体力中等度で、気分がふさいで、咽喉、食道部に異物感があり、かぜをひきやすく、ときに動悸、めまい、嘔気等を伴うものの小児喘息、気管支喘息、気管支炎、咳、不安神経症、虚弱体質に適すとされる。（麦門冬湯は、体力中等度以下で、痰が切れにくく、ときに強く咳こみ、又は咽頭の乾燥感があるもののから咳、気管支炎、気管支喘息、咽頭炎、しわがれ声に適すとされる。）

問14 正答 5

a、b 正しい

c 誤り アズレンスルホン酸ナトリウムは、炎症を生じた粘膜組織の修復を促すことを目的として配合されている。（デカリニウム塩化物は、口腔内や喉に付着した細菌等の微生物を死滅させたり、その増殖を抑えることを目的として配合されている。）

d 正しい

問15 正答 4

a 正しい

b 誤り テプレノンは、胃粘液の分泌を促す、胃粘膜を覆って胃液による消化から保護する、荒れた胃粘膜の修復を促す等の作用を期待して配合されている場合がある。まれに重篤な副作用として肝機能障害を生じることがある。（グリチルリチン酸二カリウム、グリチルリチン酸ナトリウム、グリチルリチン酸モノアンモニウム等は、胃粘膜の炎症を和らげることを目的として配合されている場合がある。）

c 誤り オウバク、オウレン、センブリ、ゲンチアナ、リュウタン、ケイヒ、ユウタン等は、味覚や嗅覚を刺激して反射的な唾液や胃液の分泌を促すことにより、弱った胃の働きを高めることを目的として配合されている場合がある。（アカメガシワは、胃粘膜保護作用を期待して配合されている場合がある。）

d 正しい

問16 正答 2

a 正しい

b 誤り オウバク、ゲンチアナ及びユウタン等の生薬成分が配合された健胃薬は、散剤をオブラートで包む等、味を遮蔽する方法で服用されると効果が期待できず、そのような服用の仕方は適当でない。

c　正しい

d　誤り　胃液分泌を抑制することを目的として、ヒスタミンの働きを抑える成分が配合された医薬品は、H2ブロッカーと呼ばれている。

問17　正答　4

1　誤り　パパベリン塩酸塩は、抗コリン成分と異なり自律神経系を介した作用ではないが、眼圧を上昇させる作用を示す。

2　誤り　アミノ安息香酸エチル、オキセサゼインは、消化管の粘膜及び平滑筋に対する麻酔作用による鎮痛鎮痙の効果を期待して配合されている。（メチルベナクチジウム臭化物は、副交感神経の伝達物質であるアセチルコリンと受容体の反応を妨げることで、その働きを抑える成分〔抗コリン成分〕が、胃痛、腹痛、さしこみ〔疝痛、癪〕を鎮めること〔鎮痛鎮痙〕のほか、胃酸過多や胸やけに対する効果も期待して用いられる。）

3　誤り　アミノ安息香酸エチルは、メトヘモグロビン血症を起こすおそれがあるため、6歳未満の小児への使用は避ける必要がある。

4　正しい

問18　正答　1

a、b　正しい

c　誤り　ピコスルファートナトリウム――大腸を刺激して瀉下作用をもたらす。

d　誤り　ベルベリン塩化物、タンニン酸ベルベリン、アクリノール等――細菌感染による下痢の症状を鎮める。（次硝酸ビスマス――腸粘膜を保護する。）

問19　正答　4

1　誤り　六君子湯は、体力中等度以下で、胃腸が弱く、食欲がなく、みぞおちがつかえ、疲れやすく、貧血性で手足が冷えやすいものの胃炎、胃腸虚弱、胃下垂、消化不良、食欲不振、胃痛、嘔吐に適すとされる。

2　誤り　大黄牡丹皮湯は、体力中等度以上で、下腹部痛があって、便秘しがちなものの月経不順、月経困難、月経痛、便秘、痔疾に適すとされる。

3　誤り　人参湯は、体力虚弱で、疲れやすくて手足等が冷えやすいものの胃腸虚弱、下痢、嘔吐、胃痛、腹痛、急・慢性胃炎に適すとされる。

4　正しい

5　誤り　桂枝加芍薬湯は、体力中等度以下で、腹部膨満感のあるもののしぶり腹、腹痛、下痢、便秘に適すとされる。

問20　正答　2

a　正しい

b　誤り　浣腸薬は、繰り返し使用することで直腸の感受性の低下が生じて効果が弱くなる。

c　誤り　グリセリンやソルビトールは、浸透圧の差によって腸管壁から水分を取り込んで直腸粘膜を刺激し、排便を促す効果を期待して用いられる。（炭酸水素ナトリウムは、直腸内で徐々に分解して炭酸ガスの微細な気泡を発生することで直腸を刺激する作用を期待して用いられる。）

d　正しい

問21　正答　3

a　誤り　リュウノウは、中枢神経系の刺激作用による気つけの効果を期待して用いられる。（ジンコウは、鎮静、健胃、強壮等の作用を期待して用いられる。）

b　誤り　1日用量中センソ5mgを超えて含有する医薬品は、劇薬に指定されている。

c　正しい

d　誤り　ジャコウは、強心作用のほか、呼吸中枢を刺激して呼吸機能を高めたり、意識をはっきりさせる作用がある。（インヨウカクは、強壮、血行促進、強精〔性機能の亢進〕等の作用を期待して用いられる。）

問22　正答　2

a　正しい

b　誤り　脂質異常症とは、低密度リポタンパク質（LDL）が140mg/dL以上、高密度リポタンパク質（HDL）が40mg/dL未満、中性脂肪が150mg/dL以上のいずれかである状態をいう。

c　正しい

d　誤り　リボフラビンの摂取によって尿が黄色

くなることがあるが、これは使用の中止を要する副作用等の異常ではない。

問23 正答 3

1、2 正しい

3 誤り 鉄製剤の服用前後30分にタンニン酸を含む飲食物を摂取すると、タンニン酸と反応して鉄の吸収が悪くなることがあるので、服用前後はそれらの摂取を控えることとされている。

4 正しい

問24 正答 4

a 誤り ユビデカレノンは、心筋の酸素利用効率を高めて収縮力を高めることによって血液循環の改善効果を示すとされるが、小児において心疾患による動悸、息切れ、むくみの症状があるような場合には、医師の診療を受けることが優先されるべきであり15歳未満の小児向けの製品はない。

b～d 正しい

問25 正答 3

a 誤り 直腸粘膜と皮膚の境目となる歯状線より上部の、直腸粘膜にできた痔核を内痔核と呼ぶ。(歯状線より下部の、肛門の出口側にできた痔核を外痔核と呼ぶ。)

b 正しい

c 誤り 裂肛は、肛門の出口からやや内側の上皮に傷が生じた状態であり、一般に、「切れ痔」と呼ばれる。(痔瘻は、肛門内部に存在する肛門腺窩と呼ばれる小さなくぼみに糞便の滓が溜まって炎症・化膿を生じた状態である。)

d 正しい

問26 正答 2

a 正しい

b 誤り 痔による肛門部の創傷の治癒を促す効果を期待して、組織修復成分であるアラントイン、アルミニウムクロルヒドロキシアラントイネート(別名、アルクロキサ)が配合されている場合がある。(痔疾患に伴う局所の感染を防止することを目的として、殺菌消毒成分であるイソプロピルメチルフェノールが配合されている場合がある。)

c 正しい

d 誤り 肛門周囲の末梢血管の血行を改善する作用を期待して、ビタミンE(トコフェロール酢酸エステル)が配合されている場合がある。(血管収縮作用による止血効果を期待して、ナファゾリン塩酸塩が配合されている場合がある。)

問27 正答 5

a 正しい

b 誤り モクツウは、アケビ科のアケビ又はミツバアケビの蔓性の茎を、通例、横切りしたものを基原とする生薬である。(サンキライは、ユリ科のSmilax glabra Roxburghの塊茎を基原とする生薬である。)

c、d 正しい

問28 正答 4

a 誤り 内服で用いられる婦人薬は、比較的作用が穏やかで、ある程度長期間使用することによって効果が得られるとされる。

b 正しい

c 誤り 妊娠中の女性ホルモン成分の摂取によって胎児の先天異常の発生が報告されており、妊婦又は妊娠していると思われる女性では使用を避ける必要がある。

d 正しい

問29 正答 2

a 正しい

b 誤り 柴胡桂枝乾姜湯は、体力中等度以下で、冷え症、貧血気味、神経過敏で、動悸、息切れ、ときにねあせ、頭部の発汗、口の渇きがあるものの更年期障害、血の道症、不眠症、神経症、動悸、息切れ、かぜの後期の症状、気管支炎に適すとされる。(桃核承気湯は、体力中等度以上で、のぼせて便秘しがちなものの月経不順、月経困難症、月経痛、月経時や産後の精神不安、腰痛、便秘、高血圧の随伴症状〔頭痛、めまい、肩こり〕、痔疾、打撲症に適すとされる。)

c 正しい

d 誤り 桂枝茯苓丸は、比較的体力があり、ときに下腹部痛、肩こり、頭重、めまい、のぼせて足冷えなどを訴えるものの、月経不順、月経異常、月経痛、更年期障害、血の道症、肩こり、めまい、頭重、打ち身（打撲症）、しもやけ、しみ、湿疹・皮膚炎、にきびに適すとされる。（当帰芍薬散は、体力虚弱で、冷え症で貧血の傾向があり疲労しやすく、ときに下腹部痛、頭重、めまい、肩こり、耳鳴り、動悸等を訴えるものの月経不順、月経異常、月経痛、更年期障害、産前産後あるいは流産による障害〔貧血、疲労倦怠、めまい、むくみ〕、めまい・立ちくらみ、頭重、肩こり、腰痛、足腰の冷え症、しもやけ、むくみ、しみ、耳鳴りに適すとされる。）

問30 正答 5

a 誤り 鼻粘膜の過敏性や痛みや痒みを抑える目的で、リドカイン、リドカイン塩酸塩が局所麻酔成分として配合されている場合がある。（ヒスタミンの働きを抑えることにより、くしゃみや鼻汁等の症状を緩和することを目的として、ケトチフェンフマル酸塩等の抗ヒスタミン成分が配合されている場合がある。）

b 正しい

c 誤り フェニレフリン塩酸塩は、交感神経系を刺激して鼻粘膜を通っている血管を収縮させることにより、鼻粘膜の充血や腫れを和らげる。

d 正しい

問31 正答 3

a 正しい

b 誤り 一度に何滴も点眼しても効果が増すわけではなく、むしろ薬液が鼻腔内へ流れ込み、鼻粘膜や喉から吸収されて、副作用を起こしやすくなる。

c 正しい

d 誤り 一般用医薬品の点眼薬には、緑内障の症状を改善できるものはない。

問32 正答 2

a、b 正しい

c 正しい（点眼の際に容器の先端が眼瞼〔まぶた〕や睫毛〔まつげ〕に触れると、雑菌が薬液に混入して汚染を生じる原因となるため。）

d 誤り ソフトコンタクトレンズは水分を含みやすく、防腐剤（ベンザルコニウム塩化物、パラオキシ安息香酸ナトリウム等）等の配合成分がレンズに吸着されて、角膜に障害を引き起こす原因となるおそれがあるため、装着したままの点眼は避けることとされている製品が多い。ベンザルコニウム塩化物が配合されているため、ソフトコンタクトレンズを装着したままの点眼は避けるべきである。

問33 正答 3

a 誤り 漢方処方製剤を利用する場合、患者の「証」（体質及び症状）に合わない漢方処方が選択された場合には、効果が得られないばかりでなく、副作用を生じやすくなる。

b 正しい

c 誤り 漢方処方製剤は、用法用量において適用年齢の下限が設けられていない場合であっても、生後３ヶ月未満の乳児には使用しないこととされている。

d 正しい

問34 正答 3

a 誤り アクリノールは、連鎖球菌、黄色ブドウ球菌に対して殺菌消毒作用を示すが、真菌、結核菌、ウイルスに対する殺菌消毒作用はない。

b 誤り ヨードチンキは、皮膚刺激性が強いため、粘膜（口唇等）や目の周りへの使用は避ける必要がある。

c 正しい

問35 正答 3

a 誤り 分子内にステロイド骨格を持たない非ステロイド性抗炎症成分として、ウフェナマート、インドメタシン等がある。（デキサメタゾンは、ステロイド骨格を持つステロイド性抗炎症成分。）

b、c 正しい

d 誤り インドメタシンを主薬とする外皮用薬は、吸収された成分の一部が循環血液中に入る可能性があるため、妊婦又は妊娠していると思われる女性では、使用を避けるべきである。

問36 正答 5

a 誤り ビタミンD－腸管でのカルシウム吸収を促して、骨の形成を助ける作用。

ビタミンC－体内の脂質を酸化から守る作用。

b 誤り ビタミンA－夜間視力を維持し、皮膚や粘膜の機能を正常に保つ作用。

c 誤り ビタミンE－体内の脂質を酸化から守る作用。

d 誤り ビタミンB_{12}－赤血球の形成を助け、神経の正常な働きを維持する作用。

ビタミンB1－炭水化物からのエネルギー産生に不可欠な栄養素で、神経の正常な働きを維持する作用。

問37 正答 1

1 正しい（a：コーヒー　b：交感神経　c：アドレナリン作動成分）（禁煙補助剤は、ニコチン置換療法に使用される、ニコチンを有効成分とする医薬品であり、咀嚼剤とパッチ製剤がある。禁煙補助剤は口腔内が酸性になるとニコチンの吸収が低下するため、コーヒー等を摂取した後しばらくは使用を避ける必要がある。また、交感神経系を興奮させる作用を示すため、アドレナリン作動成分が配合された医薬品〔鎮咳去痰薬、痔疾用薬等〕との併用により、その作用を増強させるおそれがある。）

2～5 誤り

問38 正答 5

a 誤り 一般用検査薬は、薬局又は医薬品の販売業（店舗販売業、配置販売業）において取り扱うことが認められている。

b 誤り 尿中のヒト絨毛性性腺刺激ホルモン（hCG）の検出反応は、温度の影響を受けることがある。

c 誤り 尿タンパク検査の場合、原則として早朝尿（起床直後の尿）を検体とし、尿糖検査の場合、食後１～２時間等、検査薬の使用方法に従って採尿を行う。

d 誤り 通常、尿は弱酸性であるが、食事その他の影響で中性～弱アルカリ性に傾くと、正確な検査結果が得られなくなることがある。

問39 正答 3

a 正しい

b 誤り 妊娠検査薬は、妊娠の早期判定の補助として尿中のhCGの有無を調べるものであり、その結果をもって直ちに妊娠しているか否かを断定することはできない。

c 誤り 早朝尿（起床直後の尿）は、尿中hCGが検出されやすいため、妊娠検査薬の検体として向いているが、尿が濃すぎると、かえって正確な結果が得られないこともある。

d 正しい

問40 正答 3

a 誤り 忌避剤は人体に直接使用されるが、蚊、ツツガムシ、トコジラミ（ナンキンムシ）、ノミ等が人体に取り付いて吸血したり、病原細菌等を媒介するのを防止するものであり、虫さされによる痒みや腫れなどの症状を和らげる効果はない。

b 正しい

c 誤り 燻蒸処理を行う場合、ゴキブリの卵は医薬品の成分が浸透しない殻で覆われているため、殺虫効果を示さない。そのため３週間位後に、もう一度燻蒸処理を行い、孵化した幼虫を駆除する必要がある。

d 正しい

第4章　薬事関係法規・制度

問1　正答　3

1、2　誤り

3　正しい（a：保健衛生　b：必要性　c：研究開発）（この法律は、医薬品、医薬部外品、化粧品、医療機器及び再生医療等製品の品質、有効性及び安全性の確保並びにこれらの使用による保健衛生上の危害の発生及び拡大の防止のために必要な規制を行うとともに、指定薬物の規制に関する措置を講ずるほか、医療上特にその必要性が高い医薬品、医療機器及び再生医療等製品の研究開発の促進のために必要な措置を講ずることにより、保健衛生の向上を図ることを目的とする。）

4、5　誤り

問2　正答　4

a　誤り　登録販売者試験に合格した者であって、医薬品の販売又は授与に従事しようとする者は、都道府県知事の登録を受けなければならない。

b、c　正しい

d　誤り　一般用医薬品の販売又は授与に従事しようとしなくなったときは、30日以内に、登録販売者名簿の登録の消除を申請しなければならない。

問3　正答　3

a　誤り「やせ薬」を標榜したもの等、人の身体の構造又は機能に影響を及ぼすことが目的とされている「無承認無許可医薬品」は、医薬品に含まれる。

b～d　正しい

問4　正答　4

a　誤り　毒薬は、14歳未満の者その他安全な取扱いに不安のある者に交付してはならない。

b　誤り　毒薬を貯蔵、陳列する場所には、鍵を施さなければならない。

c　正しい

d　誤り　劇薬を一般の生活者に対して販売又は譲渡する際、当該医薬品を譲り受ける者から交付を受ける文書には、当該譲受人の職業の記載は必要である。

問5　正答　3

a　正しい

b、c　誤り　医薬部外品の効能効果の範囲。

d　正しい

問6　正答　3

a　誤り　脱毛の防止、育毛又は除毛等の目的のために使用される物であり、機械器具等を含まない。

b　正しい

c　誤り　ねずみ、ハエ等の衛生害虫類の防除を目的として使用される医薬部外品には、直接の容器又は直接の被包に「防除用医薬部外品」と表示されている。

d　正しい

問7　正答　2

a　正しい

b　誤り　医薬品をあらかじめ小分けし、販売する行為は、無許可製造、無許可製造販売に該当するため、認められない。

c　誤り　薬局における医薬品の販売行為は、薬局の業務に付随して行われる行為であるので、医薬品の販売業の許可は必要としない。

d　正しい

問8　正答　1

a、b　正しい

c　誤り　第三類医薬品に分類されている医薬品について、日常生活に支障を来す程度の副作用を生じるおそれがあることが明らかとなった場合には、第一類医薬品又は第二類医薬品に分類が変更されることもある。

d　誤り　第一類医薬品は、「その副作用等により日常生活に支障を来す程度の健康被害が生ずるおそれがある医薬品のうちその使用に関し特に注意が必要なものとして厚生労働大臣が指定するもの」であり、保健衛生上のリスクが特に高い成分が配合された一般用医薬品である。

問9 正答 1

1 誤り 製造販売業者の氏名又は名称及び住所

2～5 正しい

問10 正答 2

a 誤り 第一類医薬品の配置販売については、配置販売業者は、薬剤師により販売又は授与させなければならないこととされており、第二類医薬品又は第三類医薬品の配置販売については、薬剤師又は登録販売者に販売又は授与させなければならないこととされている。このため、薬剤師が配置販売に従事していない場合には、第一類医薬品の販売又は授与を行うことができない。

b、c 正しい

d 誤り 配置販売業者は、医薬品を開封して分割販売することは禁止されている。

問11 正答 3

a 正しい

b 誤り 店舗販売業の許可は、6年ごとに、その更新を受けなければ、その期間の経過によって、その効力を失う。

c、d 正しい

問12 正答 3

a 誤り 骨の健康維持に役立つ－大豆イソフラボン（おなかの調子を整える：各種オリゴ糖、ラクチュロース、ビフィズス菌、各種乳酸菌、食物繊維、難消化性デキストリン、ポリデキストロース、グアーガム分解物、サイリウム種皮等）

b 正しい

c 誤り おなかの調子を整える－ポリデキストロース

d 正しい

問13 正答 5

a 誤り 緊急時の在宅対応や急遽日程の決まった退院時カンファレンスへの参加のため、一時的に当該薬局において薬剤師が不在となる時間が該当するものであり、学校薬剤師の業務やあらかじめ予定されている定期的な業務によって恒常的に薬剤師が不在となる時間は認められず、従来どおり、当該薬局における調剤応需体制を確保する必要がある。

b 正しい

c 誤り 薬剤師不在時間内に、第一類医薬品を販売することは、登録販売者が当該薬局に従事していても認められない。（薬剤師不在時間内であっても、登録販売者が販売できる医薬品は、第二類医薬品又は第三類医薬品である。）

d 誤り 薬剤師不在時間内は、調剤に従事する薬剤師が不在のため調剤に応じることができない旨を当該薬局内の見やすい場所及び外側の見やすい場所に掲示しなければならない。

問14 正答 1

a 正しい

b 誤り 薬局開設者が、要指導医薬品を販売又は授与する場合には、その薬局において医薬品の販売又は授与に従事する薬剤師に、対面により、書面を用いて必要な情報を提供させ、必要な薬学的知見に基づく指導を行わせなければならない。登録販売者は、要指導医薬品を販売できない。

c 誤り 店舗販売業者が、第一類医薬品を販売又は授与する場合には、その店舗において医薬品の販売又は授与に従事する薬剤師に、書面を用いて、必要な情報を提供させなければならない。登録販売者は、第一類医薬品を販売できない。

d 正しい

問15 正答 5

a 誤り 特定販売を行う場合は、当該薬局又は店舗に貯蔵し、又は陳列している一般用医薬品を販売又は授与することができる。

b 誤り 特定販売を行うことについて広告するときは、第一類医薬品、指定第二類医薬品、第二類医薬品、第三類医薬品及び薬局製造販売医薬品の区分ごとに表示する。薬効群は関係ない。

c、d 正しい

問16 正答 3

1、2 誤り

3 正しい （a：情報提供を行うための設備　b：7メートル　c：1.2メートル）（指定第二類

医薬品は、薬局等構造設備規則に規定する「情報提供を行うための設備」から7メートル以内の範囲に陳列しなければならない。ただし、次の場合を除く。・鍵をかけた陳列設備に陳列する場合・指定第二類医薬品を陳列する陳列設備から1.2メートルの範囲に、医薬品を購入しようとする者等が進入することができないよう必要な措置が取られている場合)

4、5　誤り

問17 正答 1

1　誤り　濫用等のおそれのあるものとして厚生労働大臣が指定する医薬品は、エフェドリン、コデイン、ジヒドロコデイン、ブロモバレリル尿素、プソイドエフェドリン、メチルエフェドリンである。

2～4　正しい

問18 正答 1

1　正しい（a：何人も　b：効能、効果又は性能　c：虚偽または誇大）（第六十六条何人も、医薬品、医薬部外品、化粧品、医療機器又は再生医療等製品の名称、製造方法、効能、効果又は性能に関して、明示的であると暗示的であるとを問わず、虚偽又は誇大な記事を広告し、記述し、又は流布してはならない。2医薬品、医薬部外品、化粧品、医療機器又は再生医療等製品の効能、効果又は性能について、医師その他の者がこれを保証したものと誤解されるおそれがある記事を広告し、記述し、又は流布することは、前項に該当するものとする。3何人も、医薬品、医薬部外品、化粧品、医療機器又は再生医療等製品に関して堕胎を暗示し、又はわいせつにわたる文書又は図画を用いてはならない。）

2～5　誤り

問19 正答 2

a　誤り　チラシやダイレクトメール、POP広告等も含まれる。

b　誤り　医薬品の購入、譲受けの履歴、ホームページの利用の履歴等の情報に基づき、自動的に特定の医薬品の購入、譲受けを勧誘する方法などの医薬品の使用が不適正なものとなるおそれのある方法により医薬品を広告してはならないこととされている。

c　正しい

d　誤り　医薬品については、食品的又は化粧品的な用法が強調されているような場合には、過度な医薬品の使用を促すおそれがある不適正な広告とみなされることがある。

問20 正答 4

a　誤り　都道府県知事等は、薬事監視員に、店舗販売業者が医薬品を業務上取り扱う場所に立ち入らせ、無承認無許可医薬品、不良医薬品又は不正表示医薬品等の疑いのある物を、試験のため必要な最少分量に限り、収去させることができる。

b　誤り　都道府県知事等は、薬局開設者又は医薬品の販売業者（配置販売業者を除く。）に対して、その構造設備が基準に適合しない場合においては、その構造設備の改善を命じ、又はその改善がなされるまでの間当該施設の全部若しくは一部の使用を禁止することができる。

c　誤り　医薬品等の製造販売業者は、その医薬品等の使用によって保健衛生上の危害が発生し、又は拡大するおそれがあることを知ったときは、行政庁による命令がなくても、これを防止するために廃棄、回収、販売の停止、情報の提供その他必要な措置を講じなければならないこととされている。

d　正しい

第5章　医薬品の適正使用・安全対策

問1 正答 2

a　誤り　添付文書の内容は変わるものであり、医薬品の有効性・安全性等に係る新たな知見、使用に係る情報に基づき、必要に応じて随時改訂がなされている。

b～d　正しい

問2 正答 2

a 正しい

b 誤り 使用上の注意の記載における「高齢者」とは、およその目安として65歳以上を指す。

c 誤り 重篤な副作用として、ショック（アナフィラキシー）、皮膚粘膜眼症候群、中毒性表皮壊死融解症、喘息等が掲げられている医薬品では、「アレルギーの既往歴がある人等」は「使用しないこと」として記載されている。

d 正しい

問3 正答 4

1～3 正しい

4 誤り ポビドンヨードが配合された含嗽薬は、ヨウ素の体内摂取が増える可能性があり、疾患の治療に影響を及ぼすおそれがあるため、「甲状腺疾患の診断を受けた人」は「相談すること」とされている。

問4 正答 3

1、2 誤り

3 正しい タンニン酸アルブミンは、乳製カゼインを由来としているため。（カゼインは牛乳タンパクの主成分であり、牛乳アレルギーのアレルゲンとなる可能性があるため。）

4、5 誤り

問5 正答 5

a 誤り ピペラジンリン酸塩水和物等のピペラジンを含む成分――――けいれん（痙攣を起こしたことがある人では、発作を誘発する可能性があるため。）（ロペラミド塩酸塩は、発熱を伴う下痢、血便又は粘液便の続く人は、相談することとされている。）

b 誤り グリチルリチン酸二カリウム、グリチルレチン酸、カンゾウ等のグリチルリチン酸を含む成分――むくみ（偽アルドステロン症の発症のおそれが特にあるため。）（ジフェニドール塩酸塩は、排尿困難、緑内障の人は症状を悪化させる可能性があるため相談することとされている。）

c 誤り 瀉下薬（ヒマシ油、マルツエキスを除く）、浣腸薬、ビサコジルを主薬とする坐薬――吐き気・嘔吐（急性腹症〔腸管の狭窄、閉塞、腹腔内器官の炎症等〕の可能性があり、瀉下薬や浣腸薬の配合成分の刺激によって、その症状を悪化させるおそれがあるため。）（イソプロパミドヨウ化物は、高齢者、緑内障、排尿困難の人は相談することとされている。）

d 正しい（大腸炎等の可能性があるため。）

問6 正答 4

a～c 正しい

d 誤り アスピリンは、外国において、ライ症候群の発症との関連性が示唆されているため、「15歳未満の小児」は「服用しないこと」とされている。

問7 正答 3

a 誤り 「服用後、乗物又は機械類の運転操作をしないこと」と記載することとされている。

b、c 正しい

d 誤り 「してはいけないこと」の項目中に記載することとされている事項はない。

問8 正答 5

a～c 正しい

d 誤り 適切な保存条件の下で製造後3年を超えて性状及び品質が安定であることが確認されている医薬品においては、医薬品、医療機器等の品質、有効性及び安全性の確保等に関する法律（昭和35年法律第145号）上は、使用期限の表示義務はない。

問9 正答 5

a 誤り 散剤は、取り出したときに室温との急な温度差で湿気を帯びるおそれがあるため、冷蔵庫内での保管は不適当である。

b 正しい

c 誤り 点眼薬は、複数の使用者間で使い回されると、万一、使用に際して薬液に細菌汚染があった場合に、別の使用者に感染するおそれがあるため、「他の人と共用しないこと」と記載されている。

d 正しい

問10 正答 1

a 誤り 安全性速報は、医薬品、医療機器又は再生医療等製品について一般的な使用上の注意の改訂情報よりも迅速な注意喚起や適正使用のための対応の注意喚起が必要な状況にある場合に、厚生労働省からの命令、指示、製造販売業者の自主決定等に基づいて作成される。

b、c 正しい

d 誤り A4サイズの青色地の印刷物で、ブルーレターとも呼ばれる。（黄色のイエローレターと呼ばれるのは緊急安全性情報である。）

問11 正答 3

a 誤り PMDAのホームページには、要指導医薬品、一般用医薬品の添付文書情報が掲載されている。

b〜d 正しい

問12 正答 3

a 誤り 報告期限はなく、定期報告をすることとされている。

b〜d 正しい

問13 正答 3

1、2 誤り

3 正しい（a：使用上の注意 b：インターフェロン製剤 c：緊急安全性情報）（小柴胡湯による間質性肺炎については、1991年4月以降、使用上の注意に記載されていたが、その後、小柴胡湯とインターフェロン製剤の併用例による間質性肺炎が報告されたことから、1994年1月、インターフェロン製剤との併用を禁忌とする旨の使用上の注意の改訂がなされた。しかし、それ以降も慢性肝炎患者が小柴胡湯を使用して間質性肺炎が発症し、死亡を含む重篤な転帰に至った例もあったことから、1996年3月、厚生省〔当時〕より関係製薬企業に対して緊急安全性情報の配布が指示された。）

4、5 誤り

問14 正答 1

a、b 正しい

c 誤り 救済給付業務に必要な費用のうち、給付費については、独立行政法人医薬品医療機器総合機構法の規定に基づいて、製造販売業者から年度ごとに納付される拠出金が充てられるほか、事務費については、その2分の1相当額は国庫補助により賄われている。

d 誤り 障害年金、障害児養育年金は請求期限なし。

問15 正答 4

a 正しい

b 誤り 医薬品との因果関係が必ずしも明確でない場合であっても、報告の対象となり得る。

c 正しい

d 誤り 報告様式の記入欄すべてに記入がなされる必要はなく、医薬品の販売等に従事する専門家においては、購入者等（健康被害を生じた本人に限らない）から把握可能な範囲で報告がなされればよい。

問16 正答 2

a 正しい

b 誤り 殺虫剤・殺鼠剤、殺菌消毒剤（人体に直接使用するものを除く）、一般用検査薬、一部の日局収載医薬品（精製水、ワセリン等）、製品不良など、製薬企業に損害賠償責任がある場合や、無承認無許可医薬品（いわゆる健康食品として販売されたもののほか、個人輸入により入手された医薬品を含む。）の使用による健康被害については救済制度の対象から除外されている。

c 正しい

d 誤り

問17 正答 2

1 誤り

2 正しい（a：医薬部外品 b：製造販売元の企業 c：裁判によらずに迅速）（医薬品PLセンターは、日本製薬団体連合会において、平成7年7月の製造物責任法〔平成6年法律第85号〕の施行と同時に開設された。消費者が、医薬品又は医薬部外品に関する苦情〔健康被害以外の損害も含まれる〕について製造販売元の企業と交渉するに当たって、公平・中立な立場で申立ての相談を受け付け、交渉の仲介や調整・あっせんを行い、裁判によらずに迅速な解決に導くことを目的としている。）

3～5　誤り

問18　正答　2

1　誤り

2　正しい（モノアミン酸化酵素阻害剤との相互作用によって、血圧を上昇させるおそれがあるため。）

3～5　誤り

問19　正答　3

1、2　正しい

3　誤り　トラネキサム酸（内服）、セトラキサート塩酸塩が配合された医薬品は、生じた血栓が分解されにくくなるため、「血栓のある人（脳血栓、心筋梗塞、血栓静脈炎等）」、「血栓症を起こすおそれのある人」は「相談すること」とされている。（ジフェンヒドラミン塩酸塩が配合された医薬品は、「緑内障の診断を受けた人」「排尿困難の症状がある人」は「相談すること」とされている。）

4　正しい

問20　正答　2

1　誤り　医薬品の適正使用の重要性等に関して、小中学生のうちからの啓発が重要である。

2　正しい

3　誤り　薬物依存は、違法薬物（麻薬、覚醒剤、大麻等）によるものばかりでなく、一般用医薬品によっても生じ得る。

4　誤り　薬物乱用は、乱用者自身の健康を害するだけでなく、社会的な弊害を生じるおそれが大きい。

さくいん（総合）

※漢方処方は、さくいん（総合）に掲載しています。

【A～T】

【あ】

【か】

【さ】

【た】

【な】

【は】

【ま】

【や】

【ら】

さくいん（成分名）

※漢方処方は、さくいん（総合）に掲載しています。

【あ】

【か】

【さ】

【た】

【な】

【は】

【ま】

【や】

【ら】

〈参考資料〉登録販売者試験に関するデータ

●受験者数と合格者数

	受験者数	合格者数	合格率
2020年度	52,959	21,953	41.5%
2021年度	61,070	30,082	49.3%
2022年度	55,606	24,707	44.4%
2023年度	51,775	22,814	44.1%

●都道府県別合格率

	2020度	2021年度	2022年度	2023年度		2020年度	2021年度	2022年度	2023年度
北海道	47.4%	42.4%	52.0%	51.2%	奈良県	35.5%	48.9%	47.8%	54.2%
青森県	43.1%	39.4%	48.8%	43.3%	福井県	34.8%	48.8%	30.6%	33.8%
岩手県	50.1%	41.3%	41.6%	44.3%	滋賀県	39.7%	56.3%	35.1%	34.4%
宮城県	44.2%	43.4%	49.4%	44.7%	京都府	39.7%	56.3%	35.1%	34.4%
秋田県	39.1%	32.7%	40.7%	39.7%	兵庫県	39.7%	56.3%	35.1%	34.4%
山形県	44.4%	38.5%	43.3%	41.9%	和歌山県	39.7%	56.3%	35.1%	34.4%
福島県	34.1%	35.4%	42.0%	40.1%	鳥取県	38.5%	60.4%	37.3%	26.3%
茨城県	44.0%	47.8%	48.3%	53.7%	島根県	50.0%	57.4%	33.8%	28.2%
栃木県	43.1%	42.8%	43.4%	48.0%	岡山県	49.4%	64.9%	39.3%	28.1%
群馬県	46.6%	50.9%	57.1%	55.2%	広島県	58.1%	66.7%	42.7%	30.7%
新潟県	37.6%	46.2%	50.4%	50.8%	山口県	54.0%	68.8%	43.9%	29.7%
山梨県	32.1%	44.5%	56.1%	45.0%	徳島県	39.7%	56.3%	35.1%	34.4%
長野県	31.8%	46.1%	50.0%	50.7%	香川県	50.6%	63.6%	43.7%	24.9%
埼玉県	30.1%	40.8%	40.1%	45.3%	愛媛県	48.2%	64.6%	38.7%	25.3%
千葉県	34.4%	41.4%	39.8%	43.2%	高知県	39.7%	52.4%	29.8%	21.4%
東京都	33.0%	43.2%	41.5%	44.0%	福岡県	43.5%	48.6%	58.3%	53.4%
神奈川県	38.7%	48.8%	44.6%	47.5%	佐賀県	39.7%	39.4%	59.3%	45.9%
富山県	43.5%	53.3%	40.8%	41.6%	長崎県	41.8%	44.0%	55.2%	47.0%
石川県	43.1%	51.9%	40.5%	43.5%	熊本県	43.2%	43.9%	54.2%	48.8%
岐阜県	46.2%	53.0%	40.5%	45.1%	大分県	46.8%	43.4%	58.1%	54.9%
静岡県	50.4%	57.0%	46.1%	52.7%	宮崎県	35.3%	42.9%	53.3%	46.0%
愛知県	56.0%	59.1%	43.5%	47.5%	鹿児島県	36.5%	35.1%	50.7%	45.1%
三重県	53.1%	52.2%	44.8%	43.2%	沖縄県	35.9%	37.0%	44.6%	39.5%
大阪府	39.7%	56.3%	35.1%	34.4%					

※2019年度より、滋賀県、京都府、大阪府、兵庫県、和歌山県、徳島県の登録販売者試験は、関西広域連合で実施。合格率は関西広域連合全体のもの。

著者紹介

堀 美智子（ほり・みちこ）

薬剤師。医薬情報研究所(株)エス・アイ・シー取締役/医薬情報部門責任者。一般社団法人 日本薬業研修センター 医薬研究所所長。一般社団法人 日本医薬品登録販売者協会理事。
名城大学薬学部卒・同薬学専攻科修了。同大薬学部医薬情報室、帝京大学薬学部医薬情報室勤務を経て、1998年に医薬情報研究所(株)エス・アイ・シー設立に参加。1998〜2002年日本薬剤師会常務理事。
薬剤師への研修をはじめ、薬やサプリメントに関する講演・セミナーを数多く行い、またテレビやラジオ番組にも出演。現在、ラジオNIKKEI「健康ネットワーク」のパーソナリティを務める。
編著書に『プライマリ・ケアに活かす薬局トリアージ』『処方せん・店頭会話からの薬剤師の臨床判断』『保険薬局のための ハイリスク薬説明支援ガイドブック 第2版』（以上、じほう）などがある。

■正誤に関するお問い合わせ
万一誤りと疑われる箇所がございましたら、医薬情報研究所　株式会社エス・アイ・シー（https://www.sic-info.co.jp/sic/company/outline.html）の「お問い合わせ」からご連絡ください。
※正誤のお問い合わせ以外の書籍に関する解説や受験指導は、一切行っておりません。
※電話でのお問い合わせは受け付けておりません。
※本書についての**お問い合わせ期限は2025年３月末まで**とさせていただきます。

うかる！ 登録販売者 テキスト&問題集 2024年度版

2024年７月25日　１刷

著　者　堀 美智子 ©Michiko Hori, 2024
発行者　中川ヒロミ
発　行　株式会社日経BP
日本経済新聞出版
発　売　株式会社日経BPマーケティング
〒105-8308　東京都港区虎ノ門4-3-12
装　丁　斉藤よしのぶ／**イラスト**　江口ひかる
組　版　朝日メディアインターナショナル
印刷・製本　三松堂
ISBN978-4-296-12036-9

正誤に関するお問い合わせ以外のご連絡は、下記にて承ります。
https://nkbp.jp/booksQA
Printed in Japan